「調子いい！」がず──っと続くカラダの使い方帖

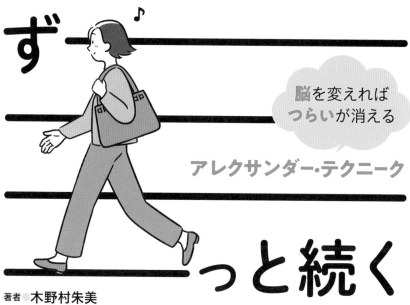

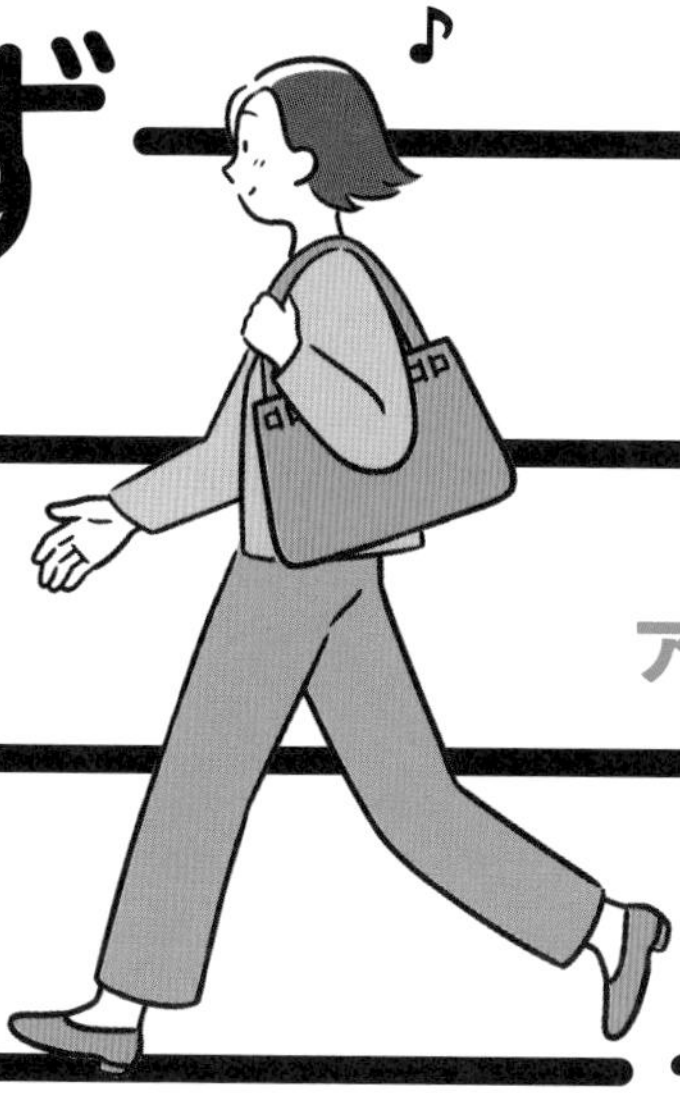

脳を変えれば
つらいが消える

アレクサンダー・テクニーク

著者 木野村朱美

ビジネスウーマン しおりさん（52歳）の悩み

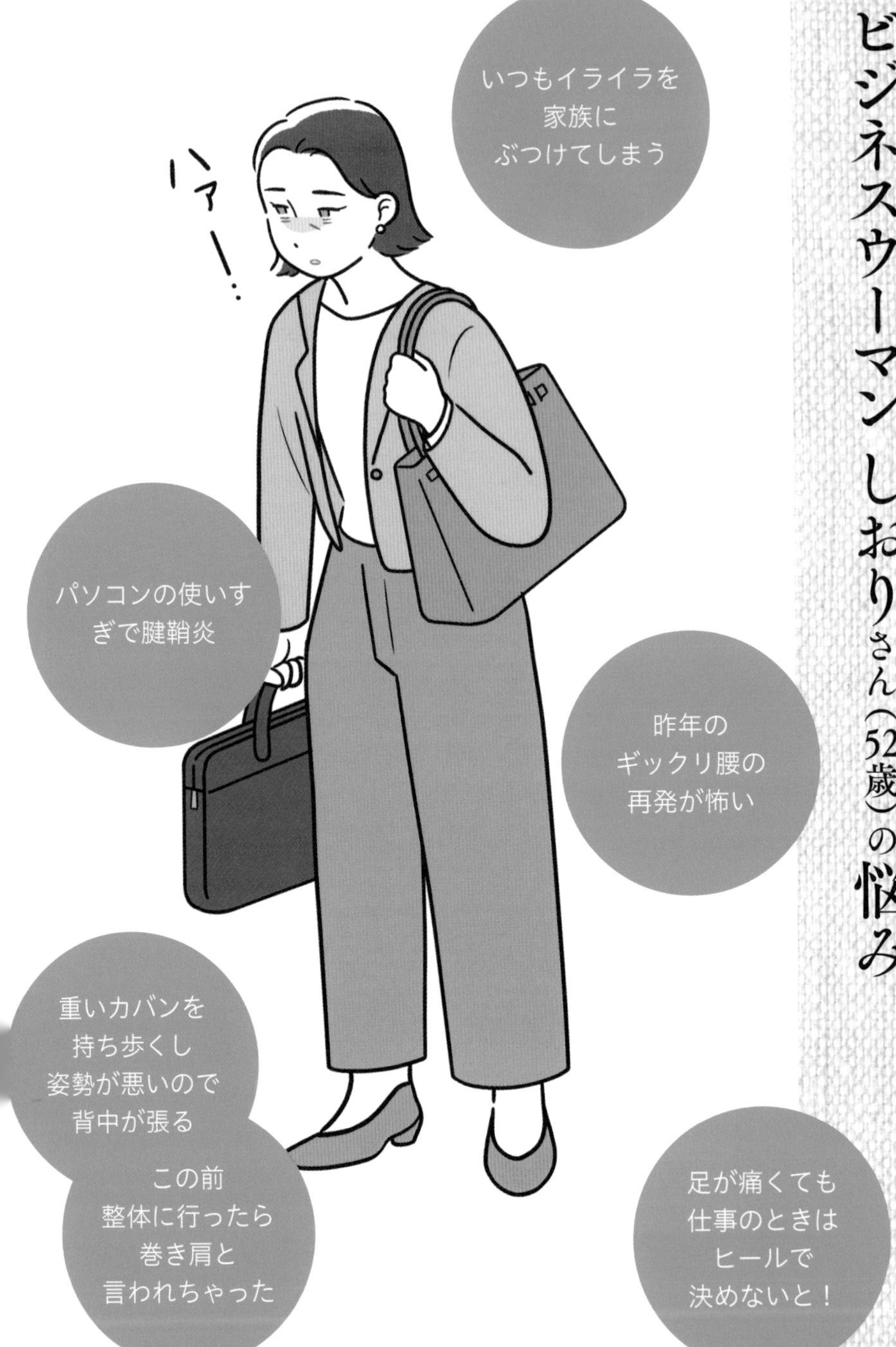
ハァー!!
いつもイライラを
家族に
ぶつけてしまう
パソコンの使いす
ぎで腱鞘炎
昨年の
ギックリ腰の
再発が怖い
重いカバンを
持ち歩くし
姿勢が悪いので
背中が張る
この前
整体に行ったら
巻き肩と
言われちゃった
足が痛くても
仕事のときは
ヒールで
決めないと！

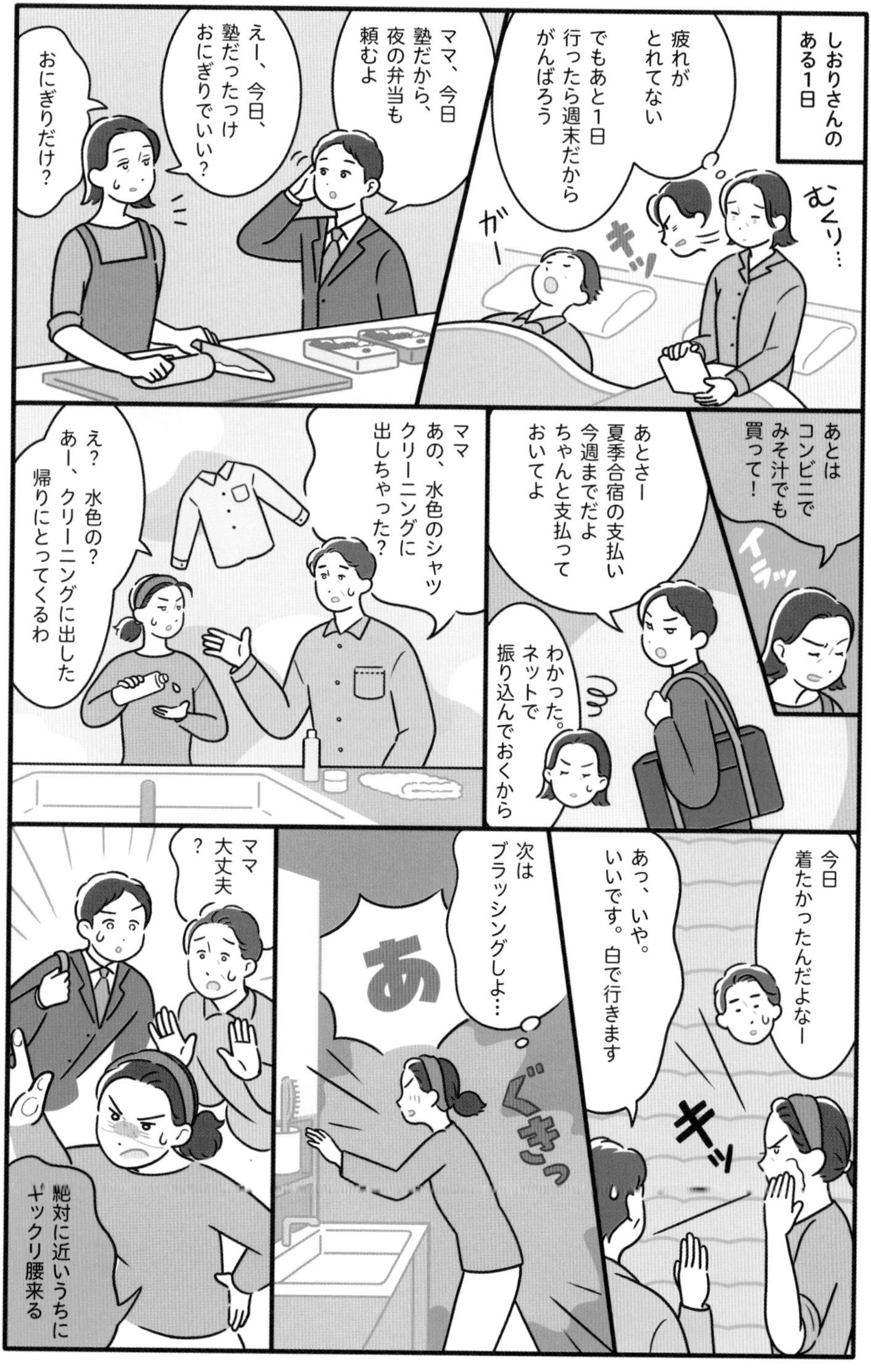

しおりさんのある1日
むくり…
疲れがとれてない
でもあと1日行ったら週末だからがんばろう
キッ
ガー
ママ、今日塾だから、夜の弁当も頼むよ
えー、今日、塾だったっけおにぎりでいい？
おにぎりだけ？
あとはコンビニでみそ汁でも買って！
イラッ
あとさー夏季合宿の支払い今週までだよちゃんと支払っておいてよ
わかった。ネットで振り込んでおくから
ママあの、水色のシャツクリーニングに出しちゃった？
え？ 水色の？あー、クリーニングに出した帰りにとってくるわ
今日着たかったんだよなー
あっ、いや。いいです。白で行きます
キッ
次はブラッシングしよ…
あ
ぐきっ
ママ大丈夫？
絶対に近いうちにギックリ腰来る

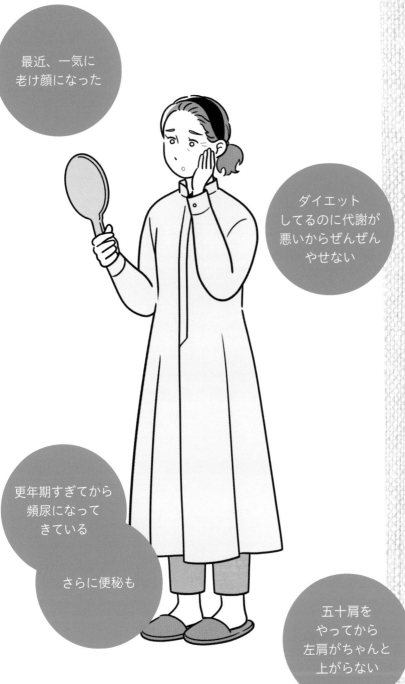

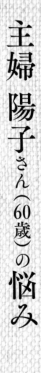

主婦 陽子さん（60歳）の悩み

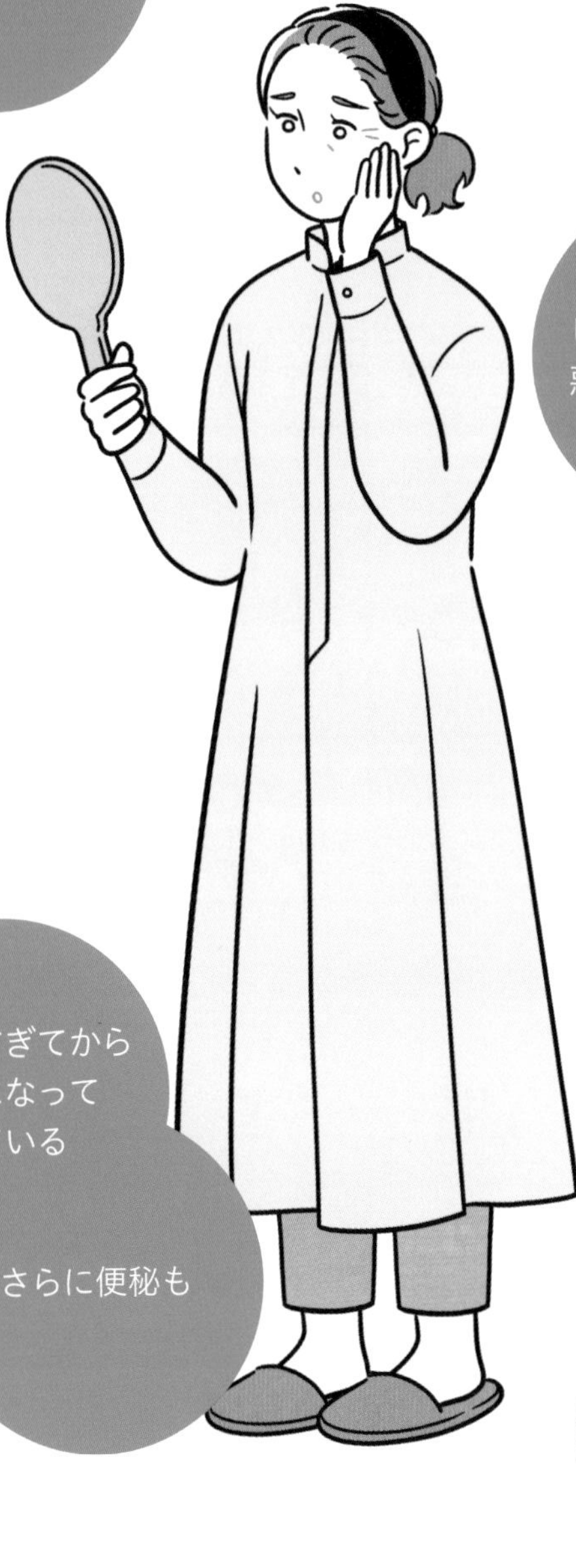

最近、一気に
老け顔になった

ダイエット
してるのに代謝が
悪いからぜんぜん
やせない

更年期すぎてから
頻尿になって
きている

さらに便秘も

五十肩を
やってから
左肩がちゃんと
上がらない

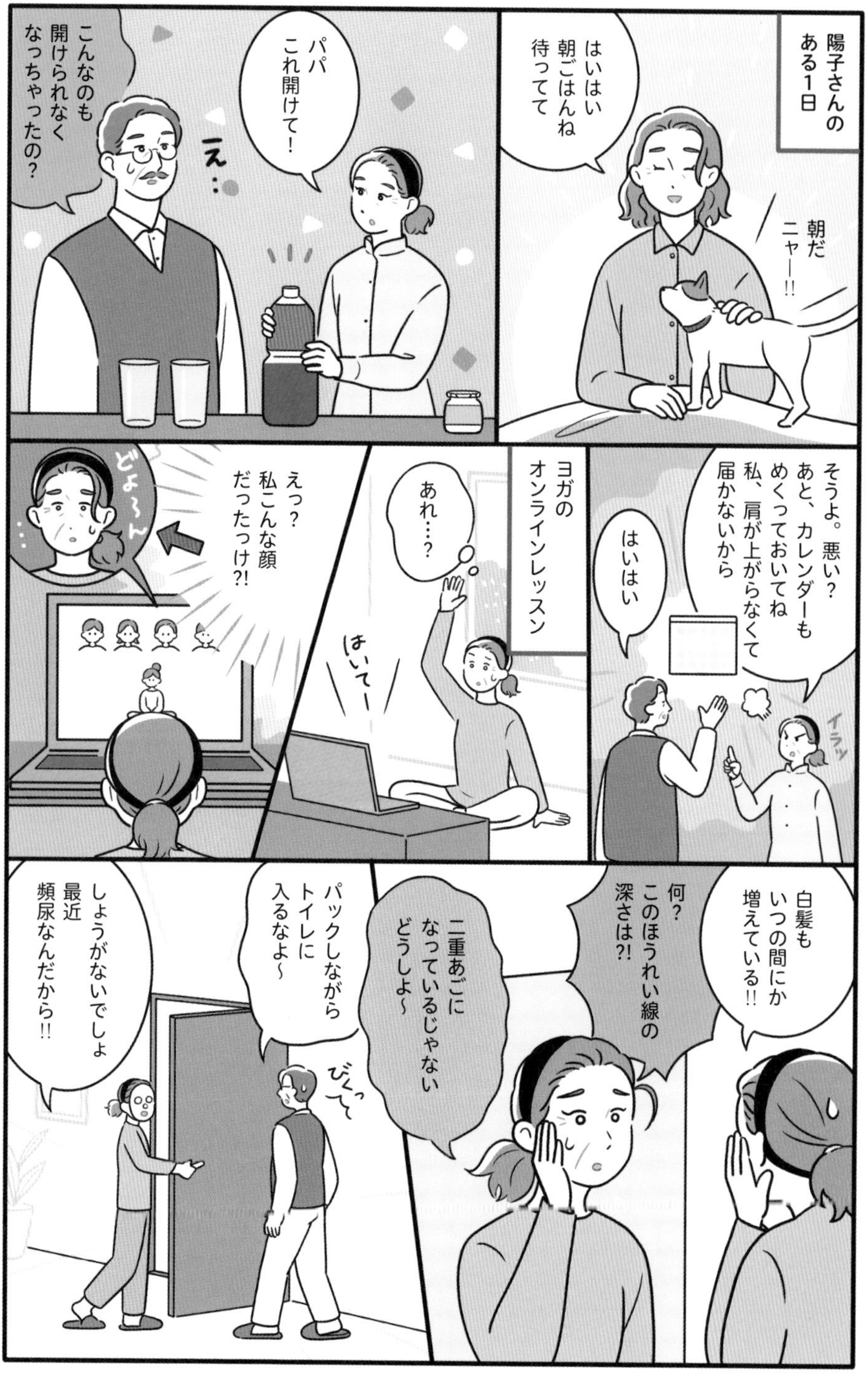
陽子さんのある1日
朝だニャー!!
はいはい朝ごはんね待ってて
パパこれ開けて!
え…
こんなのも開けられなくなっちゃったの?
そうよ。悪い?あと、カレンダーもめくっておいてね私、肩が上がらなくて届かないから
はいはい
イラッ
ヨガのオンラインレッスン
あれ…?
はいて～
えっ?私こんな顔だったっけ?!
どよ～ん
白髪もいつの間にか増えている!!
何?このほうれい線の深さは?!
二重あごになっているじゃないどうしよ～
パックしながらトイレに入るなよ～
びくっ
しょうがないでしょ最近頻尿なんだから!!

派遣事務員ともみさん（42歳）の悩み

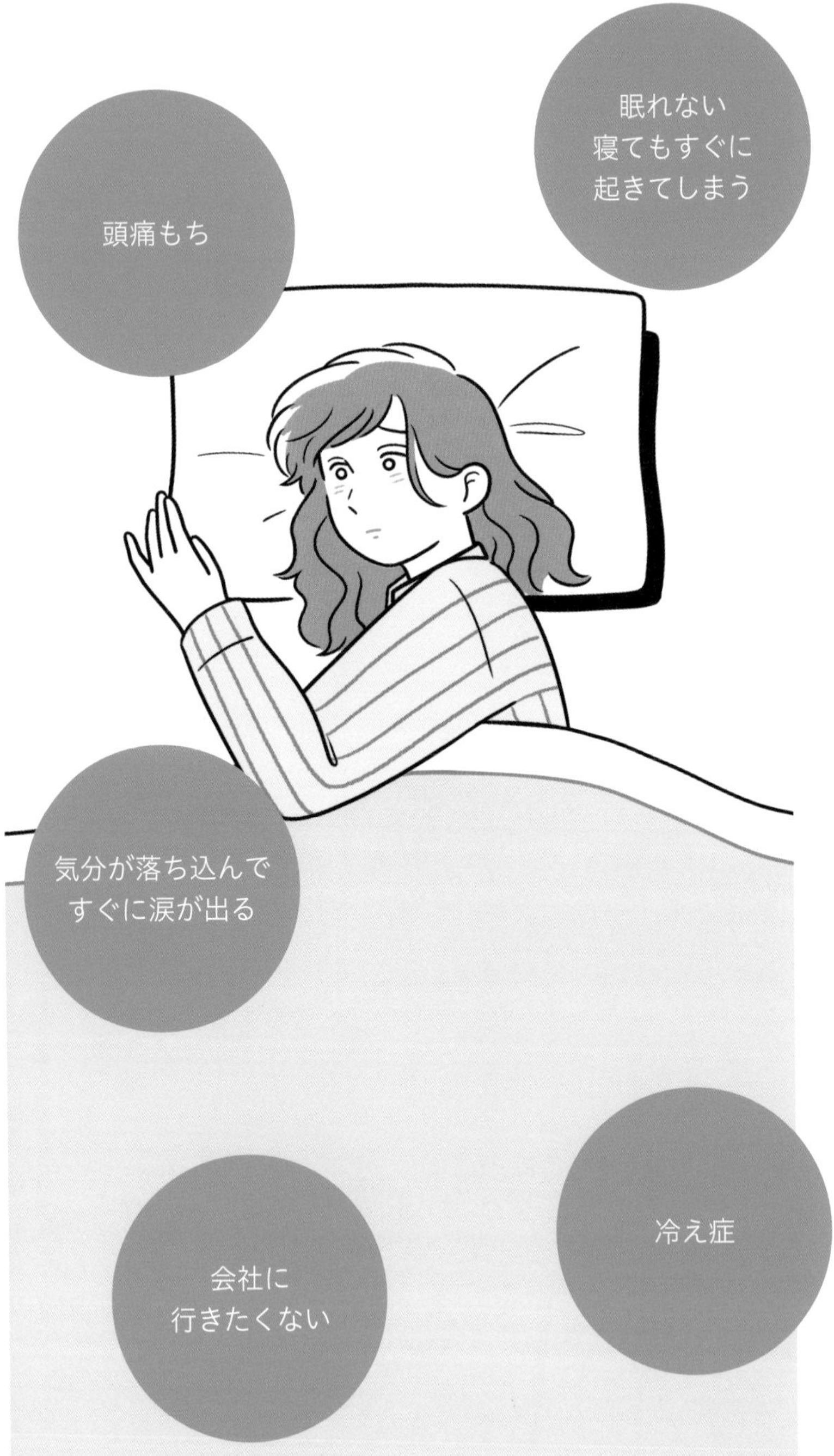
眠れない
寝てもすぐに
起きてしまう
頭痛もち
気分が落ち込んで
すぐに涙が出る
冷え症
会社に
行きたくない

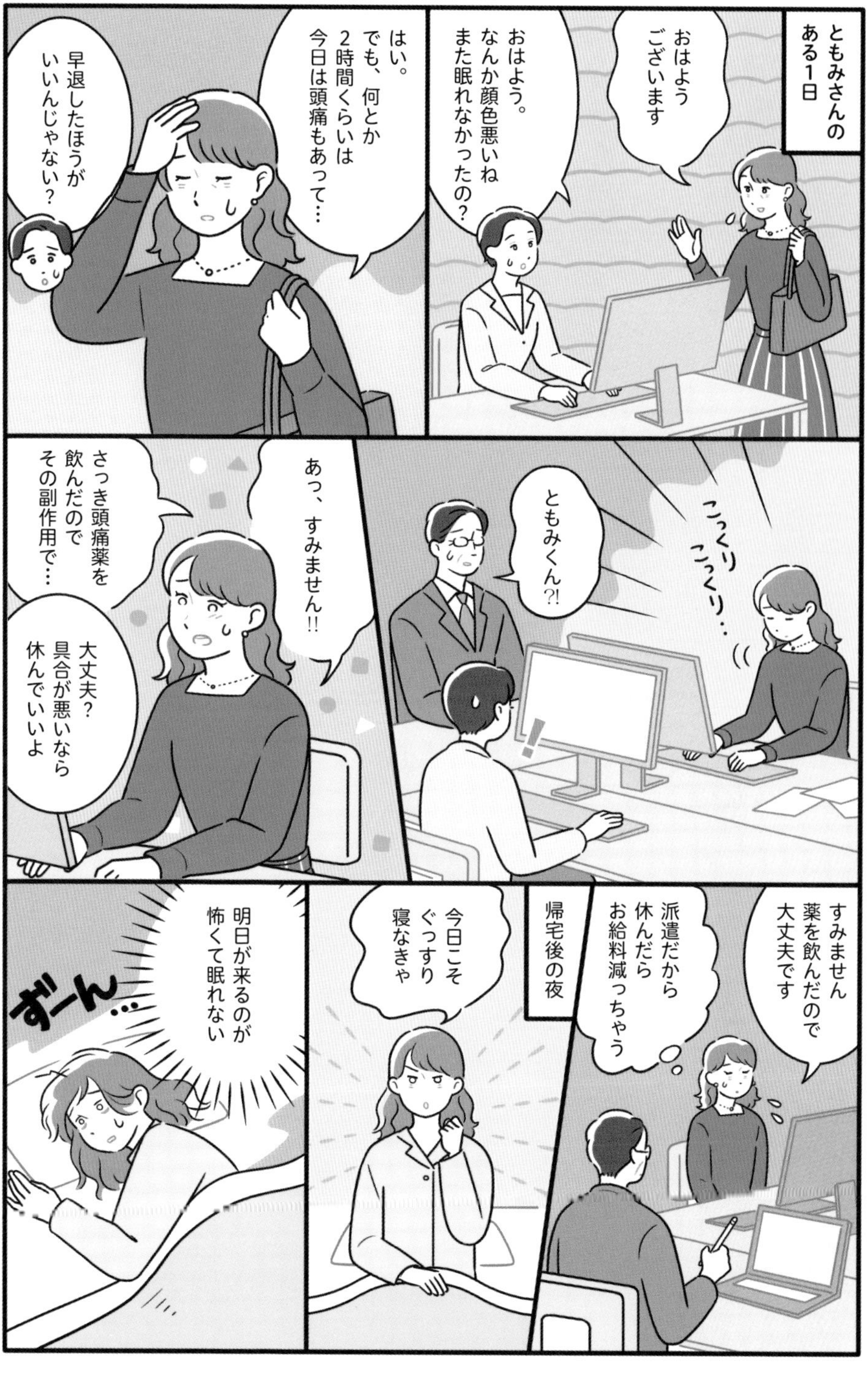
ともみさんのある1日
おはようございます
おはよう。なんか顔色悪いねまた眠れなかったの？
はい。でも、何とか2時間くらいは今日は頭痛もあって…
早退したほうがいいんじゃない？
こっくりこっくり…
ともみくん?!
あっ、すみません!!
さっき頭痛薬を飲んだのでその副作用で…
大丈夫？具合が悪いなら休んでいいよ
すみません薬を飲んだので大丈夫です
派遣だから休んだらお給料減っちゃう
帰宅後の夜
今日こそぐっすり寝なきゃ
明日が来るのが怖くて眠れない
ずーん…

女性のみなさん！
その「つらい」は
ぜんぶ消すことができます

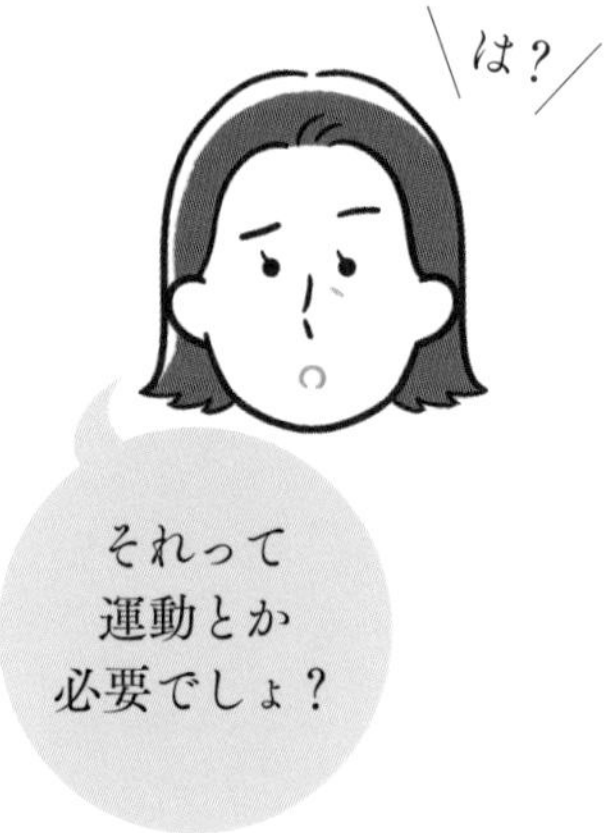
は？
それって運動とか必要でしょ？

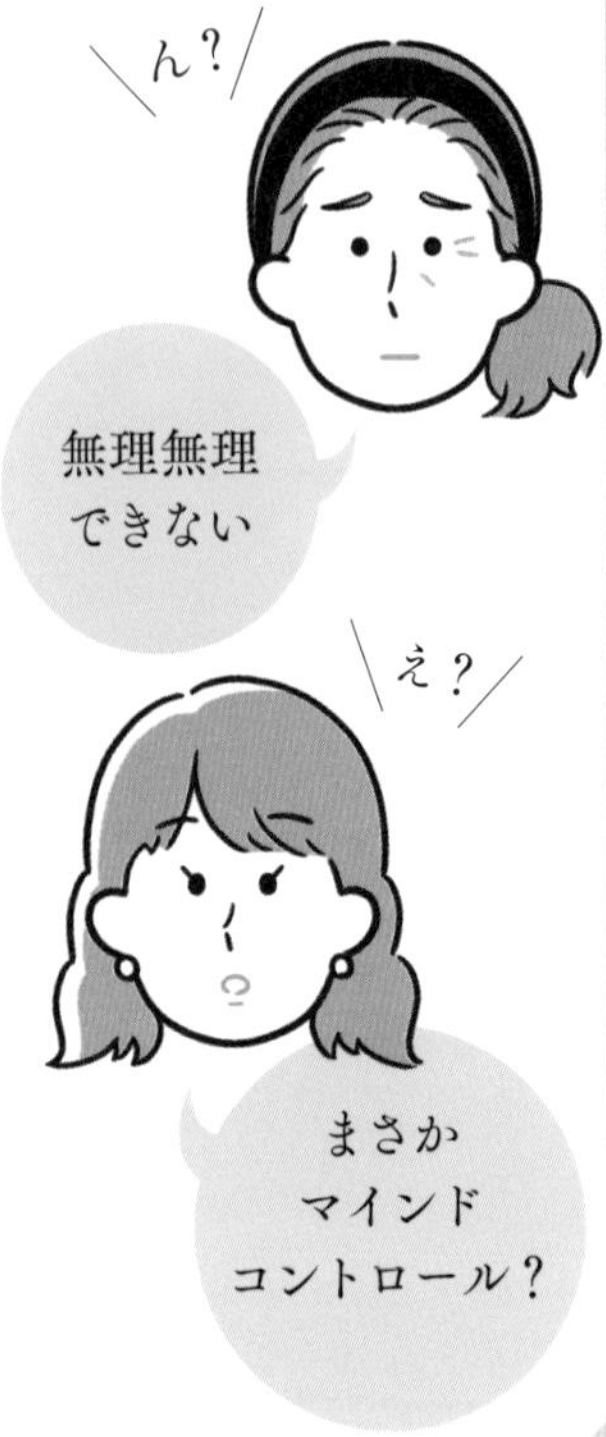
ん？
無理無理できない
え？
まさかマインドコントロール？

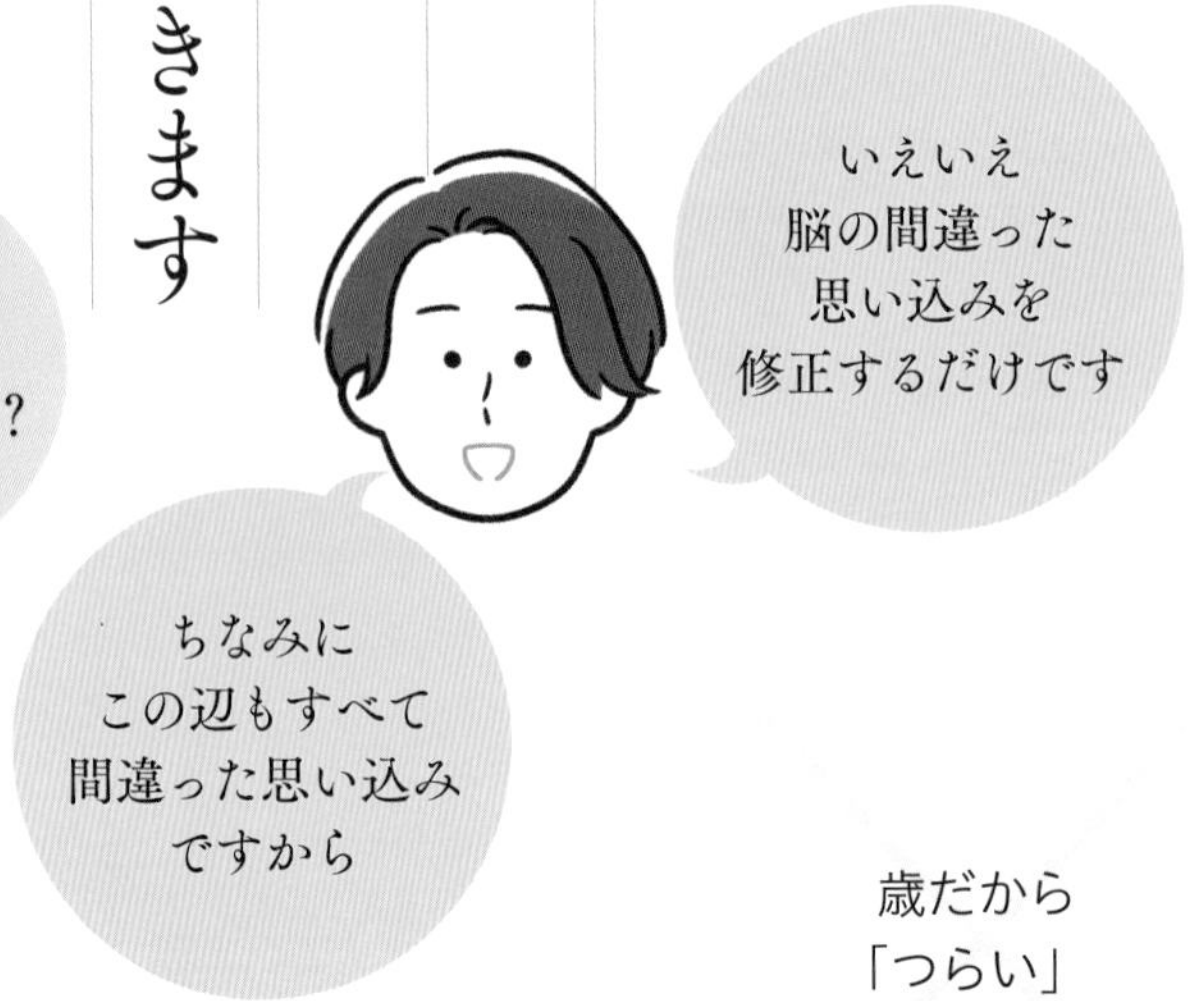
いえいえ脳の間違った思い込みを修正するだけです
ちなみにこの辺もすべて間違った思い込みですから

体質だから「つらい」

歳だから「つらい」

生活習慣のせいで「つらい」

がんばりが足りないから「つらい」

運動不足だから「つらい」

あなたの「疲れる」「つらい」は無意識のがんばりすぎが原因かも?!

毎日の通勤やオフィスワークで「疲れる」、更年期からのカラダの変化が「つらい」、ストレスでココロが「しんどい」など、疲れやつらさを感じることはありませんか?

特別なことは何もしていないのに、1日の終わりには心身ともにぐったりしていたり、**疲れとともに頭痛や肩こり、便秘など、さまざまな問題を抱えていたりしている人も少なくありません。**

いったい、その疲れやつらさ、しんどさはどこからくるのでしょう?

思い出してみてください。あなたは、子どもの頃から「ちゃんとしなさい」「しっかりしなさい」と言われて育ってきませんでしたか?

もしそうだとしたら、何に対しても、**「自分の責任。自分が『ちゃんとしなきゃ』」という思いが常に筋肉を無意識に力ませた状態にしている可能性があります。**

力んだ筋肉は縮んで硬くなり、カラダを動かすときにはさらに力を必要とします。この積み重ねが、疲れや不調の原因を招いているのです。

〝勘違いや無駄な力み〟をなくせば カラダがラクになる

さまざまな活動をするうちにがんばりすぎて疲れたカラダに、余計に負担をかけているものがあります。それは脳の勘違いです。

私たちはふだん、自分の動きを意識することはなく、ほぼ無意識のうちにカラダを動かしています。しかし、実際には自分のカラダの機能や役割、位置について、意外にたくさんの勘違いをしていて、それが筋肉や関節に過度な負担をかけてしまっています。

たとえば左ページのしおりさん。骨ではなく筋肉で上半身を支えようとしているため、首、肩、腰、背中の全面が張って疲れています。カラダの上半身を支えているのは背骨ですが、背骨の太いところは背中側にはありません。

しかし、しおりさんは「背骨が背中のほうにある」と勘違いしているので、背中側にあるやわらかく伸び縮みするはずの筋肉たちが骨の代わりに硬くなって一生懸命カラダを支えようとしているのです。本来筋肉はカラダを動かすためにはたらくもので、支えるためにはたらくのではありません。

この脳の勘違いが背中の張り、疲れの原因をつくりだしているのです。

しおりさんの勘違いと無駄ながんばり

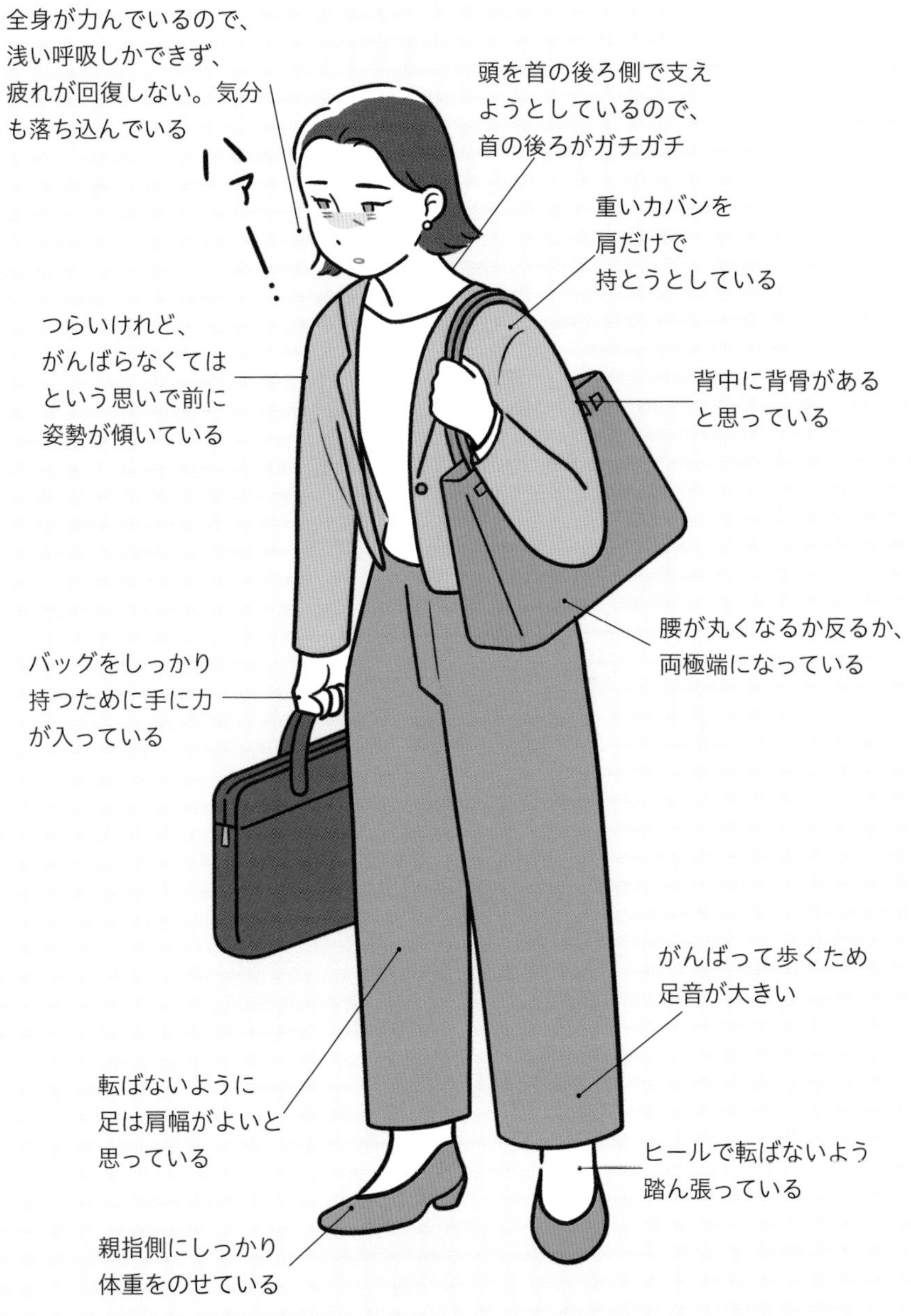
全身が力んでいるので、浅い呼吸しかできず、疲れが回復しない。気分も落ち込んでいる
ハァー‥
頭を首の後ろ側で支えようとしているので、首の後ろがガチガチ
重いカバンを肩だけで持とうとしている
つらいけれど、がんばらなくてはという思いで前に姿勢が傾いている
背中に背骨があると思っている
腰が丸くなるか反るか、両極端になっている
バッグをしっかり持つために手に力が入っている
がんばって歩くため足音が大きい
転ばないように足は肩幅がよいと思っている
ヒールで転ばないよう踏ん張っている
親指側にしっかり体重をのせている

陽子さんの勘違いと無駄ながんばり

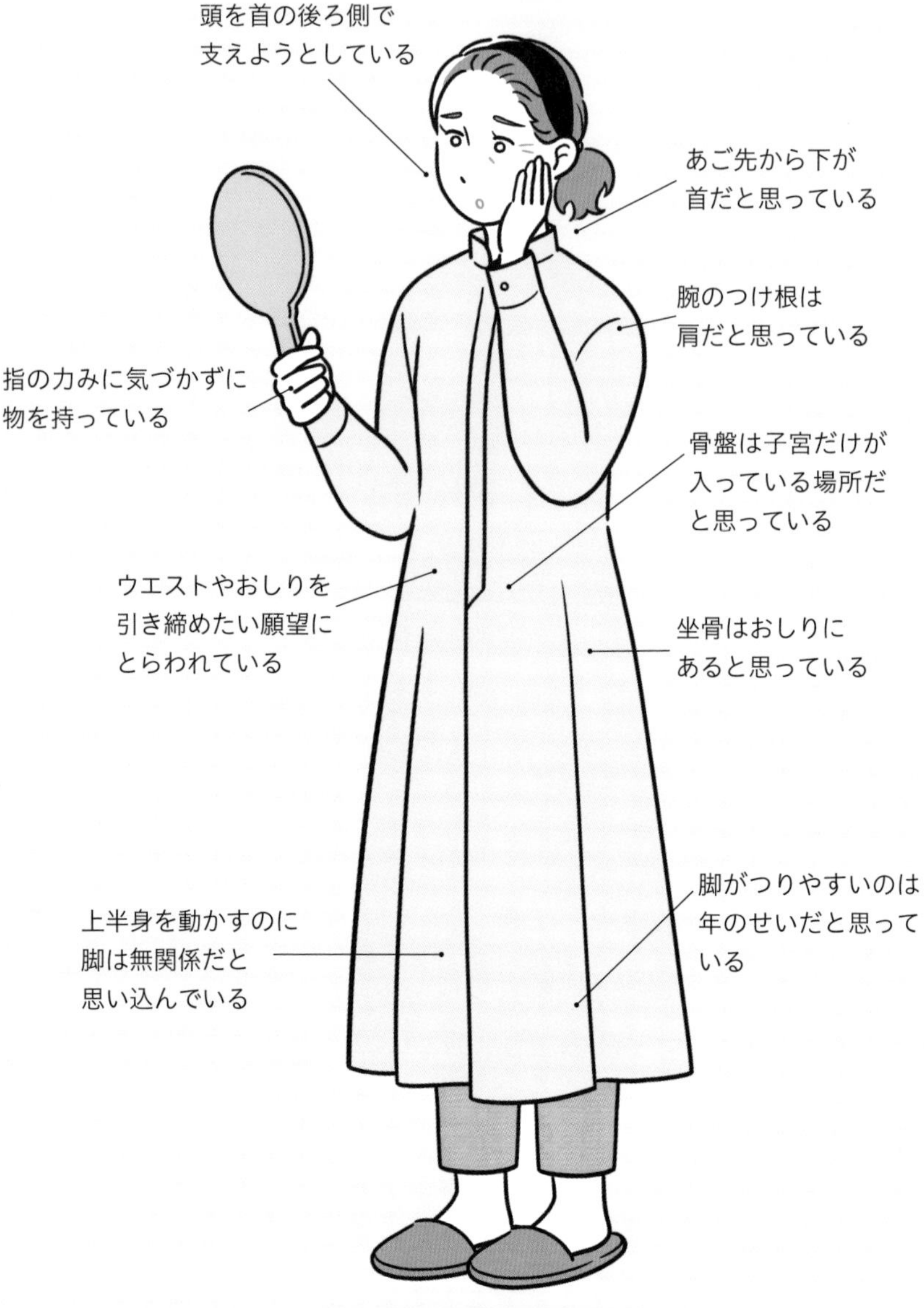
頭を首の後ろ側で
支えようとしている
あご先から下が
首だと思っている
腕のつけ根は
肩だと思っている
指の力みに気づかずに
物を持っている
骨盤は子宮だけが
入っている場所だ
と思っている
ウエストやおしりを
引き締めたい願望に
とらわれている
坐骨はおしりに
あると思っている
脚がつりやすいのは
年のせいだと思って
いる
上半身を動かすのに
脚は無関係だと
思い込んでいる

ともみさんの勘違いと無駄ながんばり

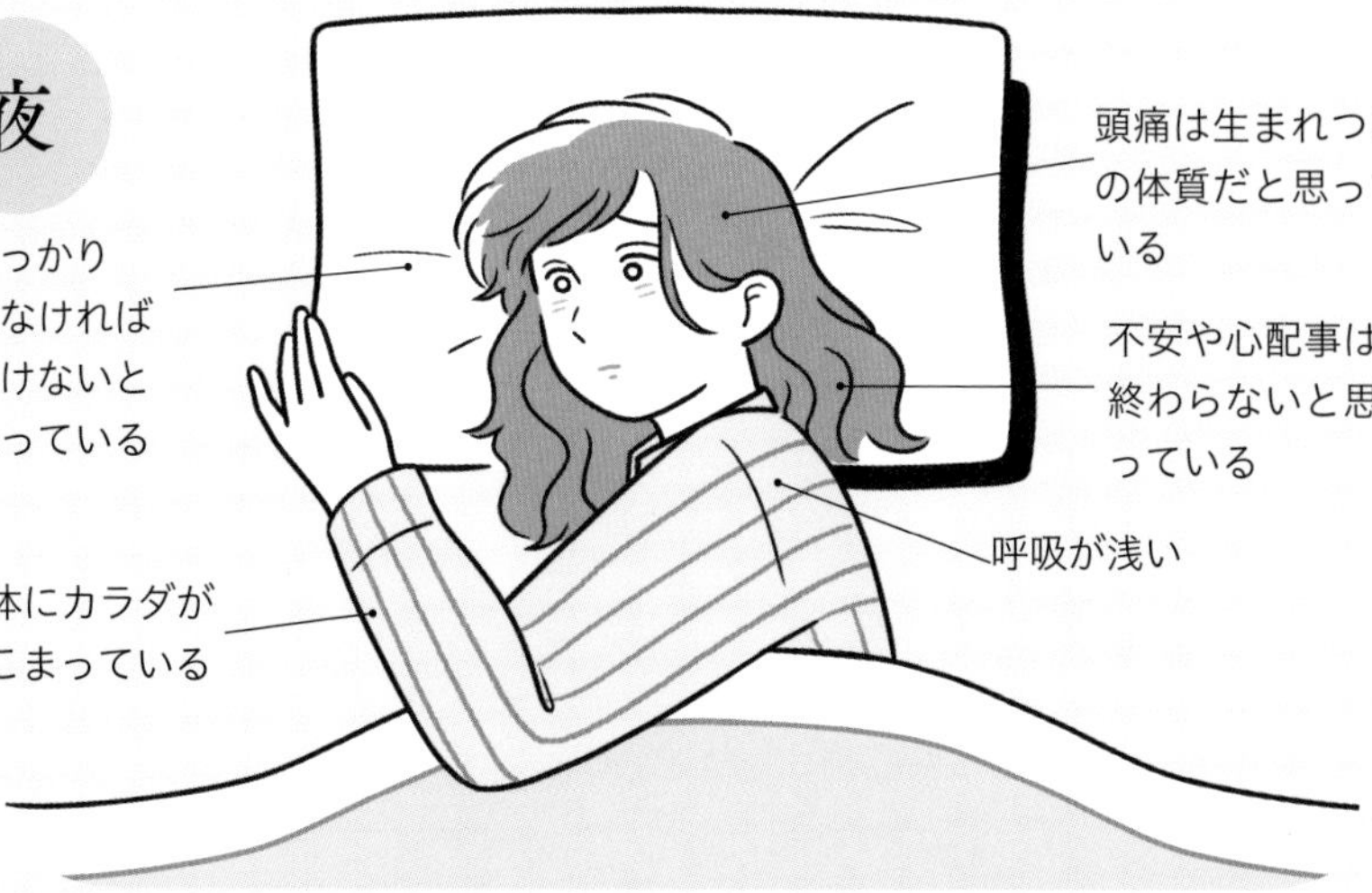
夜
しっかり寝なければいけないと思っている
頭痛は生まれつきの体質だと思っている
不安や心配事は終わらないと思っている
呼吸が浅い
全体にカラダが縮こまっている

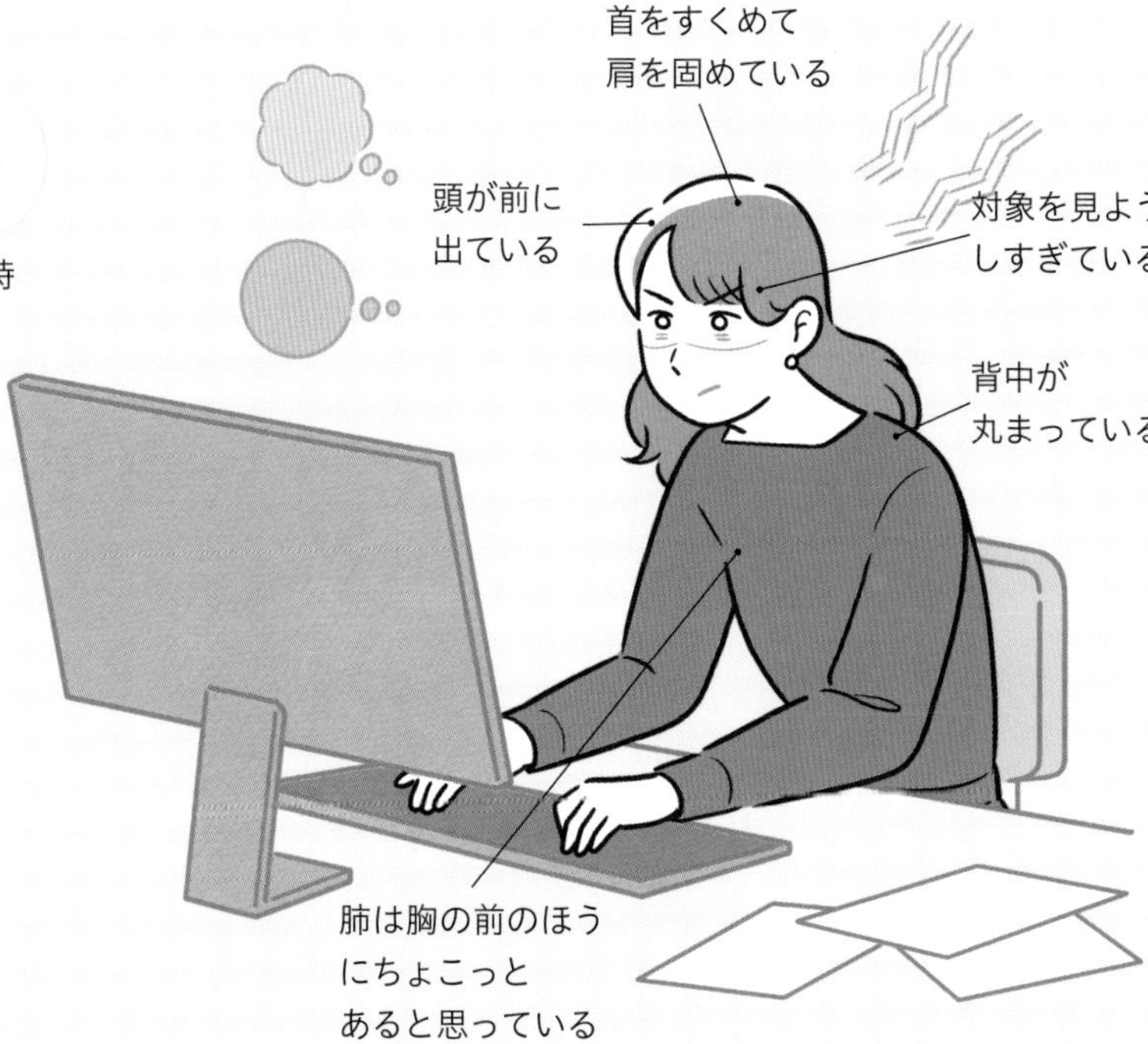
昼
仕事時
首をすくめて肩を固めている
頭が前に出ている
対象を見ようとしすぎている
背中が丸まっている
肺は胸の前のほうにちょこっとあると思っている

自然でラクなカラダの動きをとり戻そう

「アレクサンダー・テクニーク」は、私たちがふだん無意識におこなっている自分自身のカラダのクセや緊張に気づき、骨や筋肉にかかっている無駄な力を解いて、自然な姿勢やラクな動作を実現させるためのものです。整体やマッサージのように直接カラダにはたらきかけるのではなく、脳の間違った認識（勘違い）を自身で変えることでカラダを変えていきます。

「そんなことできるの？」と思うかもしれません。しかし、実際に多くの人がこの方法をとり入れてカラダを改善しています。

人は、赤ちゃんから3歳くらいまでに、寝返り、座り、つかまり立ち、歩く走ると動きを学んでいきます。ですが、そのころはまだ筋力がないので無駄がない動きをします。クセがつくのは筋力がつき、いろいろな動きができるようになってからで、すべて独学です。だから、だれでも、無駄な力を使わない動きを身につけなおすことができるのです。

まずは、勘違いを修正し、カラダの本来の状態を知ってあげることが大切です。

自らの不調をきっかけに生まれたアレクサンダー・テクニーク

アレクサンダー・テクニークは、１８９０年代、オーストラリアの俳優フレデリック・Ｍ・アレクサンダー氏によって考案された技法です。

舞台で声が出なくなった彼が治療法を見つけられず自身の発声を観察するうちに、声を出すときに無意識に声帯を圧迫しているクセに気づきます。これをきっかけに、よけいな力を入れなければカラダがもつ本来の能力が発揮されることを発見し、アレクサンダー・テクニークの理論を確立します。

こうした経緯もあり、この方法が演劇をはじめ音楽やダンスなどのパフォーマーを中心に世界的に広がると、次第にさまざまなカラダの不調にも効果があると評判になりました。

現在、欧米ではイギリスの王立演劇学校やアメリカのジュリアード音楽院をはじめ、音楽や演劇を専門的に学ぶ学校の正式なカリキュラムに加えられています。有名俳優やミュージシャンもパフォーマンス向上のための基本として学ぶ、非常に大事な技法となっています。

本書では、この方法を日常生活で使えるようにお伝えします。

本を読むだけで数十年来の便秘が解消?!

アレクサンダー・テクニークでは、運動やトレーニングのように「1日〇分」という時間や回数は重要ではありません。

主におこなうのは勘違いに気づき、神経回路を書き換えるという練習です。修得までの時間は人それぞれで、2~3カ月でできるようになる人もいれば、半年、あるいは1年かかる人もいます。**うまく意識を変えることができれば、本書を1回読むだけでカラダがラクになる人もいるでしょう。**

実際、「新幹線の中で本の説明を読んだだけで、数十年来のひどい便秘が治った」という読者からの報告を受けたことがあります。その方は、5~6日排便がない生活が当たり前になっていましたが、本の説明を読んだあとに、新幹線の中でトイレに2回行けたそうです。

さすがにここまでの例はまれですが、最近では、対面で行うレッスンよりもオンライン・レッスンのほうが、みなさん意外と修得が早いようです。自分で主体的にとり組まなければいけないという意識が強く出るからだと思います。

〝気づき〟のセンサーを育てて頑固なクセを直す

アレクサンダー・テクニークは、一度その理論がわかれば場所を選ばず、いつでも気がついたときに実践することができます。**たとえば立っているときや座っているときはもちろん、何らかの作業中でも、意識をカラダに向けて無駄な力みを抜くことができます。**そうなると、おもしろいように直前のカラダとの違いを実感することができます。

ただし、長い時間をかけて脳にインプットされてしまったクセは元に戻りやすく、この技術の創始者のアレクサンダー氏自身もいちばん苦労した点です。自分でも気づいていないことが多いため、直すのは容易ではありません。変化を感じられたと思っても、またすぐにクセが戻ってしまうのです。

これには「**くり返す**」「**ゆっくりおこなう**」**ということがとても大切になってきます。**「くり返す」「ゆっくりおこなう」というキーワードをぜひ覚えておいてください。まずは**カラダの不要なクセが戻ったときにすぐに気づくこ**とから始めましょう。心身の不調も未然に防ぐことができるからです。

本書では、こうした「センサーの育て方」も一緒にお伝えしていきます。

意識を変えるのに年齢やカラダの硬さは関係ない！

「勘違いを修正するだけで無駄なクセがなくなり、不調も改善する」という と、「もう歳だから」「カラダが硬いから」という人がいます。

「子どものときから〇〇だったからしかたない」と諦めている人もいます。

しかし、**意識を変えるのに年齢やカラダの硬さは関係ありません。たとえ病気や筋肉の収縮があっても、力がかかる方向を、力んで縮む圧縮から無理のない広がる方向に意識を変えるだけで、カラダはとてもラクになります。**そうした受講者の方をたくさん見てきました。見た目にはまったく変化がなくても車椅子にラクに乗れたり、痛みがやわらいだりするのです。

私のレッスンにはさまざまな人が訪れます。以前、「まっすぐに寝た記憶がない」というほど腰の曲がったおばあさんがきて、1時間のレッスンを行いました。レッスンの終わりには、床に仰向けに寝られるようになったのです。

立姿勢で曲がらずにいるにはレッスンの継続が必要でした。ですが、それほど縮んで固まった筋肉でも、意識を変えることでカラダを伸ばすことができるのです。

ここで質問です！
みなさんはこんなふうに思っていませんか？

カラダを動かしているのは筋肉

だってみんな
筋トレ
してるし

背骨は背中側を通っている

背中を
触れば
ゴツゴツ
してるし

腕は肩のつけ根から動く

脚は股の位置から動く

鏡を見れば
そう見えるし

前屈運動はウエストを曲げる運動

ウエスト
曲がるし

骨盤の中には子宮だけが入っている

あまり
考えたこと
ないし

上記すべて×です。正解は26ページ以降に。
答えがわかれば、
カラダの「つらい」が消えるはずです。

contents

まんが ビジネスウーマンしおりさん(52歳)の悩み —— 2
まんが 主婦陽子さん(60歳)の悩み —— 4
まんが 派遣事務員ともみさん(42歳)の悩み —— 6
あなたの「疲れる」「つらい」は無意識のがんばりすぎが原因かも?! —— 9
〝勘違いや無駄な力み〟をなくせばカラダがラクになる —— 10
自然でラクなカラダの動きをとり戻そう —— 14
自らの不調をきっかけに生まれたアレクサンダー・テクニーク —— 15
本を読むだけで数十年来の便秘が解消?! —— 16
〝気づき〟のセンサーを育てて頑固なクセを直す —— 17
意識を変えるのに年齢やカラダの硬さは関係ない! —— 18

Chapter 1 脳にインプットされた勘違いを正す

カラダを動かしているのは何か —— 26
脳と筋肉が神経回路を通してやりとりしている —— 28
つまり、カラダへの圧迫・圧縮の原因は —— 30
支えるための骨・動くための筋肉 —— 31
書き換えレッスン
❶ 指と手を解放する —— 32

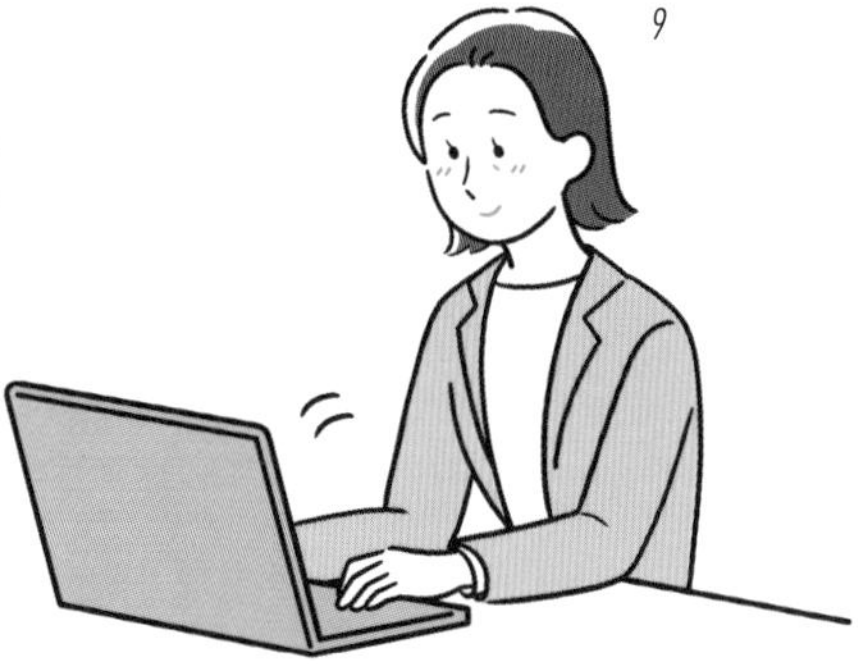

2 肩を解放する――36
3 上半身を解放する――42
4 全身を解放する――44
5 上半身と脚を解放する――48
6 首と頭を解放する――52
7 呼吸を解放する――54

やってみよう！
重いものを腕で持ち上げてみましょう――40
ゆっくり呼吸してみましょう――56

Column 背骨は伸び縮みしている――46
大切なのはカラダの中心線を意識すること――58

おさらい――60

まんが 「習慣を変えるのは難しい?!」――62
長年、蓄積してきた習慣やクセは強靭――64
なぜ、「ゆっくり」おこなうのか――65
感じるセンサーを育てる秘訣は「わかるかも」――66
少しの変化を感じとれるか、に個人差が出る――67
やる「回数」と「質」で新しい神経回路を構築する――68
「中心線の4つの骨」の1つだけでもやってみる――69
脚を肩幅に広げて歩いている人は要注意！――83

おさらい――90

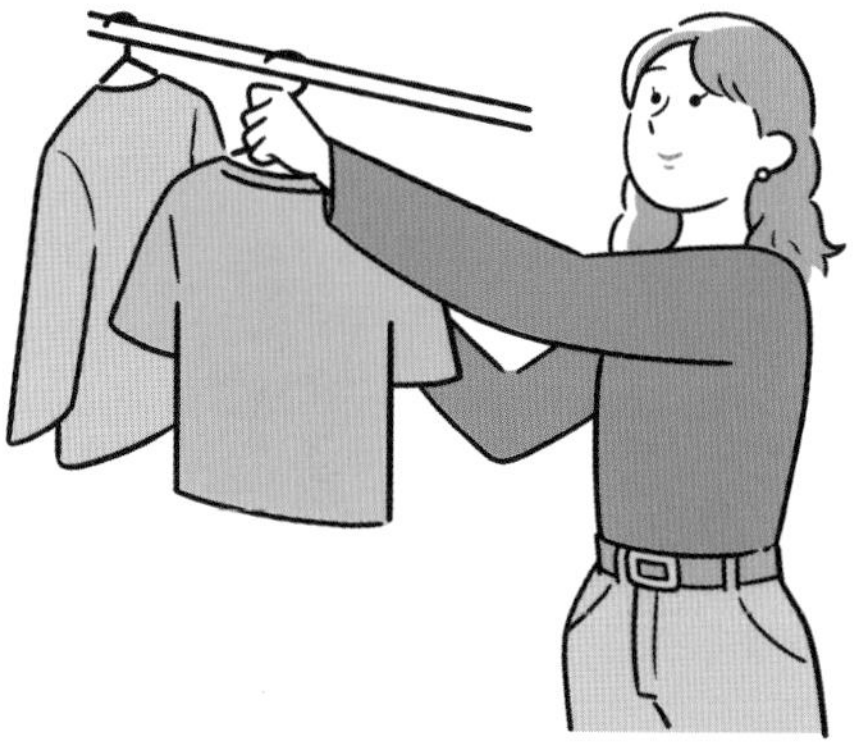

contents

書き換えレッスン

8 下半身を解放する――70
9 下半身を解放する――74
10 脚を解放する――78
11 ひざから下を解放する――84
12・13・14 足首を解放する――86
15 ひざを解放する――93
無意識の姿勢を自覚するには――96

やってみよう!

股関節から脚を動かすようにして歩いてみましょう――76
カラダの中心線を保ちながら、ラクに歩けるようになりましょう――80
足首を解放して足をラクにしましょう――88

Column

しゃがめない人が増えている――92
生まれつきカラダの硬い人っているの?――100

Chapter 2 カラダと心の不調解決実践編

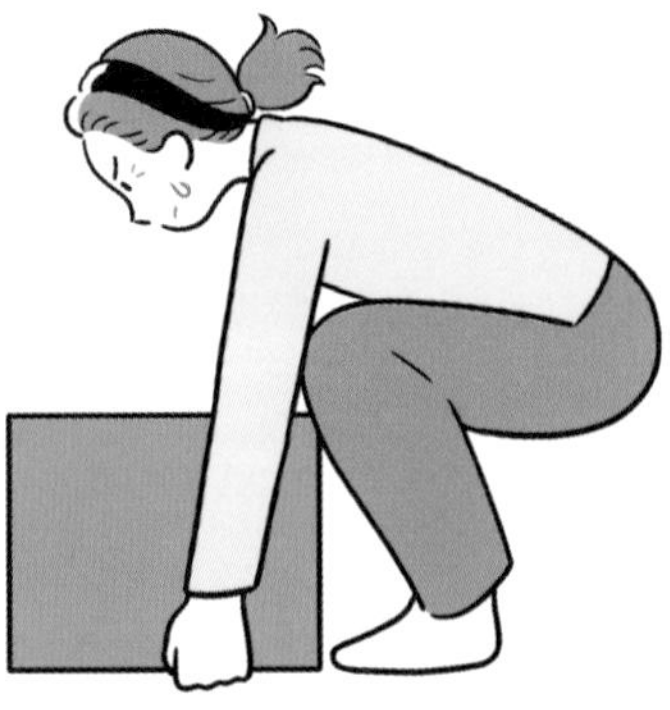

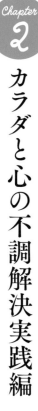

「中心線の4つの骨」で解決できることが多い――102
自分の中心を探そう――105
目的ダッシュの真相――121
本当にやりたいことに向かっていくには――122
痛みの結果と原因は別の場所――128
何を勘違いしているかは人によっていろいろ――129
骨盤の中はブラックボックスではない――136
生きものとして眠れないのは普通――140
寝る前に心配事を終わらせる――141
自分の軸をつくる――142
パフォーマンス力をアップするコツ――147
脳は興味あることしか覚えない――149
まんが「私たちはもうがんばらない。だから変われた」――150

やってみよう!
ラクに坐れるようになりましょう――103
眼球をリセットしましょう――108
かみしめグセから解放されましょう――114
カラダと意識を一致させましょう――123
眠りのためのレッスンをしましょう――143
頭の緊張を和らげましょう――145

おわりに――154

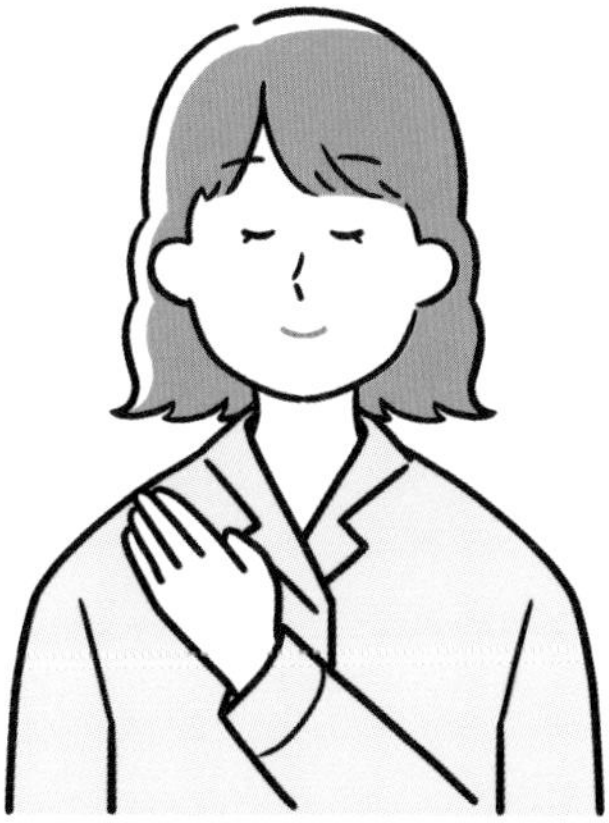

contents

カラダと心の不調を解決！

人の話が聞きづらくなった――106
耳鳴りがする――107
目がすぐに疲れる・目の下にくまがある――107
抜け毛が増えた（薄毛）――110
白髪が増えた――110
顔の肌が乾燥している・ハリがない――111
ほうれい線やシワが深くなった――111
むせる――112
知覚過敏になった――113
頭痛もち・低気圧で頭痛になる――113
息が切れる・動悸がする――116
顔がほてる――117
声が通らない――117
歩く速度が遅くなった――118
腕が回らない・腕が上がらない――118
肩がこる――119
手がしびれる・握りにくい――119
平らな道でもつまづく――120
朝方、ふくらはぎがつる――124
夕方、ふくらはぎが張る――124
脚が冷える――125
偏平足――125
坐骨神経痛になった――126
腰痛が治らない――126
ひざが痛い――127
肩が痛い――127
小食なのに太りやすくなった――130
ダイエットしてもやせない――130
すぐに間食をしてしまう――131
下腹がぽっこりしている――131
昼ご飯の後に眠気がくる――132
すぐに疲れる――132
動作が鈍くなった――133
体温調節ができなくなった――133
胃がもたれやすい――134
生理痛がつらい――134
便秘がちになった――135
頻尿になった――135
無気力・やる気が出ない――138
すぐに落ち込む――138
眠りが浅い・寝つきが悪い――139
怒りぽくなった・いつもイライラしている――144
スケジュールを組み立てるのが苦手になった――144
人前でうまく話せない――146
あがり症――146
人の名前を覚えられなくなった――148
簡単な漢字を書けなくなった――148

Chapter

1

脳にインプットされた勘違いを正す

私たちは、いつのまにかカラダに対していろいろな勘違いをしています。例えば、**筋肉があるところを骨だと思い込んでいたり、関節のない場所を曲がると思い込んでいたり……。それによって無駄な力を使うクセがつき、カラダがもつ本来の可能性を十分に発揮できないままでいたりします。**勘違いとは何かにまずは気づき、修正していきましょう。

カラダを動かしているのは何か

私たちは、カラダをどのようにして動かしているのでしょうか。いつも筋肉に力を入れなければカラダを動かすことはできないのでしょうか?

ここでひとつ、実験をしてみましょう。

はじめに指に力を入れて両手を「パー」に開き、次に力を抜いてみてください。力を抜くとピンと張っていた指先が軽く丸まってくるはずです。指に入れていた力を抜くだけで自然に関節が動き、力を入れなくても指は動いたということです。

このとき指は、力いっぱい伸ばした筋肉がゆるんだ（元に戻った）ことで動いています。けっして筋肉に力を入れて動かしたわけではありません。

つまり**「筋肉に力を入れなければカラダは動かない」は脳にインプットされた勘違いなのです。**

筋肉は脳から指令されると、縮めたり（収縮）ゆるめたり（弛緩）することで関節を動かし、さまざまな動きを可能にします。ですから、**「筋肉を動かす＝力を入れる」ことではない**ことをまずは覚えておきましょう。

「カラダを動かしているのは筋肉の力でしょ！」

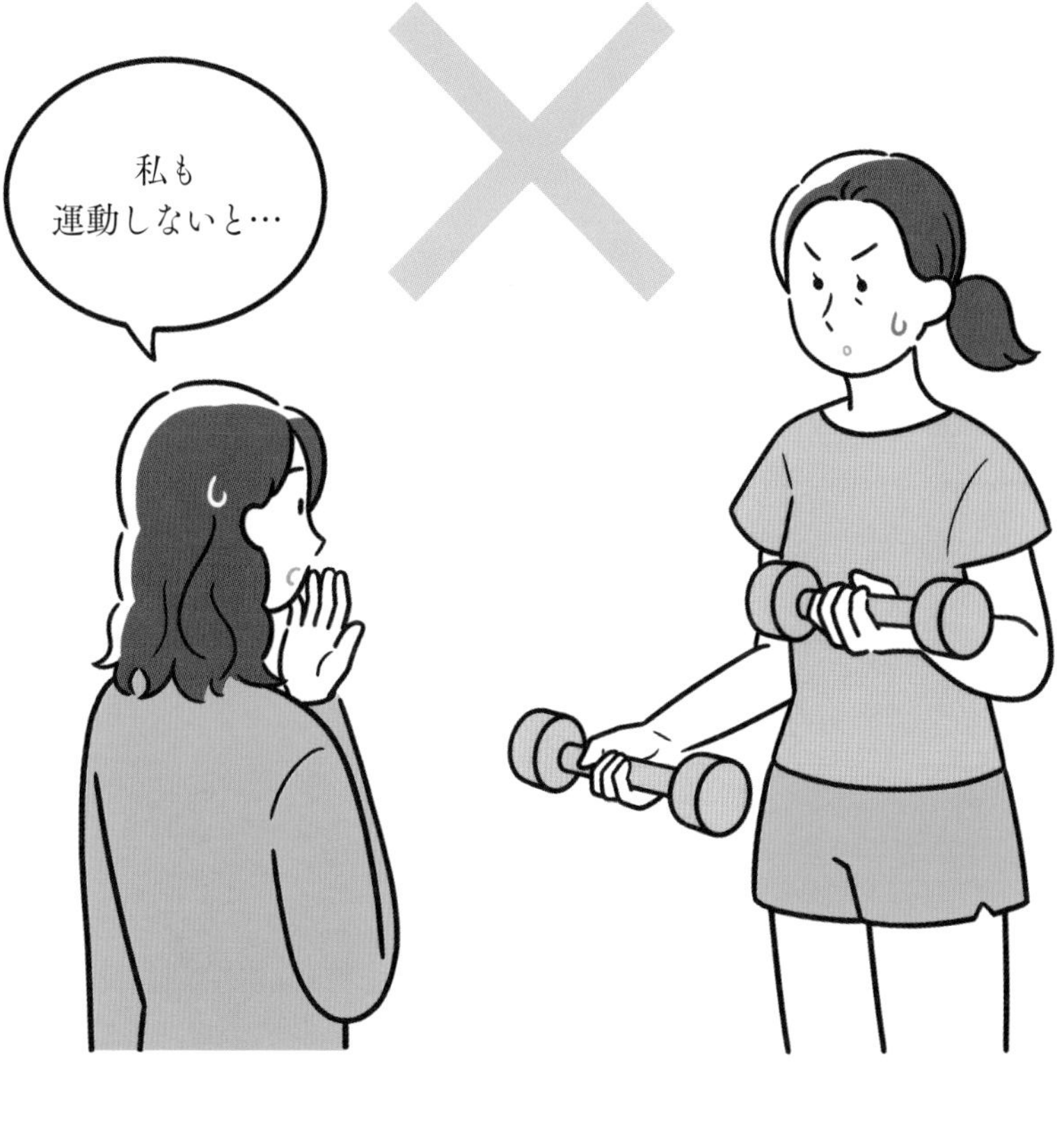

カラダを支えているのは骨。その支える骨がしっかりと仕事ができていれば、動くための筋肉は必要なときだけ仕事をすればよい。

脳と筋肉が神経回路を通してやりとりしている

ふだんカラダを動かしているのは、脳から指令を受けた筋肉です。

私たちのカラダには、神経が網の目のように張りめぐらされています。全身の末梢神経から集められた情報は脳・脊髄（中枢神経）に伝えられ、脳は情報を処理して、指令を末梢神経へと発信します。これが「神経回路」です。

Ｐ26の実験でも、脳からの指令は神経回路を通じて手の筋肉に伝わり、手を動かしました。そして作業の現場である手から神経回路を通じて状況が随時脳に伝わり、脳はその情報によってどうするかを決め、必要ならば筋肉にさらに動くように指令を出します。つまり筋肉が動く前には、脳と神経回路の間でさまざまなやりとりがされているのです。

このとき、筋肉にすでに力が入りすぎていたり、筋肉はカラダを動かす役割なのに「カラダを支えるもの」と間違った体勢を指示したりしたら、筋肉が疲れきってしまうのは当然です。

小さな力でカラダをラクに動かすためには、この誤作動をなくし、脳と神経のネットワークをスムーズにすることが大切なのです。

カラダを動かしているのは脳である

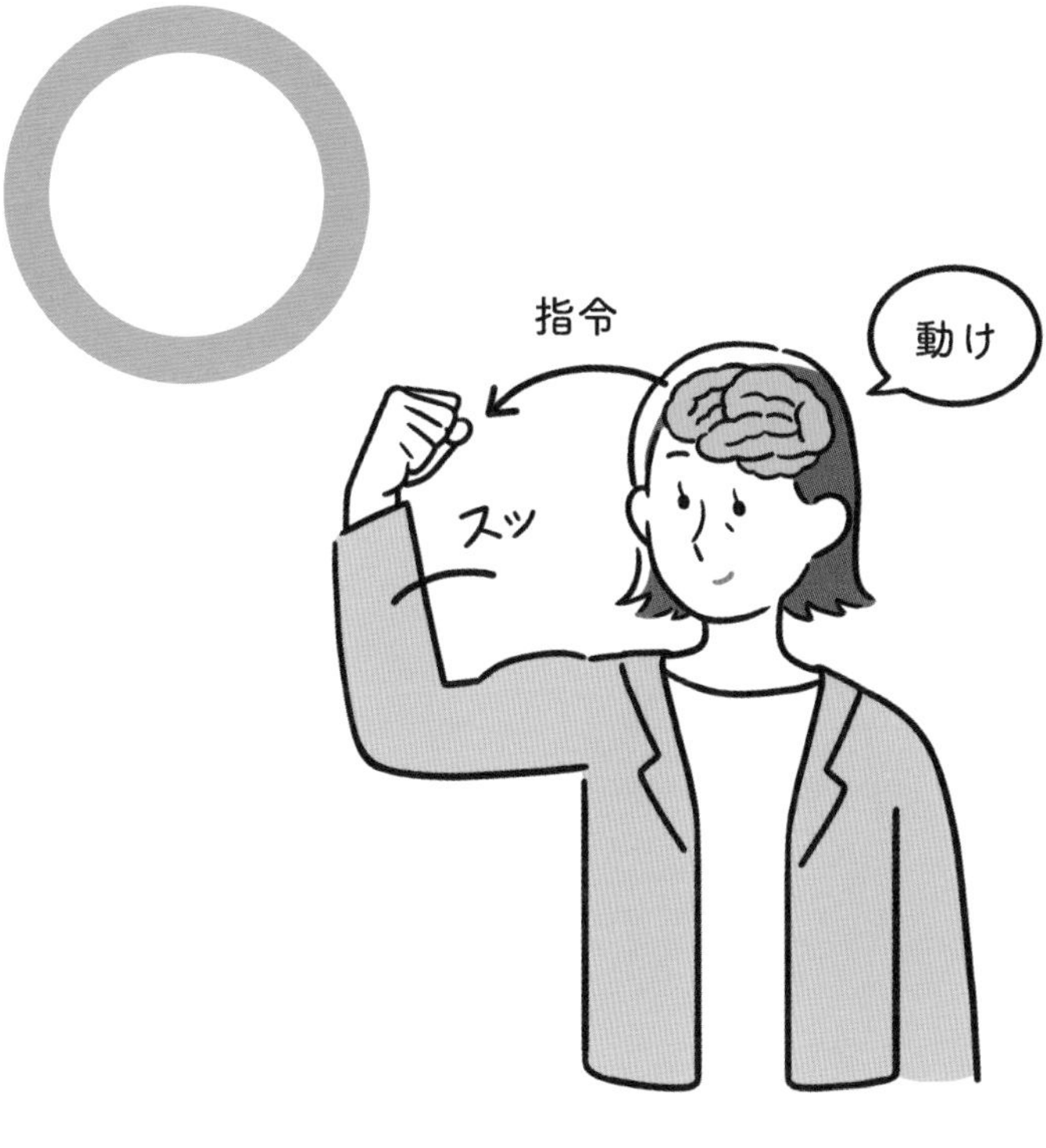
指令
動け
ズッ

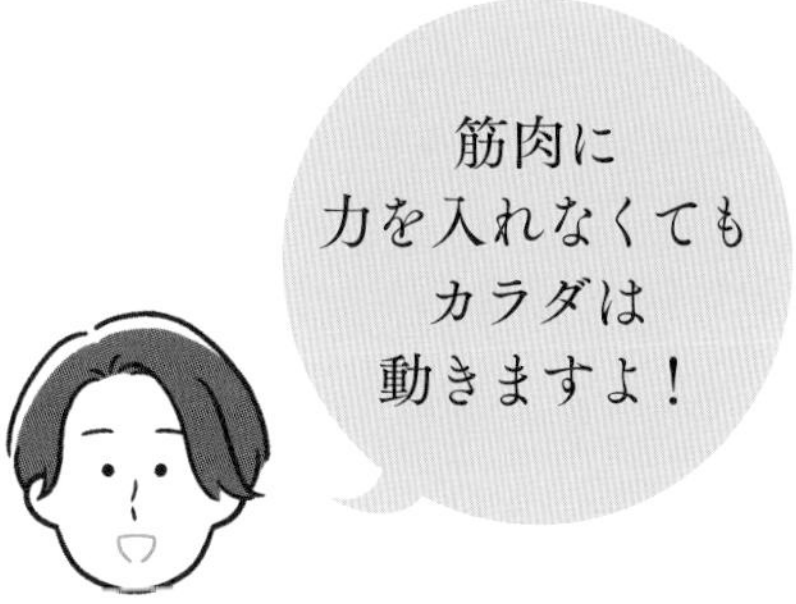
筋肉に
力を入れなくても
カラダは
動きますよ！

筋肉は、脳からの指令を受けて伸縮することで、関節を動かしている。つまり、筋肉がはたらく前に**カラダを動かしているのは脳である。**

つまり、カラダへの圧迫・圧縮の原因は

Ｐ11に登場したしおりさんは、「背中のほうに背骨がある」と勘違いしているため、背中の筋肉が骨のように硬くなって上半身を支えようとしているので、疲れを感じていました。

その状態が続くと、筋肉がいよいよ悲鳴をあげて、痛みや凝り、曲がらない、伸ばせない、ギックリ腰などのトラブルを招き入れます。

しかし、しおりさんは無意識です。

ではどうすればいいのか。

それは、頭の中にあるカラダの認識と本当のカラダとのズレを修正し、一致させることです。

カラダを支えている背骨は「背中」にはなく「カラダの中心（おなかと背中の間）」にあると、位置の勘違いを書き換えます。

意識を変えるだけで、不思議と結果が変わるのです。

はじめのうちは変化を感じないかもしれません。ですが、勘違いを書き換えることをくり返すうちに、本来のあるべきカラダに修正されます。

支えるための骨・動くための筋肉

「まっすぐ立ってください」というと、あなたはどのような姿勢をとりますか？　たいていの人が背筋をピンと伸ばした「気をつけ」の姿勢をとります。さらに、モデルさんのように、肩を後ろに引き、おなかを引っ込め、おしりをきゅっと締めて立つ人もいます。それがまっすぐなよい姿勢だと思っているからです。

でもその姿勢、本当に人にとってまっすぐな姿勢でしょうか。

カラダを支える背骨は、おなかと背中の真ん中あたりにあります。それなのに、背中に背骨があると思い、後ろにもたれるような姿勢をとると、腰にはもちろん、背中全面、首、肩などさまざまな筋肉に負担がかかります。長時間その姿勢でいるのは相当疲れると思います。

本来、カラダを支えるのは骨であり、筋肉は支えるために力み続ける必要はありません。なので、ただ立つ、座るのに筋肉は、ほんの少しバランスをとるだけです。余計な力が抜ければ、ラクに自然に立ち、動くことができるはずです。

書き換えレッスン❶
指と手を解放する

「手の指の上から3番目に曲がるところは指の股のあたり」

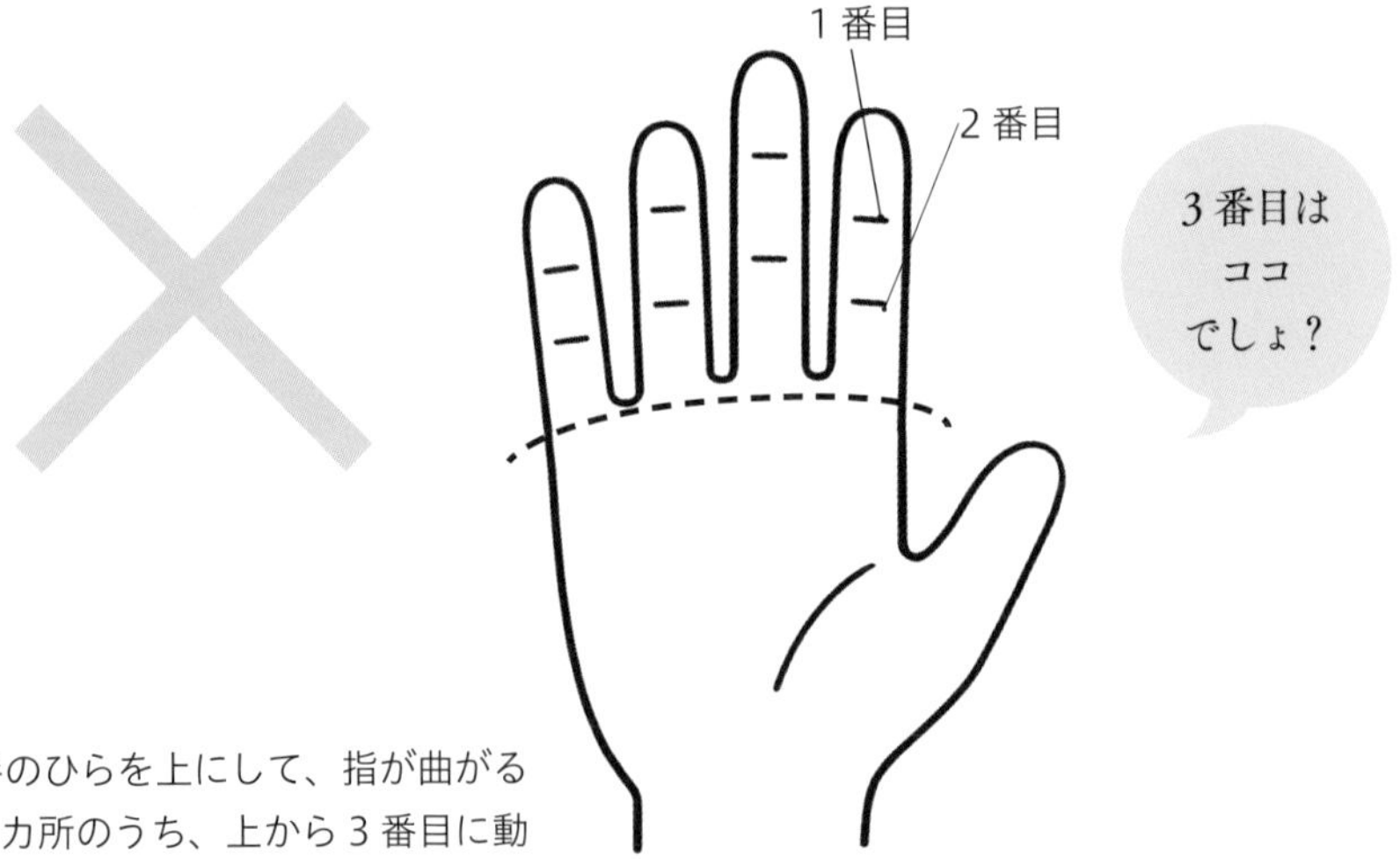

手のひらを上にして、指が曲がる3カ所のうち、上から3番目に動くところを指でさす。

意識を変えれば結果も変わる！

ここからは具体的にカラダの部位別にレッスンをしていきます。

まず、手のひらを広げて、指先から3番目の指の関節を指さしてみてください。おそらく、ほとんどの人が指の股と3番目のシワあたりを指さします。

コレ、勘違いです。

答えは、指を曲げた様子を横から見てみるとわかります。**手のひらから見た指の股のところは曲がっておらず、もう少し下の位置で曲がっています。**

この勘違いを修正すると指が長く見え、ラクに曲げたりつかんだりができます。「最近握力が弱くなった」と思う人はぜひ試してみてください。

手の指の上から3番目に曲がるところは手相の一番上のシワ辺り

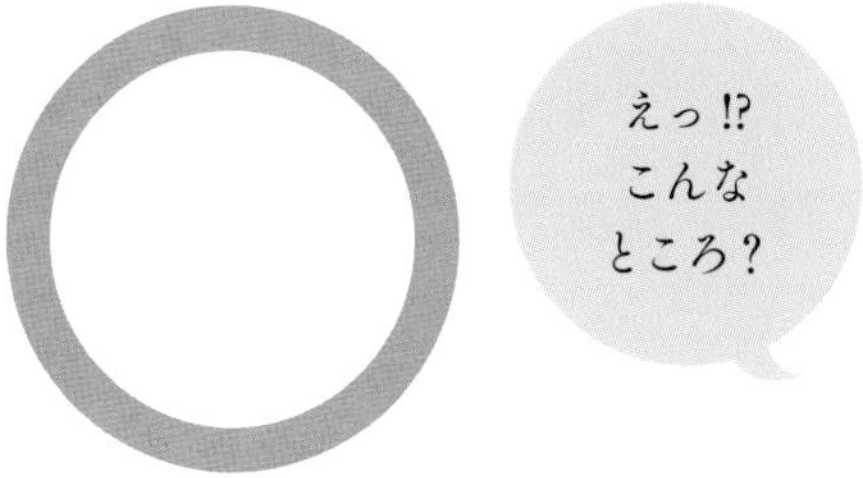
えっ!?
こんな
ところ?

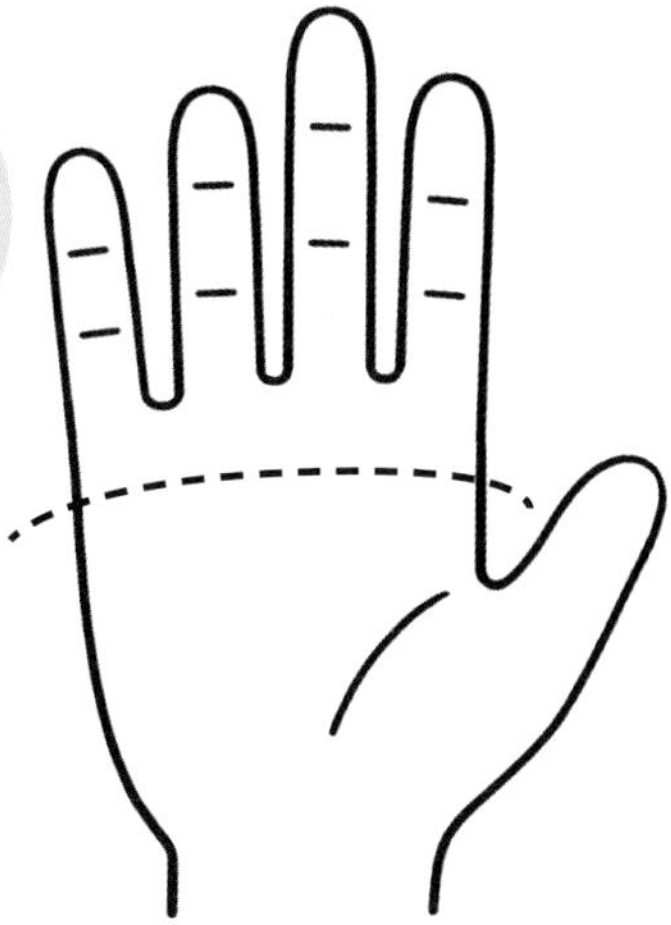

指の股とシワにだまされがちだが、
指の3番目の関節はもっと下にある。

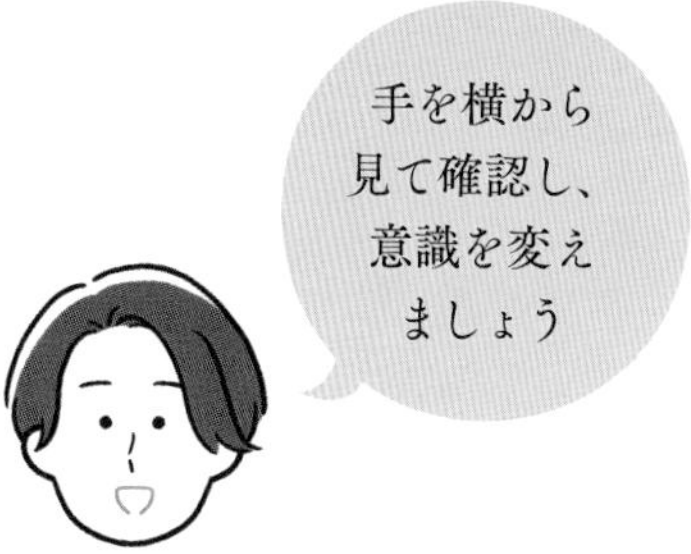
手を横から
見て確認し、
意識を変え
ましょう

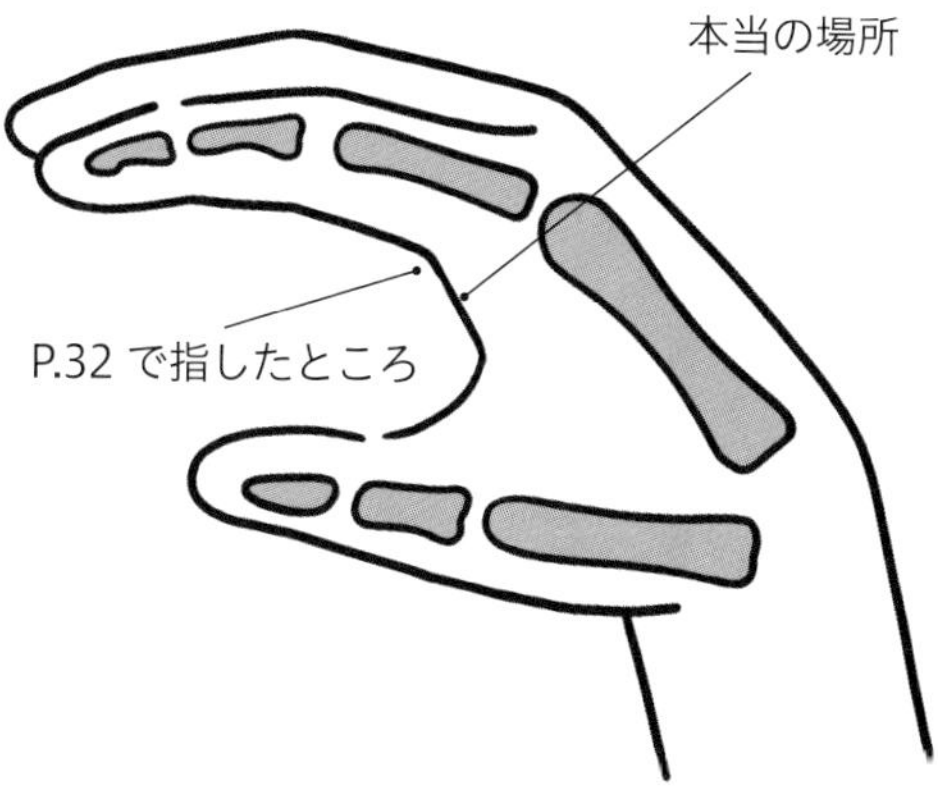
本当の場所
P.32で指したところ

曲げた手を横から確認すると、指をさしたところは骨が通っていて、本当に動いているのはその下にある関節の部分。

Lesson

テニスボールなどを持ち、握る前に関節の位置を意識する。意識しないで握ったときとの違いを感じてみる。何度かくり返して脳にインプットする。

指と手を解放すれば

ほら、ラクチン

キーボードを打つ

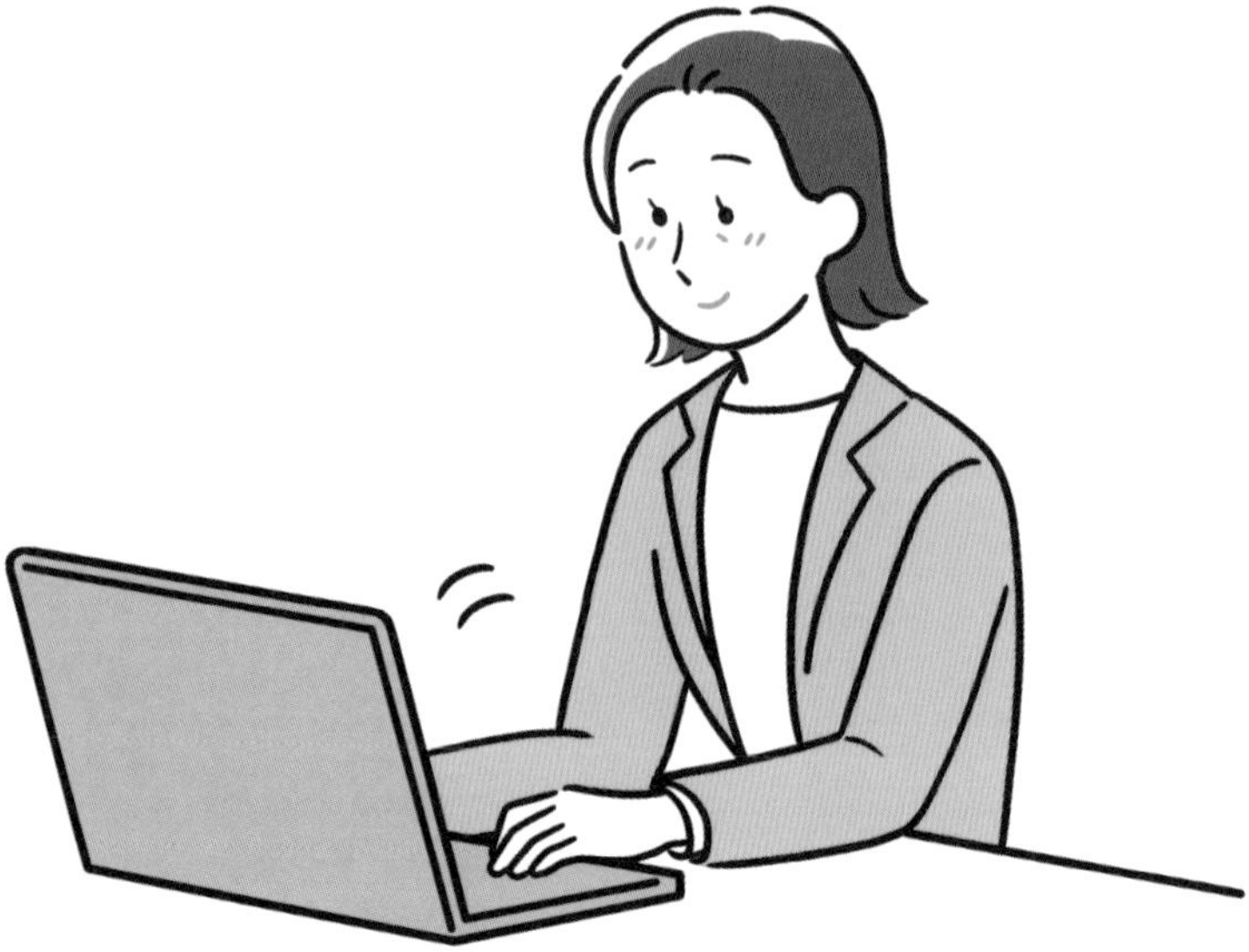

勘違いしたままだと

指が曲がる位置を勘違いしているため、**手指や腕に無理な力が入る。**長時間おこなっていると手や腕の筋肉に負担がかかり**腱鞘炎を起こすことも。**

↓

勘違いを修正すると

指の本当の関節の位置を認識すると、**指がスムーズに動き、今までより少ない力でラクにキーボードを打つことができる。**手や腕の筋肉に負担がかからない。

ペットボトルのふたを開ける

勘違いしたままだと

しっかりふたをつかんで開けようとしても、**力が伝わりきらずに開けられない。**

↓

勘違いを修正すると

本当の関節の位置を認識すると、**骨と筋肉に無理がなくなり、的確に力が伝わるようになる。**今まで開かなかったフタが開けやすくなる。

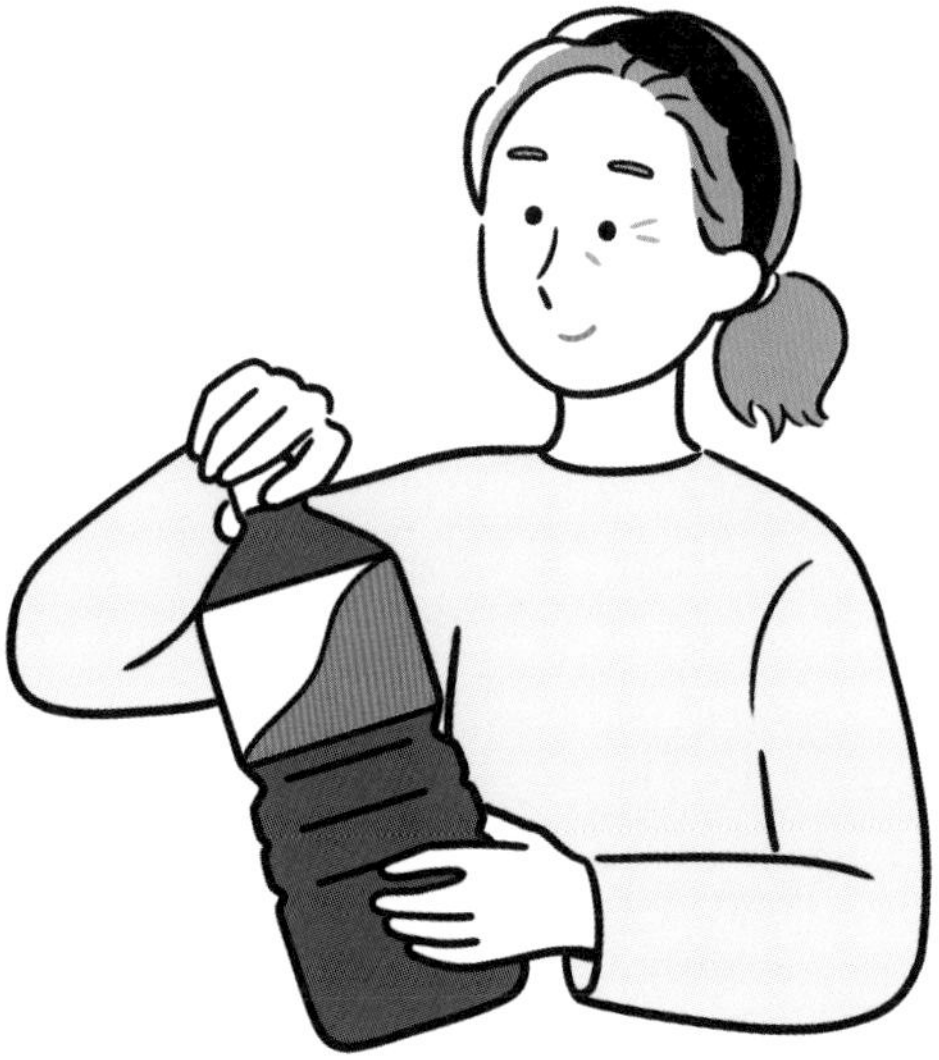

重いバッグを持つ

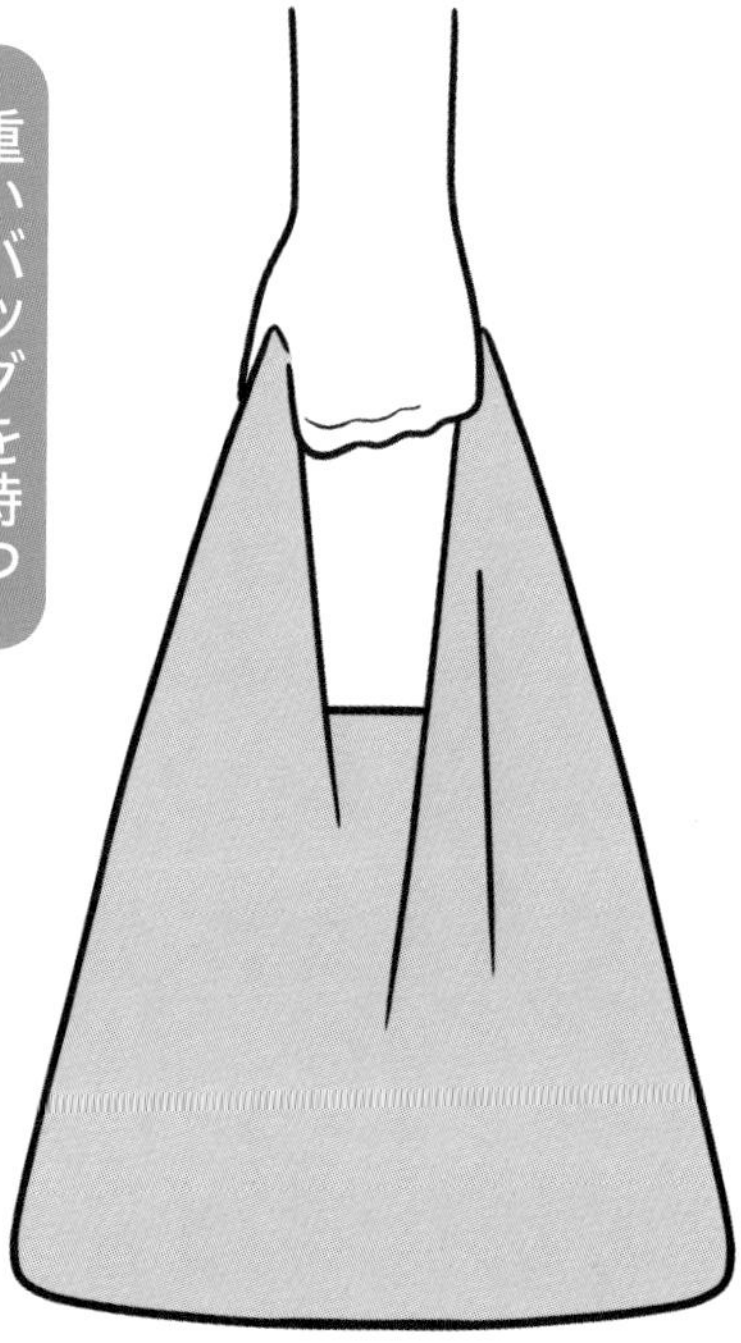

勘違いしたままだと

指先にも腕にも必要以上の力が入っているため、持ちにくく、その分、**首や肩の筋肉にも無駄な力みが入って疲れる。**

↓

勘違いを修正すると

バッグの持ち手を**軽い力で握ることができ、手も腕も下げているだけでよい。**さらにP.37の肩のつけ根の位置を理解すれば、**首や肩が疲れない。**

書き換えレッスン❷

肩を解放する

「腕は肩から動く」

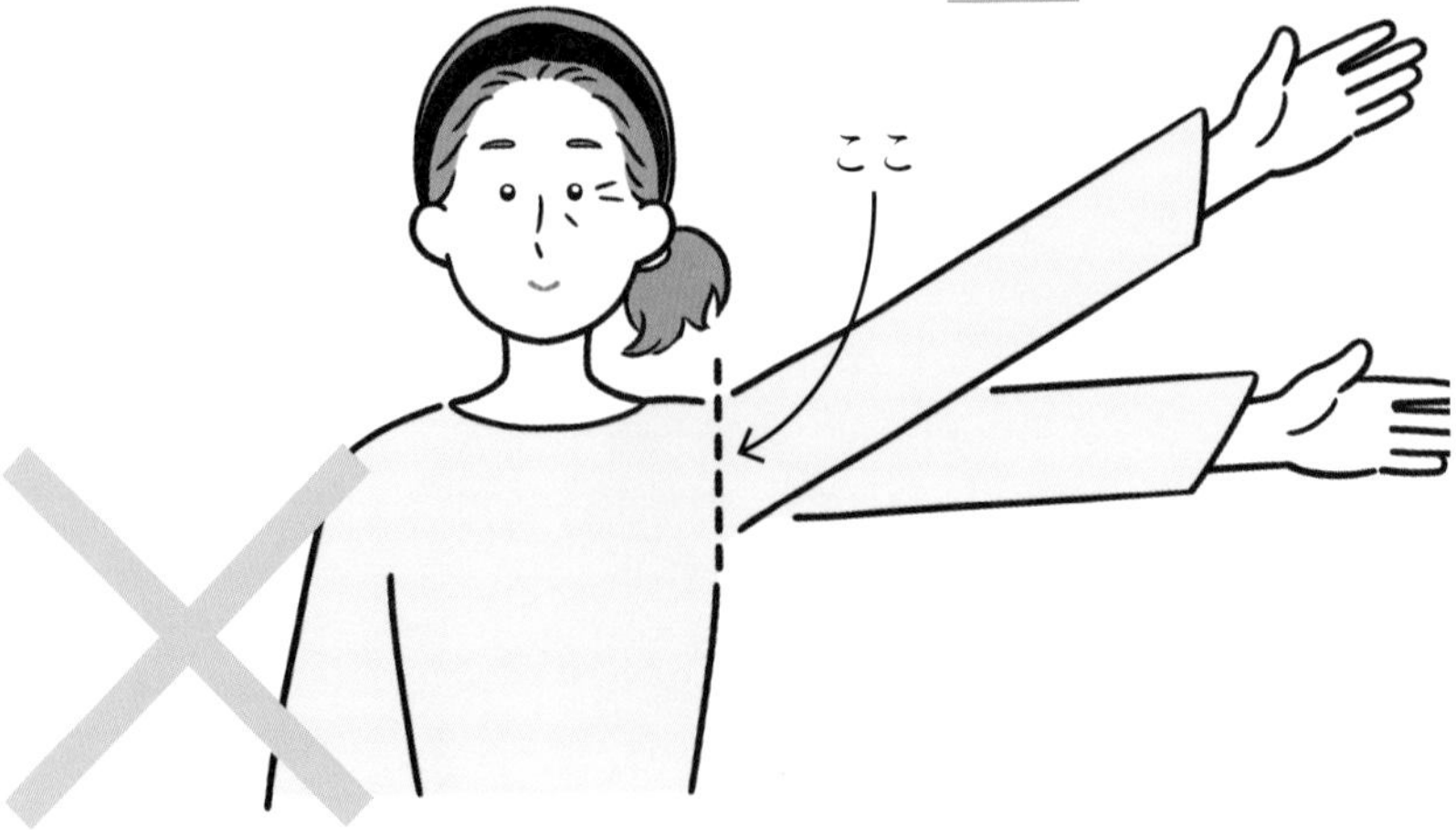

腕は、肩で胴体についているように見えるため、腕のつけ根にある肩関節から動くものだと思っている。

腕は首の下から始まっている！

次は肩です。

ほとんどの人が、腕は肩の関節（肩関節）から動くと思っています。しかし、腕を大きく動かしてみると、鎖骨、肩甲骨とつながり、さらに鎖骨をたどっていくと、鎖骨の端である首の下の出っ張りが動くのがわかります。

つまり腕はカラダの前面の中心から大きく動かすことができるのです。

腕のつけ根が肩だと思っていると、そのイメージのとおりにしようとするので、当然可動域が狭くなるばかりか、鎖骨が動かないように肩まわりの筋肉を力ませて固め、動かそうとすると痛い首、肩、腕になっていきます。

腕はカラダの前面の中心から動く

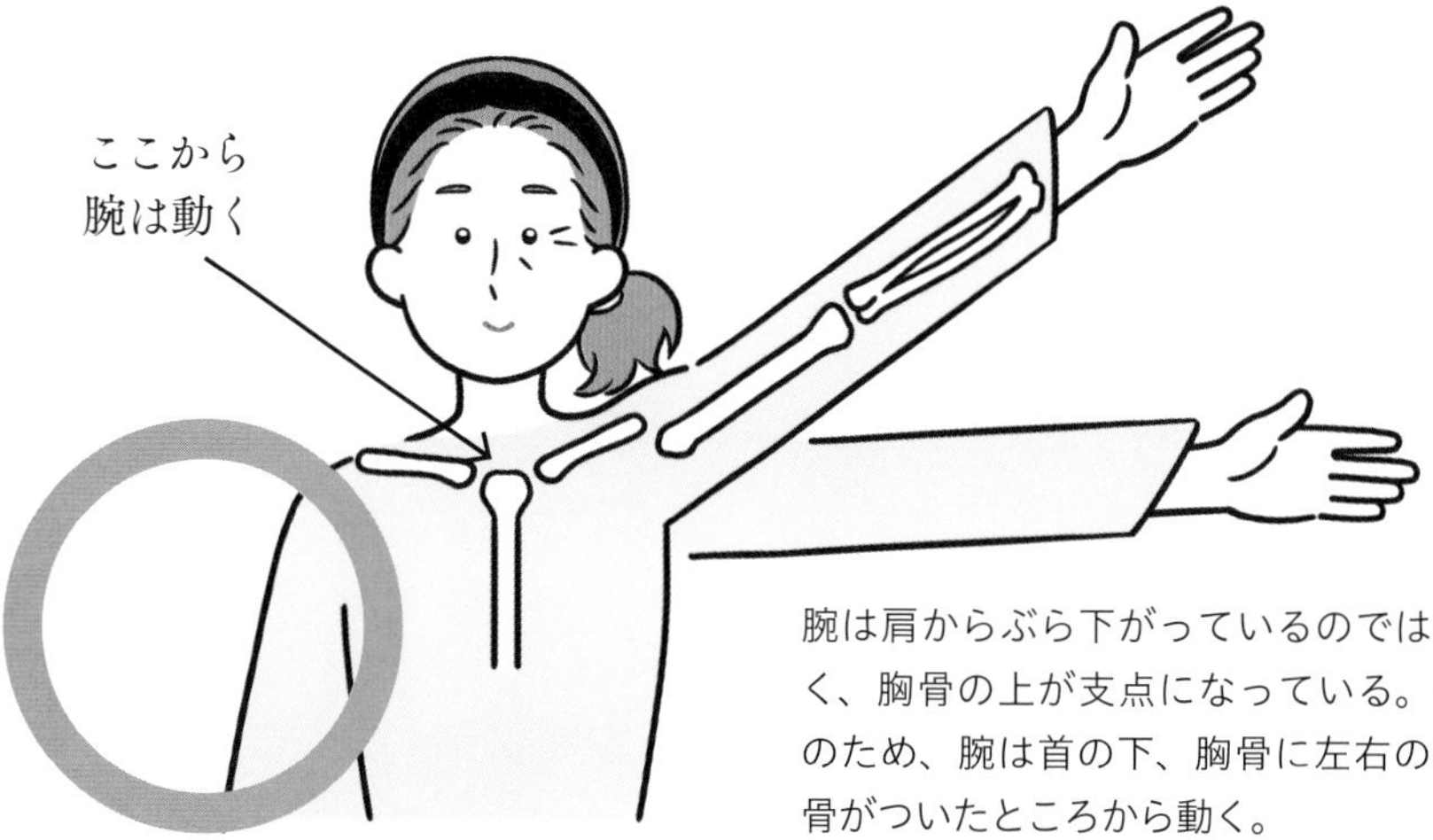
ここから
腕は動く

腕は肩からぶら下がっているのではなく、胸骨の上が支点になっている。そのため、腕は首の下、胸骨に左右の鎖骨がついたところから動く。

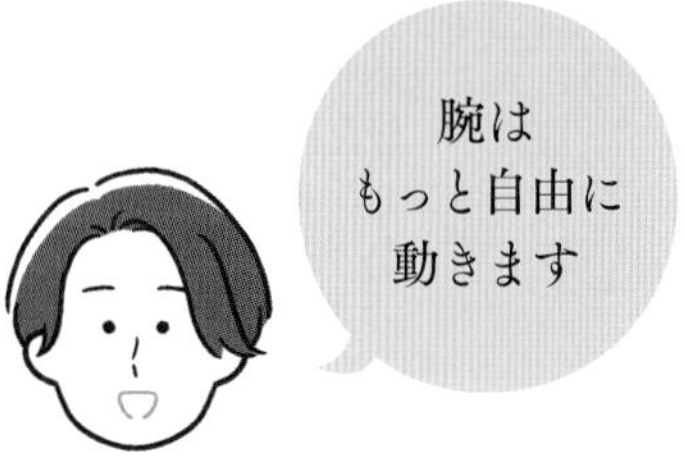
腕は
もっと自由に
動きます

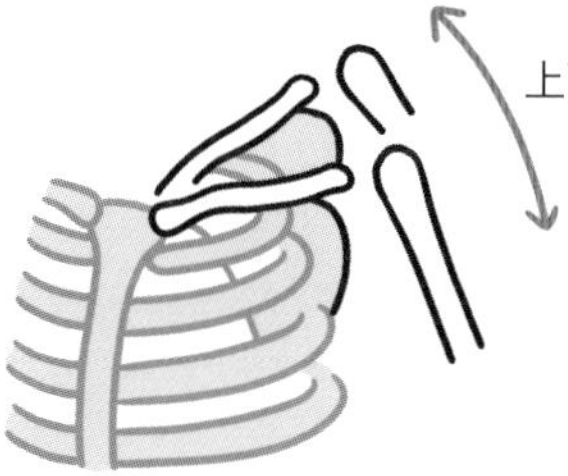
上下に動く

Lesson

本当のつけ根を意識しながら肩を上下前後に動かす。胸骨を支点に肩が動いているのを感じたら、今度は、わざと肩から腕だと思って動かして、違いを感じてみる。何度かくり返して脳にインプットする。

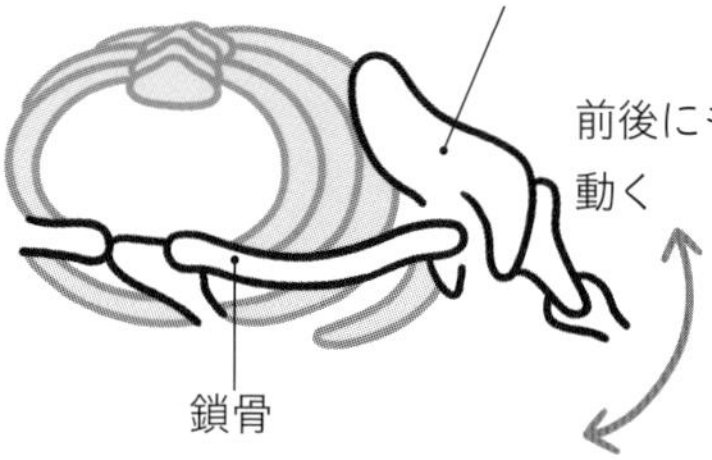
肩甲骨も
一緒に動く
前後にも
動く
鎖骨

「腕はカラダの前面の中心から始まっている」と思いながら腕を動かすと、固まっていた筋肉が動くようになり、少しの力で活動でき、カラダもラクになる。

肩を解放すれば

ほら、ラクチン

高いところにあるものをつかむ

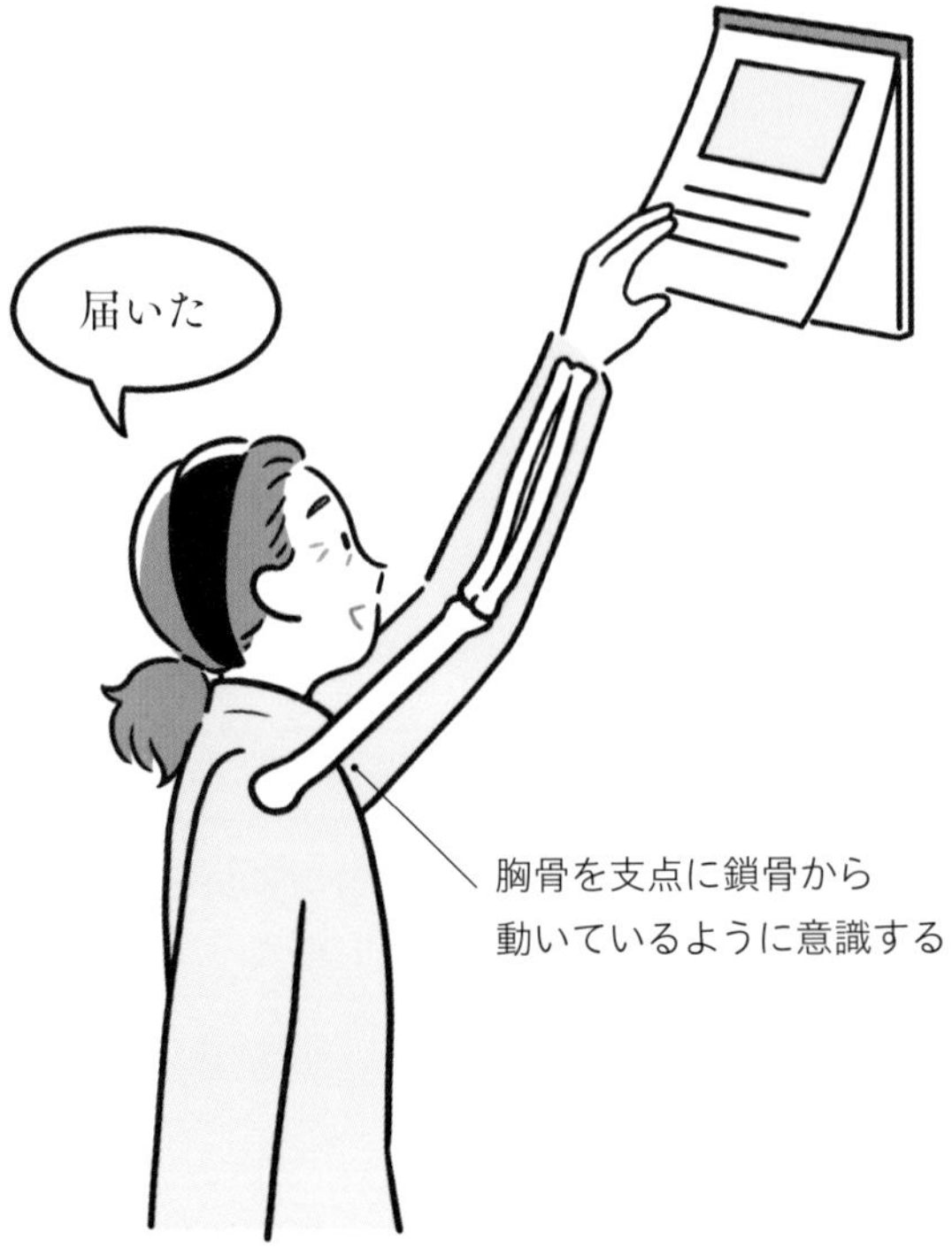
届いた
胸骨を支点に鎖骨から
動いているように意識する

勘違いしたままだと

肩まわりの筋肉は、鎖骨が動かないように力み続けている。結果、**可動域が狭く遠いところに届かない。**

↓

勘違いを修正すると

胸骨を支点に鎖骨のつけ根から動くことを理解すると、肩周りの筋肉は力まなくてすむので**腕の可動域が広がり、遠くまでラクに手が届くようになる。**

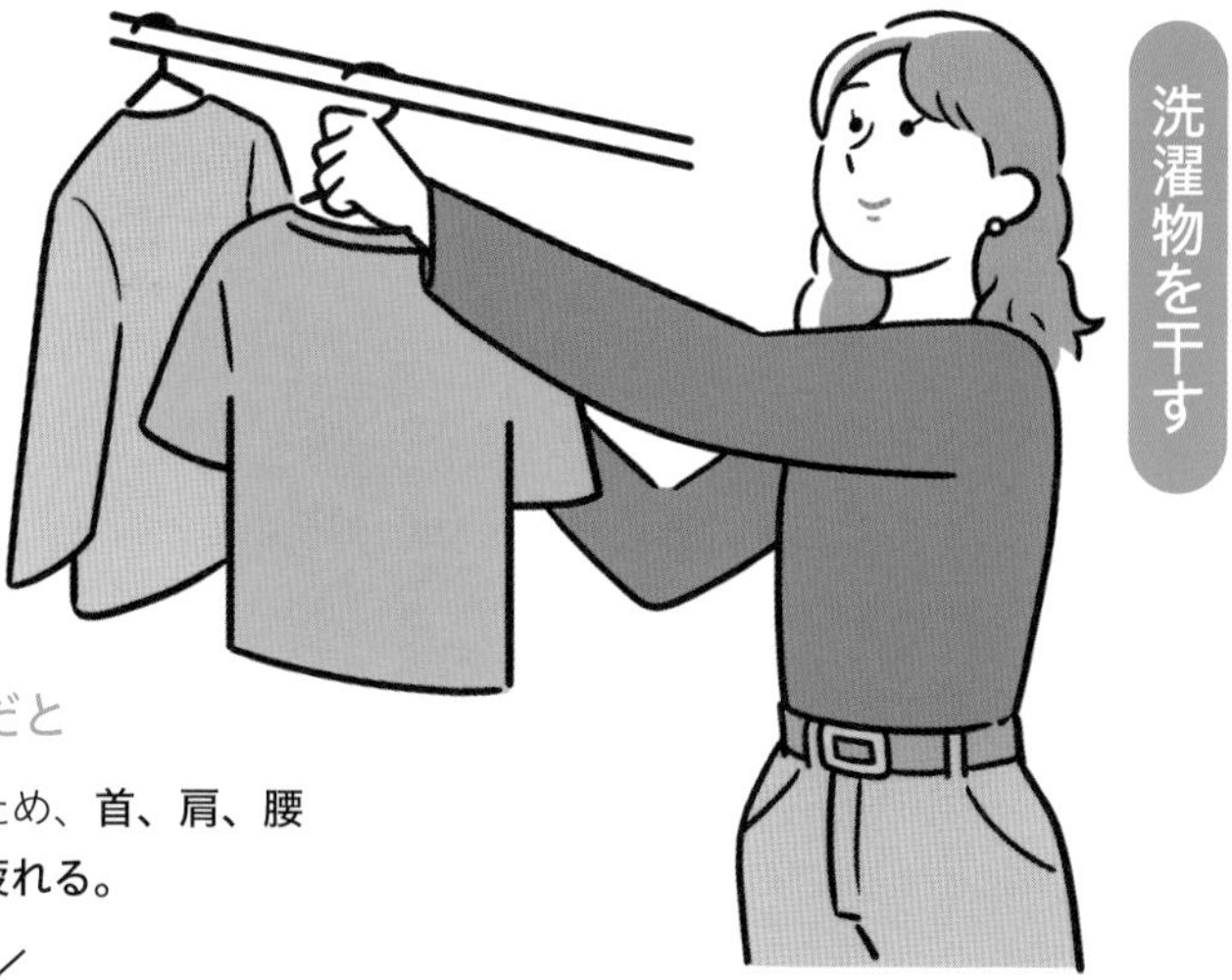

勘違いしたままだと

肩の自由度がないため、**首、肩、腰に負担がかかって疲れる。**

↓

勘違いを修正すると

肩まわりの筋肉は力まなくてもすむので、腕の可動域が広がり、**首、肩、腰に負担がかからない。**ラクに動かせるようになり、疲れない。

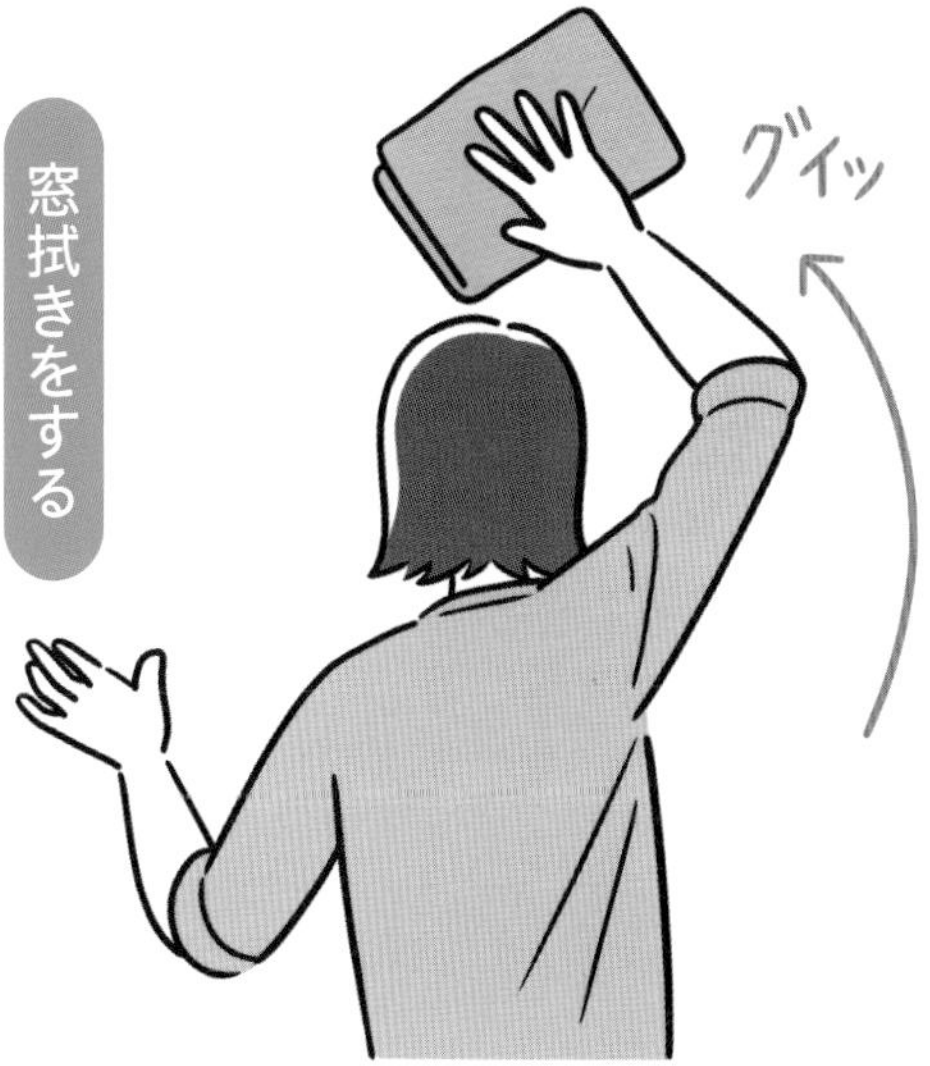

勘違いしたままだと

鎖骨を動かなさいようにするため、**肩まわり（胸、肩、背）が力み、制限された上半身も相当疲れる。**腕の力だけでしか拭くことができず、疲れる。

↓

勘違いを修正すると

動きを制限するために固めていた筋肉が自由になり、**首、肩、背、上半身の筋肉が拭く動作を手伝うことができる。**腕が自由になり、動きや力の入れ具合に無駄がなくなり、**腕や上半身が疲れない。**

やってみよう!

重いものを腕で
持ち上げてみましょう

書き換えレッスン❶～❷を復習しながら、実際に動くときのポイントをつかみましょう。Step1 と step2 の違いを感じてみてください。

step
1

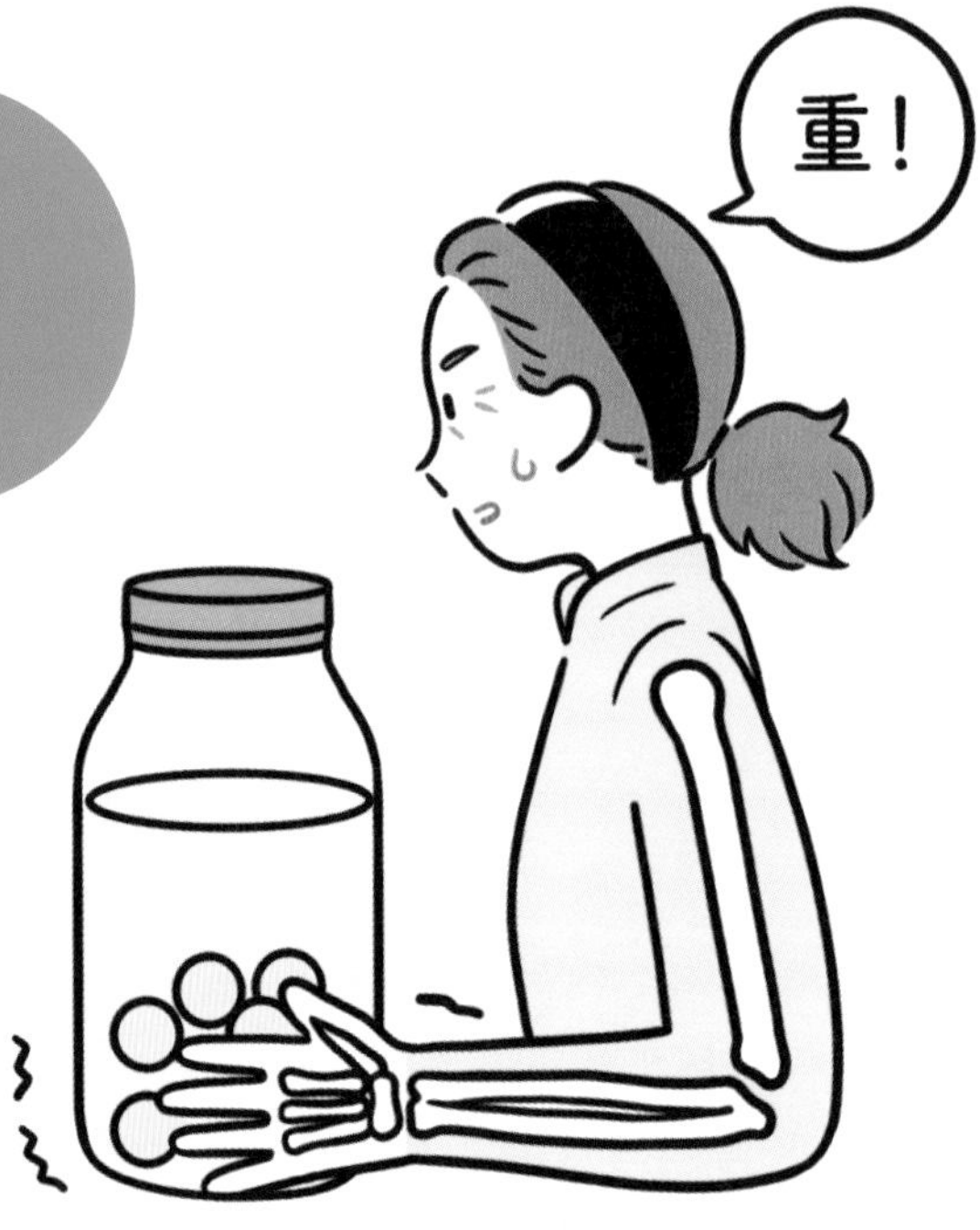

わざと「腕は肩から」と思って、ある程度の重さのある瓶やペットボトル、厚みのある本などを持って、ゆっくりひじから持ち上げてみます。このときの重さや力み具合、カラダの感じを覚えておきましょう。

step 2

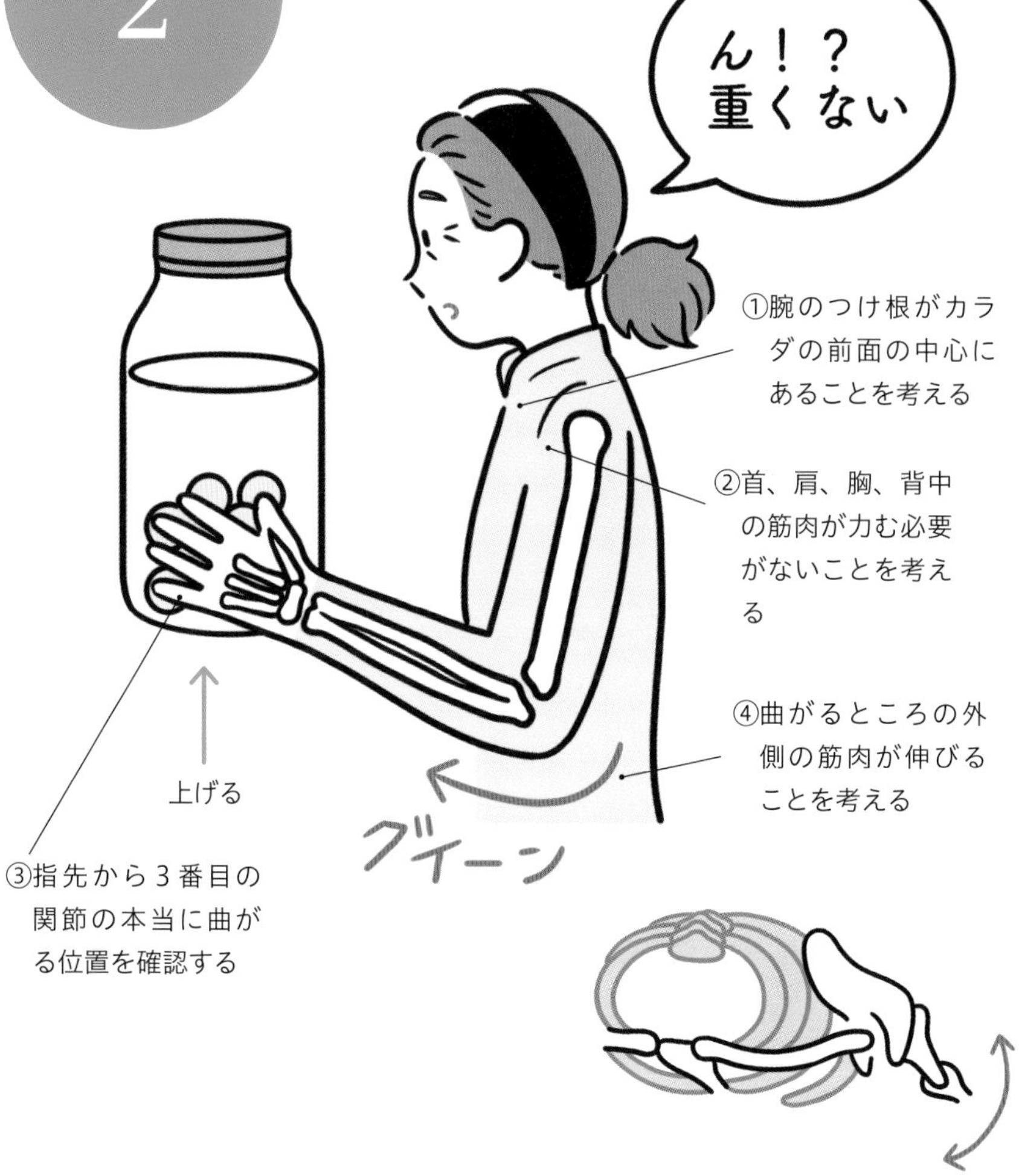
ん！？
重くない
①腕のつけ根がカラダの前面の中心にあることを考える
②首、肩、胸、背中の筋肉が力む必要がないことを考える
④曲がるところの外側の筋肉が伸びることを考える
上げる
グイーン
③指先から３番目の関節の本当に曲がる位置を確認する

もう一度、同じ動作を行います。今度は、①～④の手順で、ゆっくり物を上げます。

特に、**ひじの曲がる外側の筋肉がグイーッと伸びるのを頭で考え、感じてみてください。**

１回目に持ち上げたときよりも、物が軽く感じたら脳と神経回路の書き換え成功です。

関節を曲げるときは、常に外側の伸びる筋肉を意識するようにします。

書き換えレッスン❸
上半身を解放する

「背骨はカラダの背中側にある」

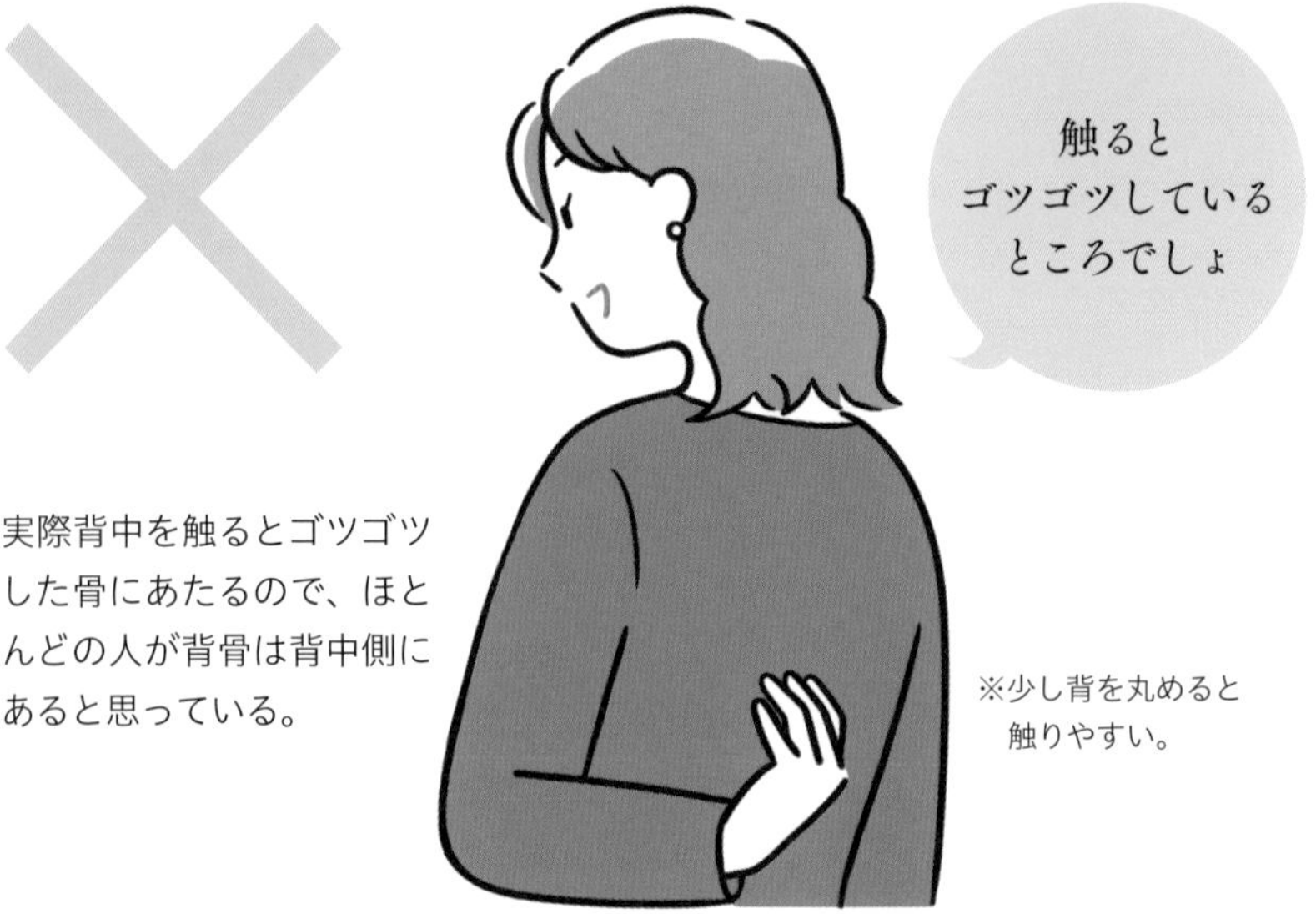

実際背中を触るとゴツゴツした骨にあたるので、ほとんどの人が背骨は背中側にあると思っている。

※少し背を丸めると触りやすい。

背骨はカラダの中心にあってゆるいS字にカーブしている

「背骨はカラダの背中側にある」といわれれば、ほとんどの人は疑問ももたずに納得するでしょう。

なぜなら背中に手を回すと硬い骨に触れることができるからです。ですが、この骨、カラダを動かすための筋肉がつくための突起の先なのです。

カラダを支える背骨本体（椎体《ついたい》）はそれよりずっと奥、横から見るとほぼカラダの中心部にあります。

また、背骨はまっすぐに連なっていると勘違いしている人も多いです。**背骨はゆるいS字にカーブしていることで、カラダの動きに対する衝撃を吸収するしくみになっています。**

背骨はカラダのほぼ中心にある

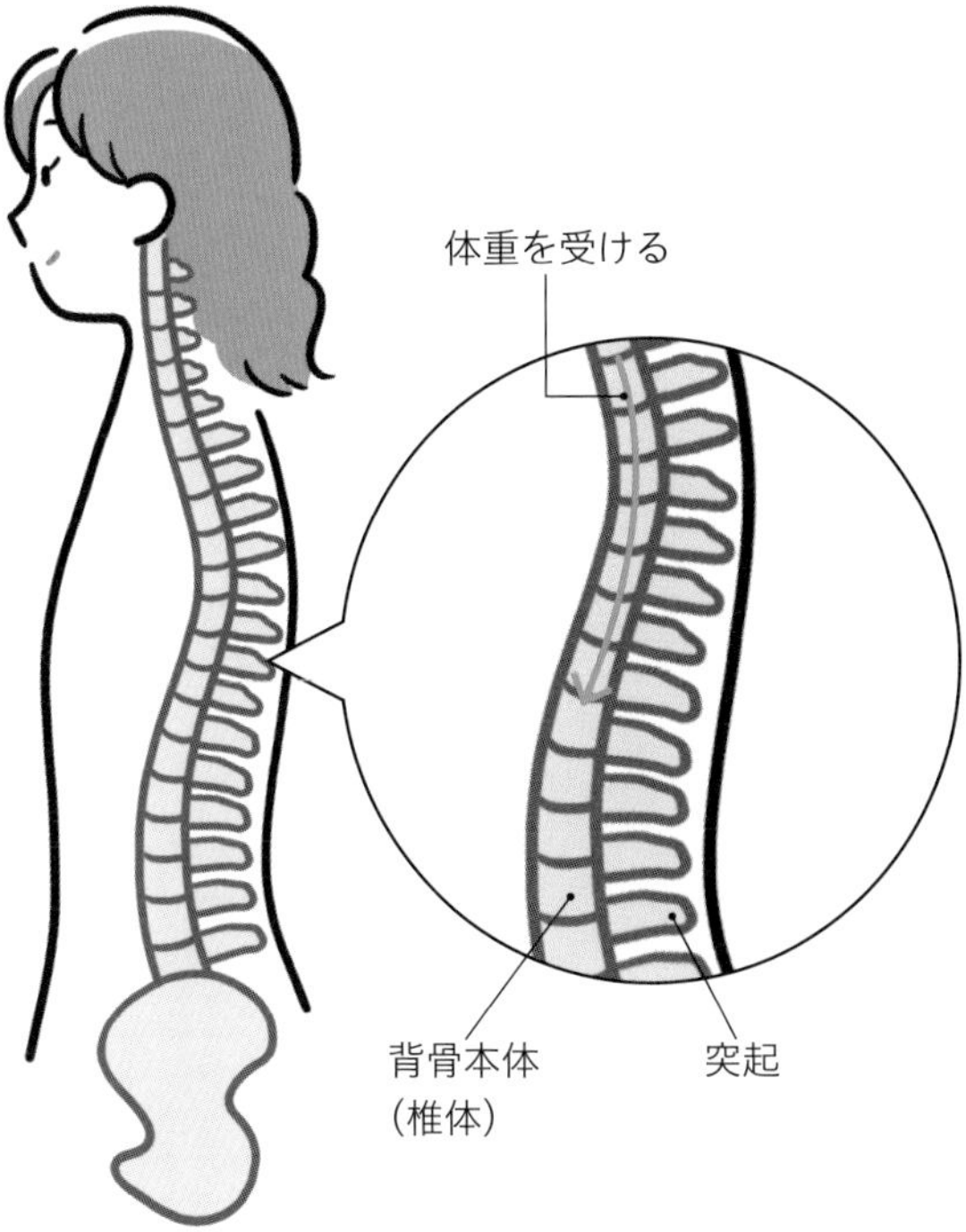

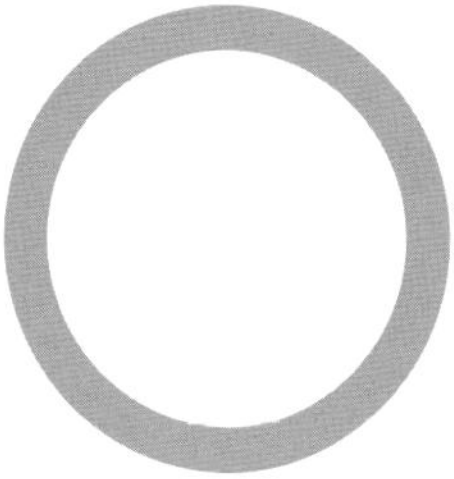

背中の突起は、支えるための骨ではなくカラダが動くための筋肉がつくところ。ここを支える背骨だと思い込んでしまうと、私たち自身が背中側に体重をかける姿勢をとるので、必然的にやわらかい筋肉が骨の代わりをしなくてはならず硬くなる。その結果、圧迫・圧縮が起こってこりや痛みの原因に。

Lesson

背中ではなく、カラダの中心にある背骨が体重を支えていると考えを修正する。背中をさすりながら「ここは筋肉。柔らかいよ」と言い聞かせる。

書き換えレッスン❹
全身を解放する

「背骨は、背中側にまっすぐに連なっている」

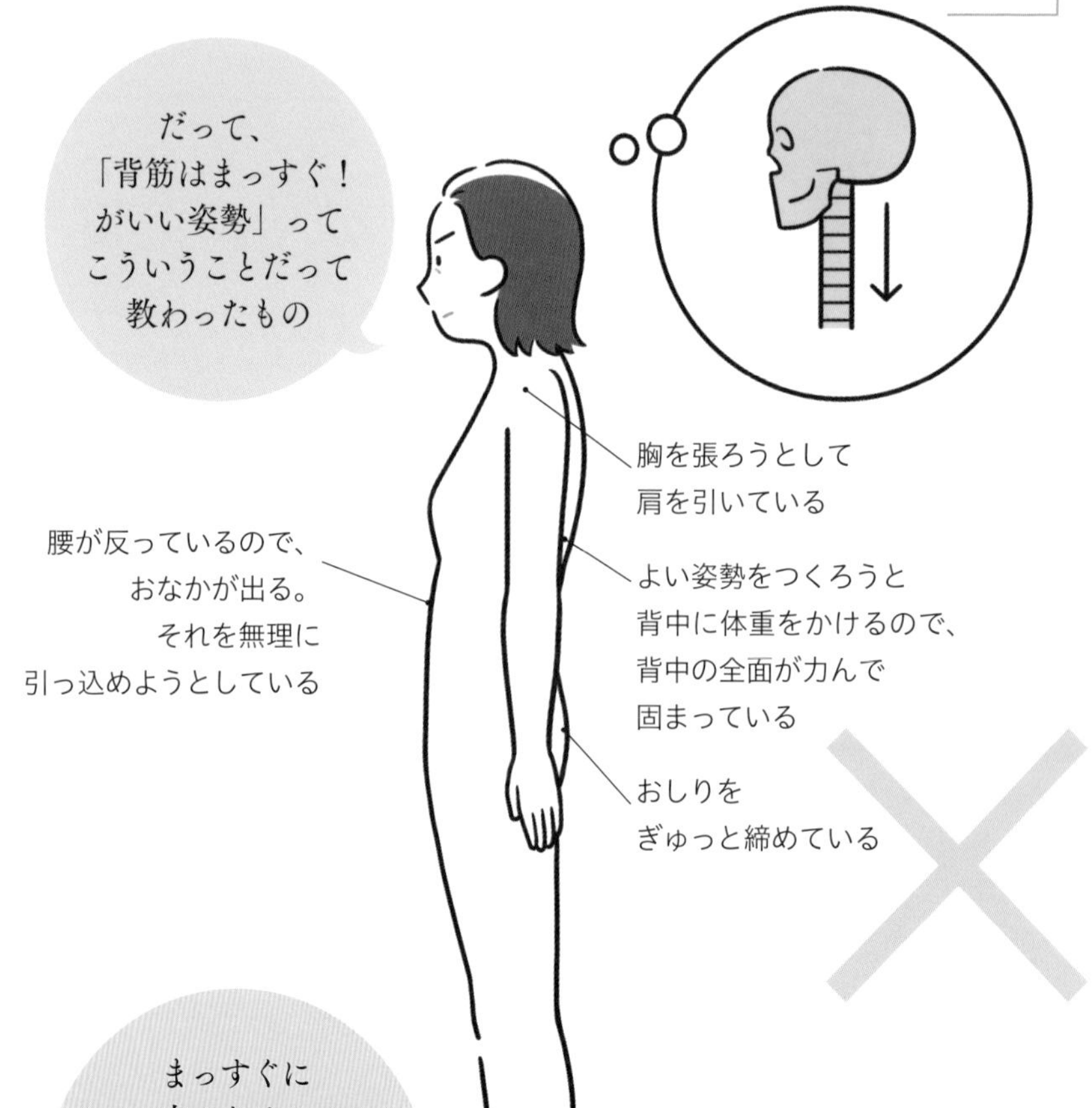

だって、
「背筋はまっすぐ！
がいい姿勢」って
こういうことだって
教わったもの
胸を張ろうとして
肩を引いている
腰が反っているので、
おなかが出る。
それを無理に
引っ込めようとしている
よい姿勢をつくろうと
背中に体重をかけるので、
背中の全面が力んで
固まっている
おしりを
ぎゅっと締めている

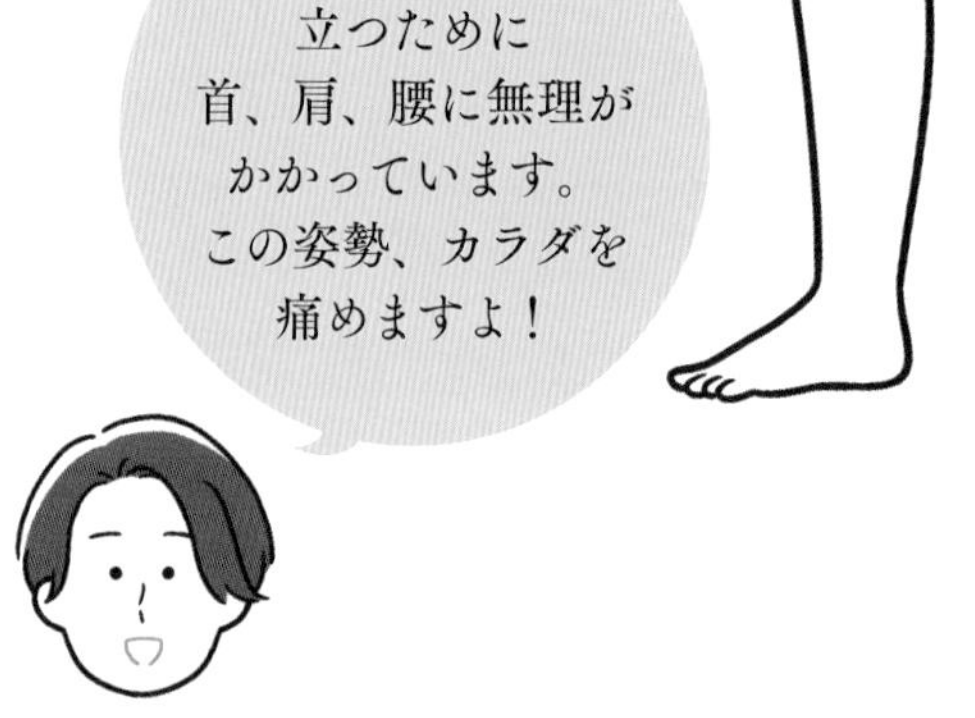

まっすぐに
立つために
首、肩、腰に無理が
かかっています。
この姿勢、カラダを
痛めますよ！

勘違いしたままだと

背中をまっすぐにしようと、**実際には支える背骨がない背中側に体重をかけている。**首、肩、腰、背面の筋肉の力みが続き、筋肉が圧迫・圧縮されすぎ骨化することも。**筋肉が硬くなると血流が悪くなり、肩や背中のこり、頭痛など、さまざまなトラブルの原因となる。**

背骨は、カラダの真ん中でゆるいＳ字にカーブしている

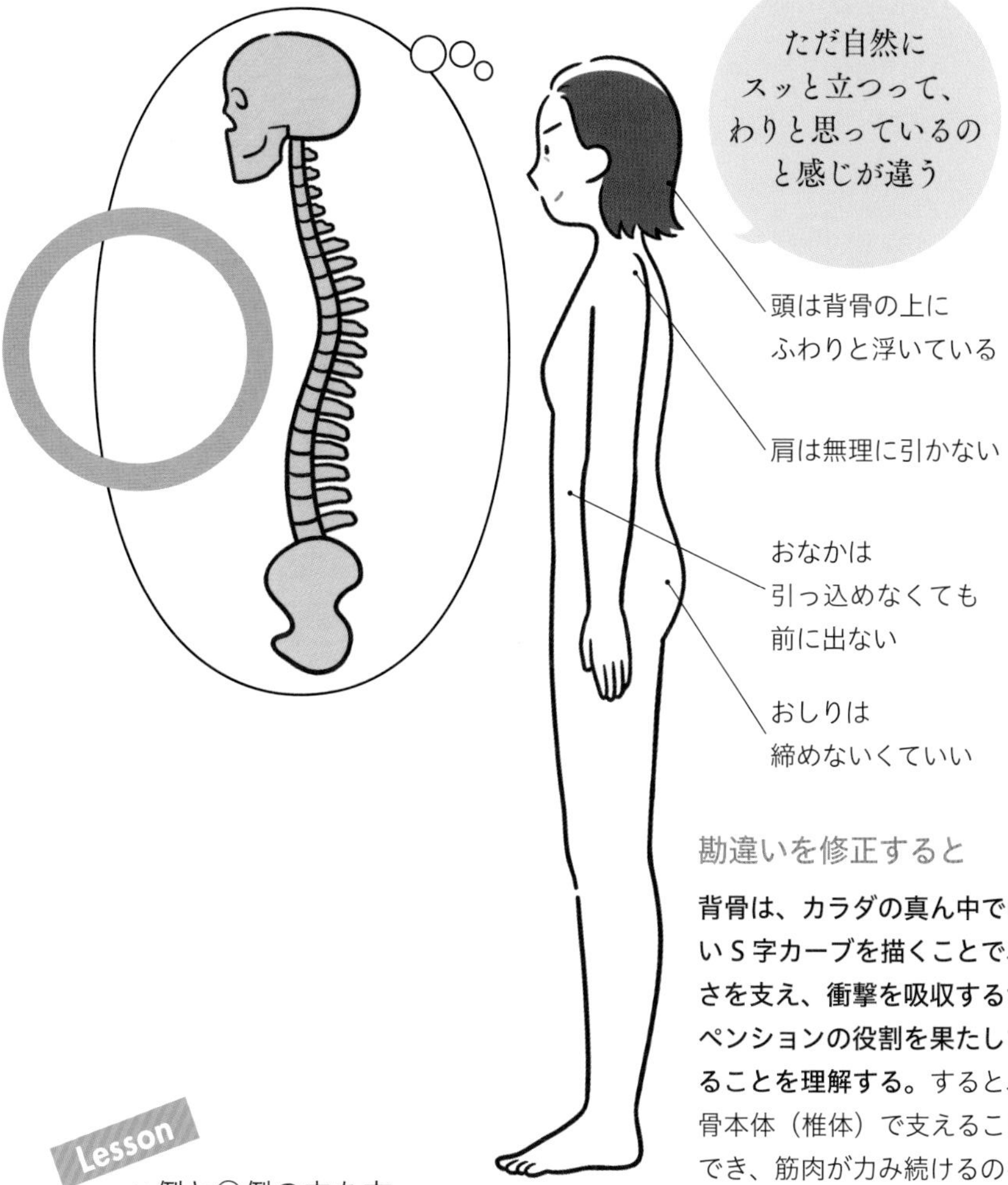
ただ自然に
スッと立つって、
わりと思っているの
と感じが違う
頭は背骨の上に
ふわりと浮いている
肩は無理に引かない
おなかは
引っ込めなくても
前に出ない
おしりは
締めないくていい

Lesson

×例と○例の立ち方を実際にやって比べて、違いを感じてみる。

勘違いを修正すると

背骨は、カラダの真ん中でゆるいＳ字カーブを描くことで、重さを支え、衝撃を吸収するサスペンションの役割を果たしていることを理解する。すると、背骨本体（椎体）で支えることができ、筋肉が力み続けるのを止めることができる。圧迫・圧縮によって潰れていた骨と骨の間が広がって**身長も高くなる（＝本来のあなたの身長）。**

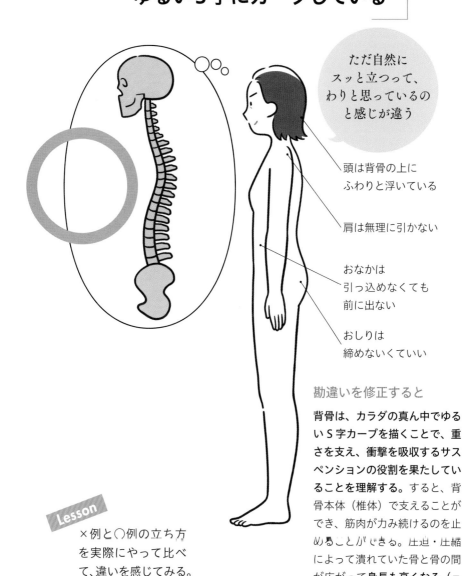

背骨は伸び縮みしている

背骨は、加齢や骨粗しょう症など何らかのトラブルで骨と骨の間にある椎間板の厚みが減少しない限り、長さが変わることはなさそうに思いますが、実は呼吸をするたびに伸び縮みしています。

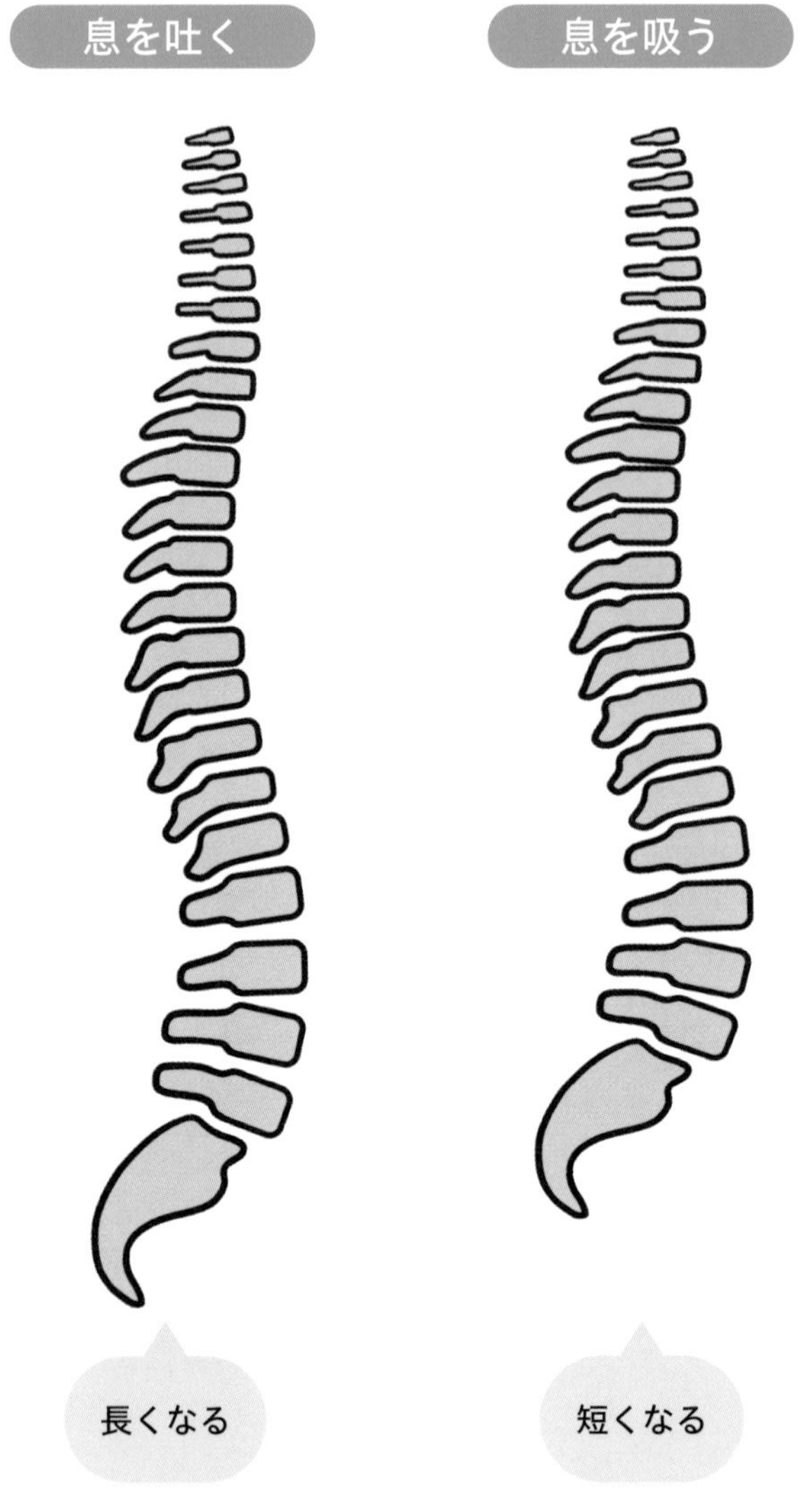

息を吸うと、胸の中にある肺にたくさんの空気が入って背骨が後ろに押される。少し丸くなり連なる首腰の背骨もバランスをとりながら**弯曲して短くなる。**反対に、息を吐く時には肺から空気が絞り出され背骨の**弯曲が元に戻り、長くなる。**

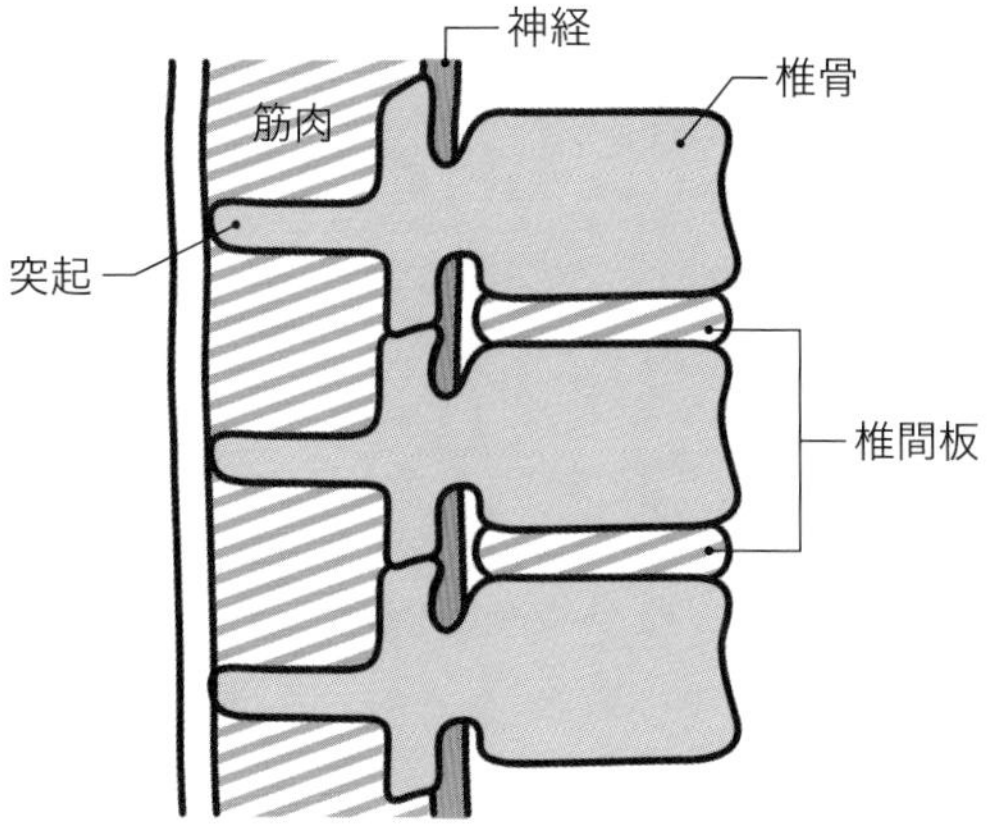
神経
椎骨
筋肉
突起
椎間板

正常な状態の背骨

背骨（椎骨）は、首から腰まで「生理的弯曲」と呼ばれるゆるやかな**S字カーブを描くことで背骨全体でバランスをとりながら体重を支えている。**また椎骨と椎骨の間には**椎間板というクッションがあり、しなやかな動きを可能にし、衝撃をやわらげている。**

猫背になっている背骨

猫背の内側で起こっていること＝「背中に背骨がある」と思っているため、後ろ側にいってしまったバランスをとろうと、胸椎や肩が前方に丸くなる。**椎間板の前側が圧迫され続けている。**

→必要な書き換えレッスン❸、❹（P.42〜45）

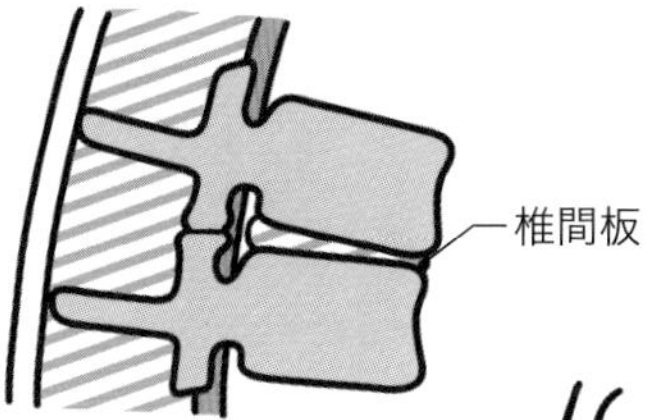
椎間板

反り腰になっている背骨

反り腰の内側で起こっていること＝「背中に背骨がある」と思っているため、**背中に体重をかけ突起まわりの筋肉が力み硬くなる。背面よりの椎間板が圧迫され続けている。**

→必要な書き換えレッスン❸、❹（P.42〜45）

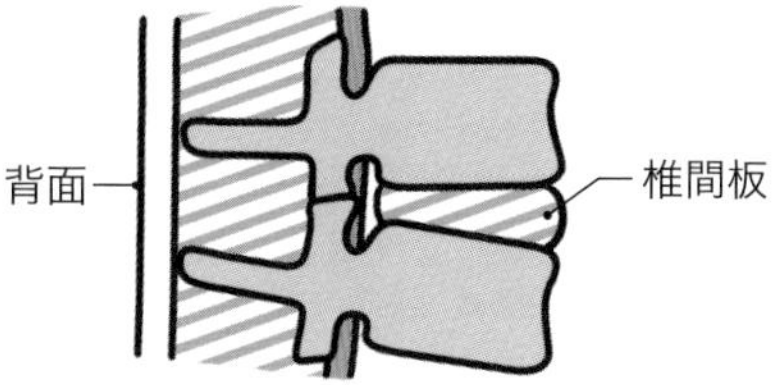
背面
椎間板

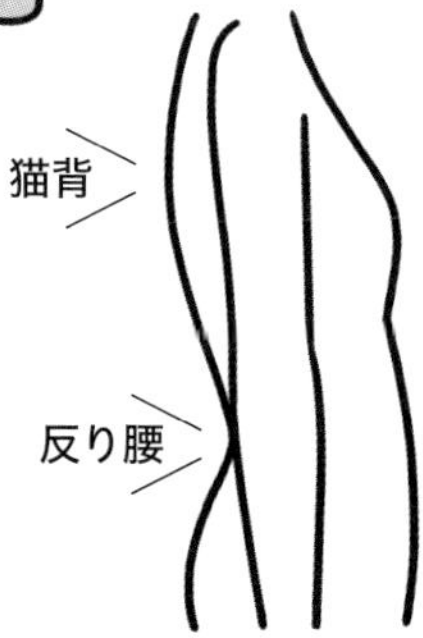
猫背
反り腰

反り腰のため、
猫背になっている
人が多いです

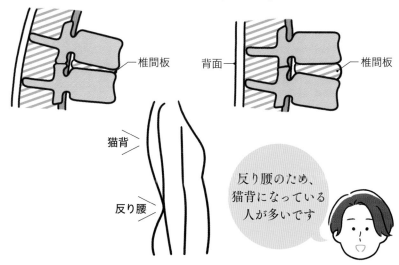

「坐骨はおしりの位置にある」

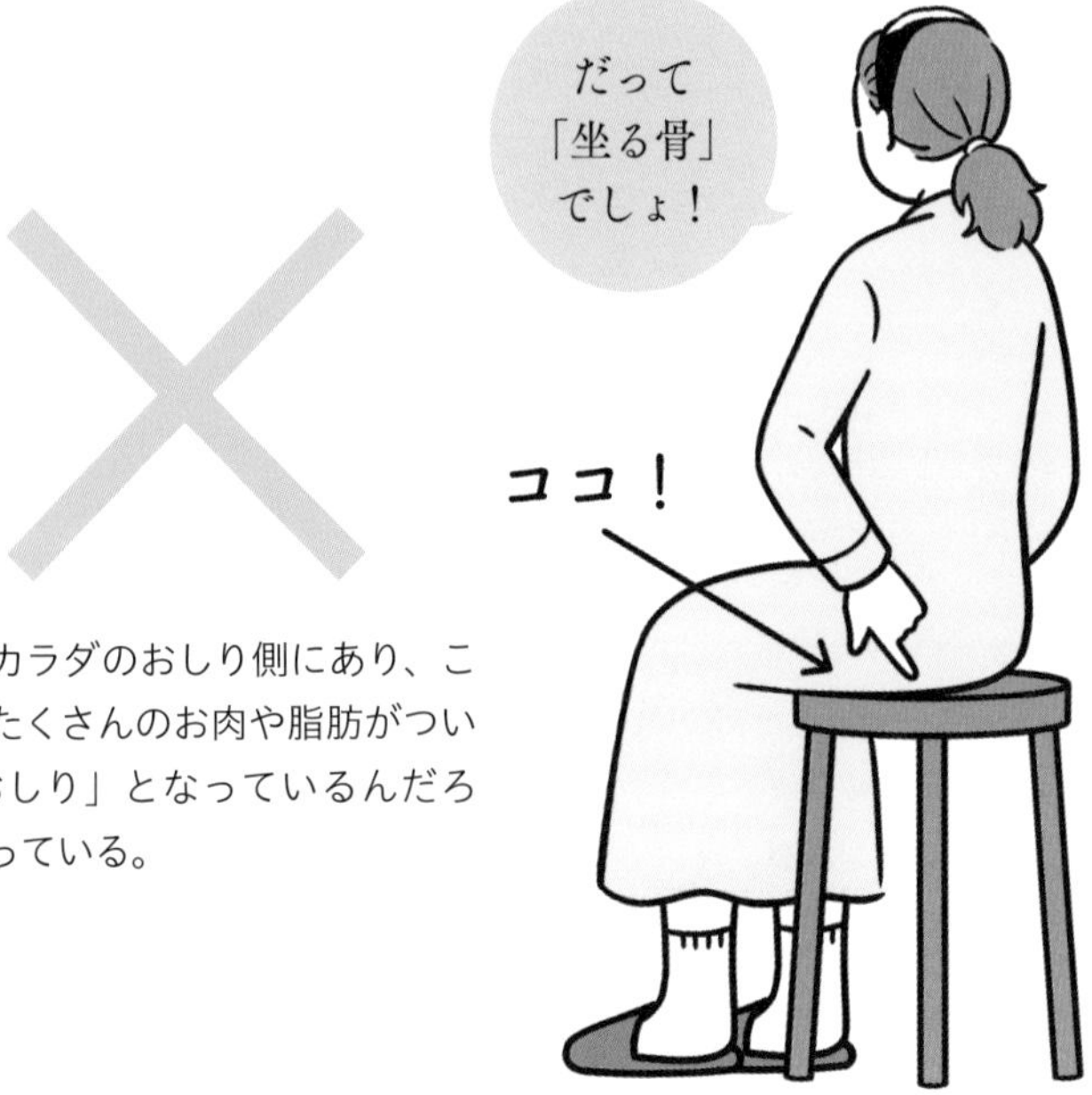

坐骨はカラダのおしり側にあり、この上にたくさんのお肉や脂肪がついて、「おしり」となっているんだろうと思っている。

上半身を支える土台 坐骨は股の間にある！

骨盤のいちばん下にある坐骨は、イスに座っておしりの下に両手を入れると確認できるため、おしり側にあると思われがちです。しかし、実際に**坐骨があるのは股の間、感覚としてはカラダのやや前側です。**

坐骨の底は卵のように丸くなっていて、前にも後ろにも傾きます。「背骨は背中」と思っていると、背中に体重をかけようとするため、坐骨は後ろに倒れ、実は上体をうまく支えることができていません。そのため、カラダに負担がかかります。**カラダを思うより少し前に傾けると骨盤は立ち坐骨が上体を支え、ラクなはずです。**

坐骨は股の間にある

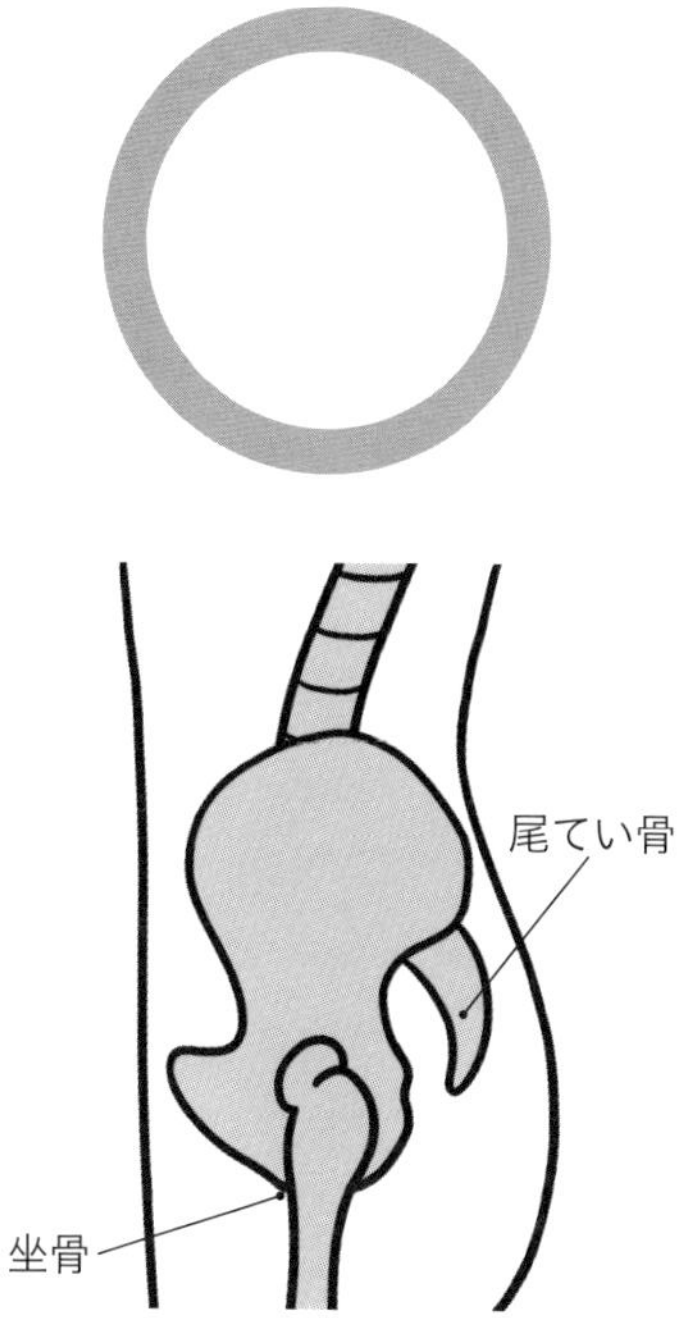
尾てい骨
坐骨

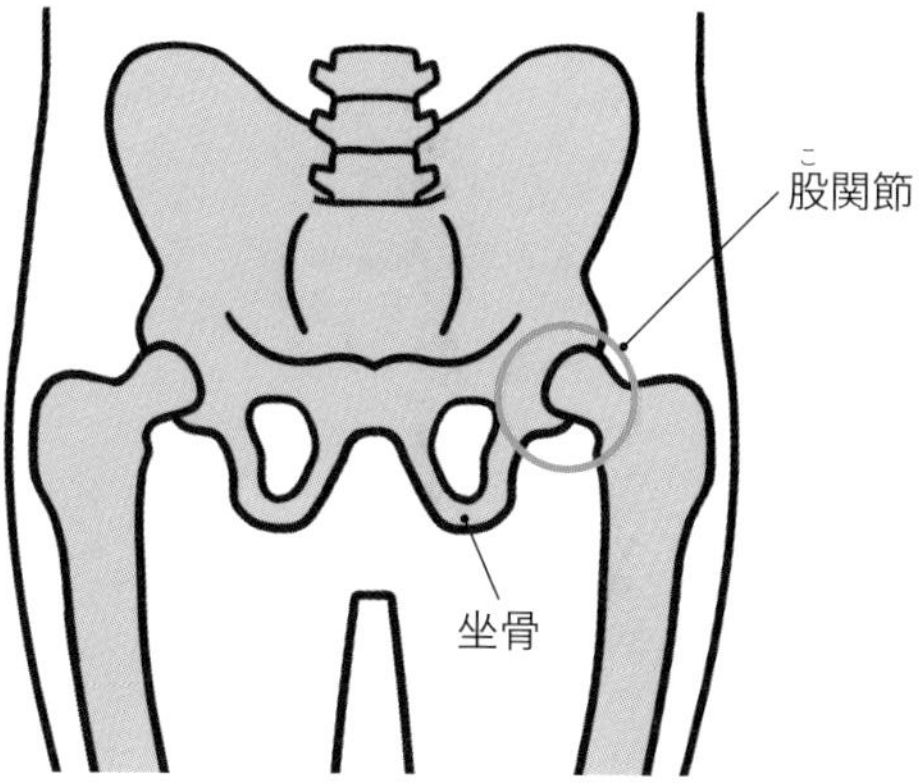
股《こ》関節
坐骨

坐骨を含む骨盤は、上半身と下半身をつなぎ、上半身を支えるカラダの「土台」である。**坐骨は股の間、おなかの真ん中にある背骨とともにバランスの中心軸となっている。**

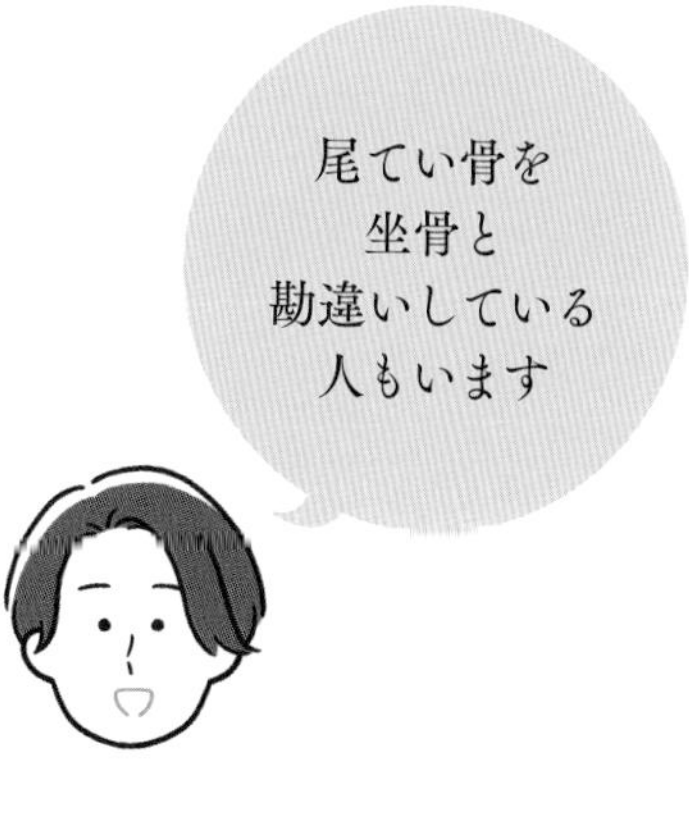
尾てい骨を
坐骨と
勘違いしている
人もいます

Lesson

P.51を参照して本来のラクな姿勢になってみる。わざといつもの姿勢に戻して違いを観察してみよう。

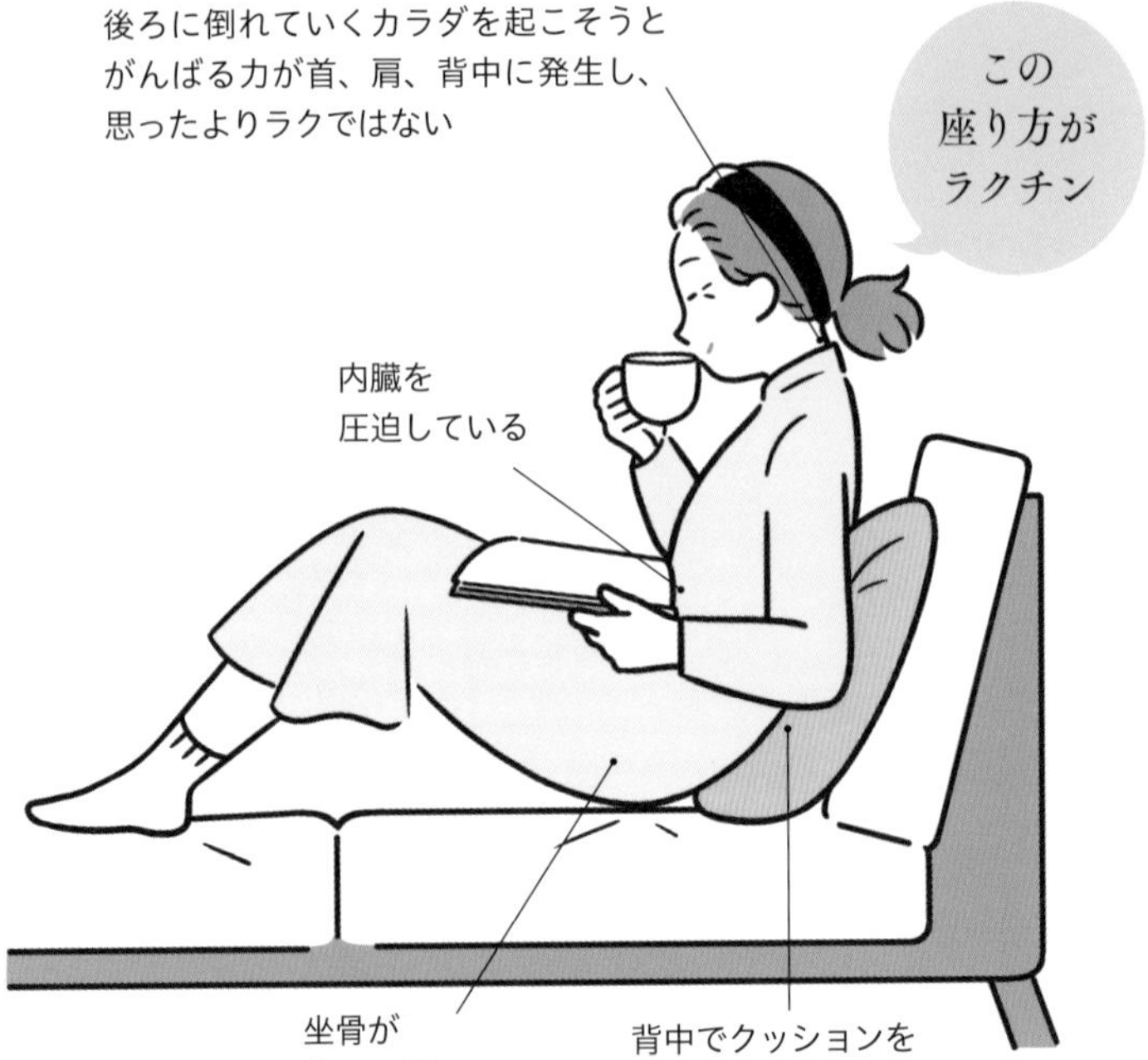
後ろに倒れていくカラダを起こそうと
がんばる力が首、肩、背中に発生し、
思ったよりラクではない
この
座り方が
ラクチン
内臓を
圧迫している
坐骨が
後ろに傾いている
背中でクッションを
押す無駄な力みで
疲れる

背中の丸さの延長で
下を向きたくなる頭を持ち上げているので、
負担はすごい。肩もガチガチに
内臓を圧迫
している
背中の筋肉に負担が
かかっている
後ろに傾いた骨盤を支えよ
うとして、腰と太ももの筋
肉に負担がかかっている

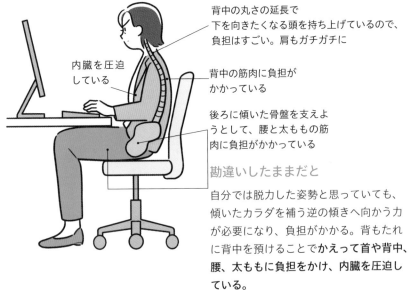

勘違いしたままだと

自分では脱力した姿勢と思っていても、傾いたカラダを補う逆の傾きへ向かう力が必要になり、負担がかかる。背もたれに背中を預けることで**かえって首や背中、腰、太ももに負担をかけ、内臓を圧迫している。**

上半身と脚を解放すれば

ほら、ラクチン

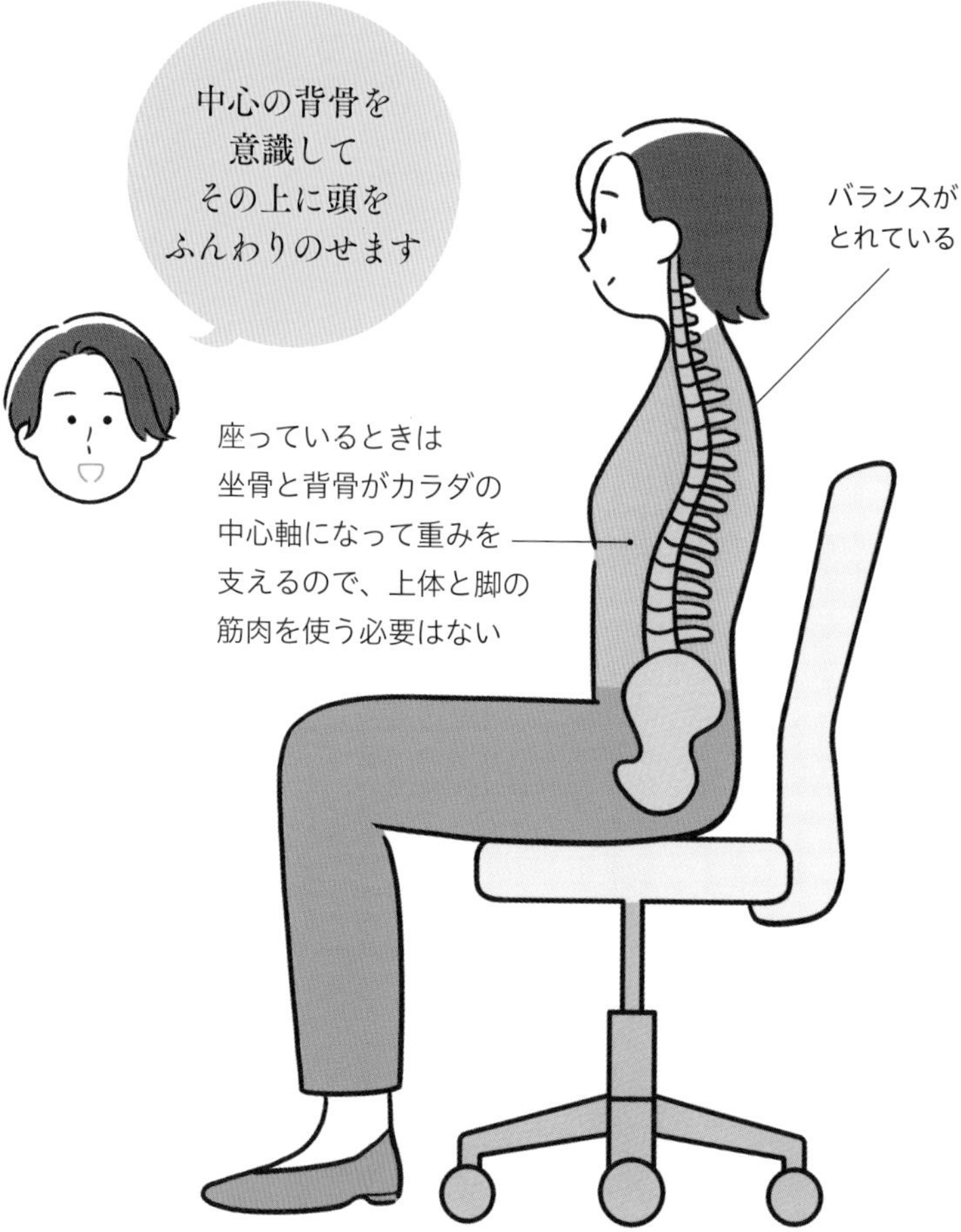
中心の背骨を
意識して
その上に頭を
ふんわりのせます
バランスが
とれている
座っているときは
坐骨と背骨がカラダの
中心軸になって重みを
支えるので、上体と脚の
筋肉を使う必要はない

勘違いを修正すると

横から見ると、**背骨はほぼカラダの中央、坐骨の真上を通って肩と耳たぶまでほぼ一直線となる。**これにより背骨の自然なカーブがバランスと弾力を持つことができ、首と腰への負担もなくなり、**長時間座ってもおしりが痛くならない。**

書き換えレッスン❻
首と頭を解放する

「頭と首の接点は あご先の下あたり」

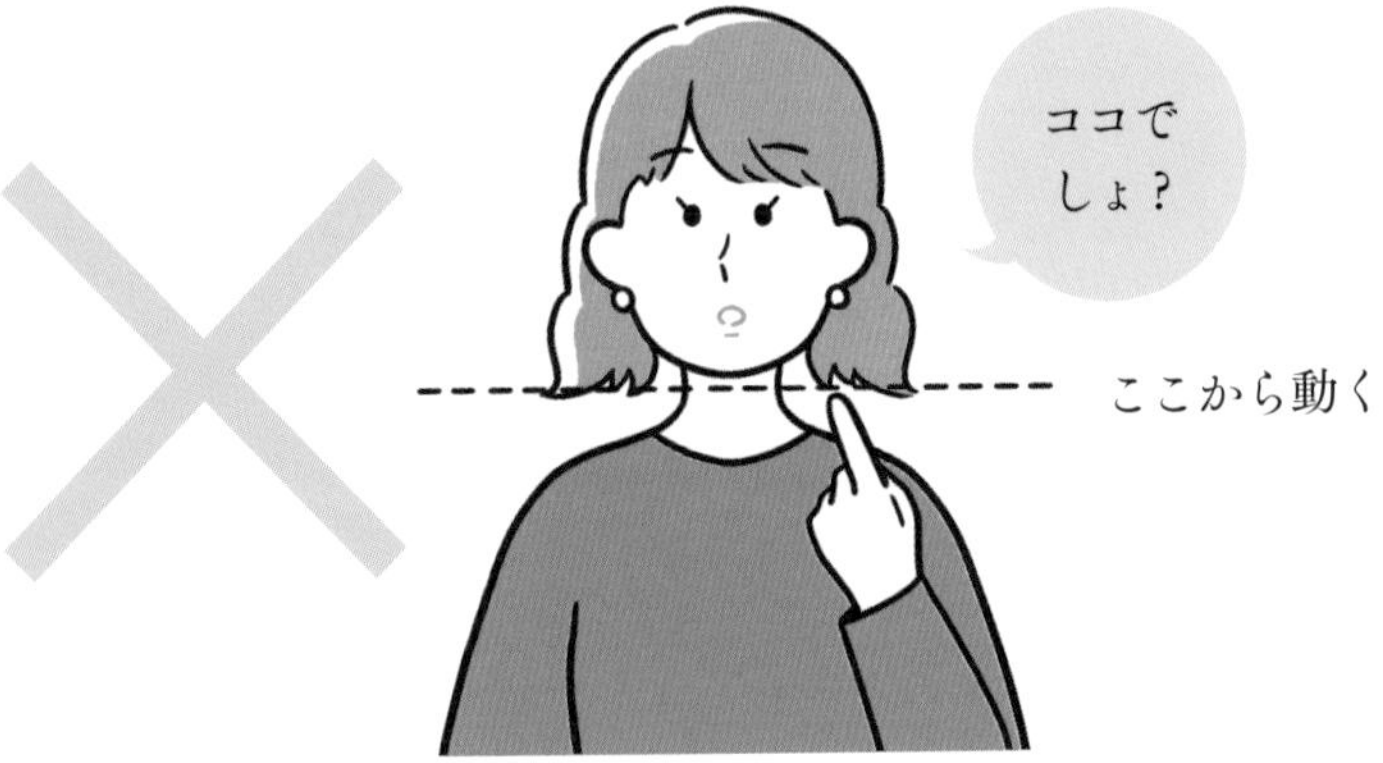

首は頭と胴体の間、つまり、あごから鎖骨のちょっと上あたりまでで、あご先から上が頭と勘違いしている。

ふだん見えないけれど、口の後ろも首

首を前から見るとあご先から下の部分しか見えません。ですが、横から見ると、**首の骨は耳たぶの裏あたり、上あごの天井（口蓋）の高さで頭蓋骨と接しています。**

つまり、首の骨の上半分は自分では見えないため、ほとんどの人が首の後ろを頭だと思っていて、首の筋肉を骨化して固めてしまっています。

また、首の骨は首の中央、食道のすぐ後ろにあり感覚的にはかなり前です。

後ろのほうにあると勘違いしやすいのは、触れると当たる突起が首の下のほうにあるからかもしれません（P53イラスト参照）。

頭と首の接点は鼻の下、耳たぶの奥にある

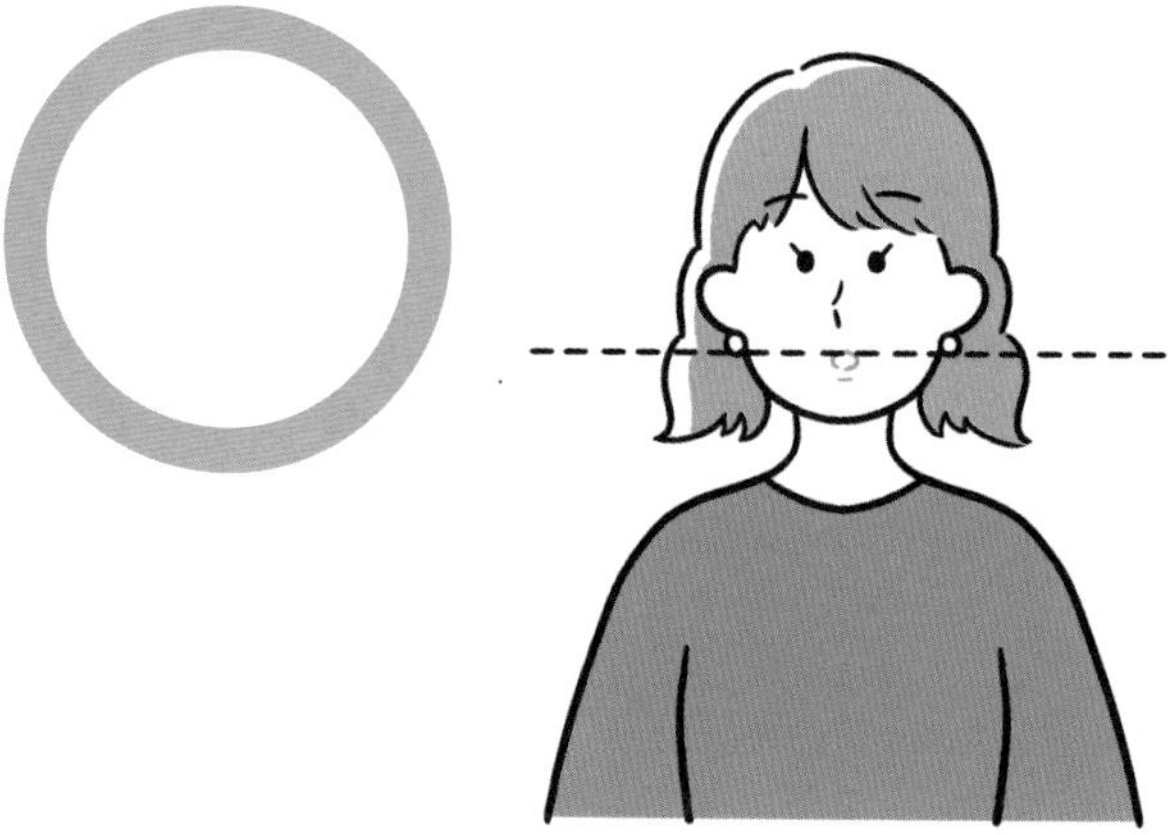
ここから動く

首の後ろの筋肉を力ませないようにするだけでも、頭や顔周辺のトラブルを改善できる。

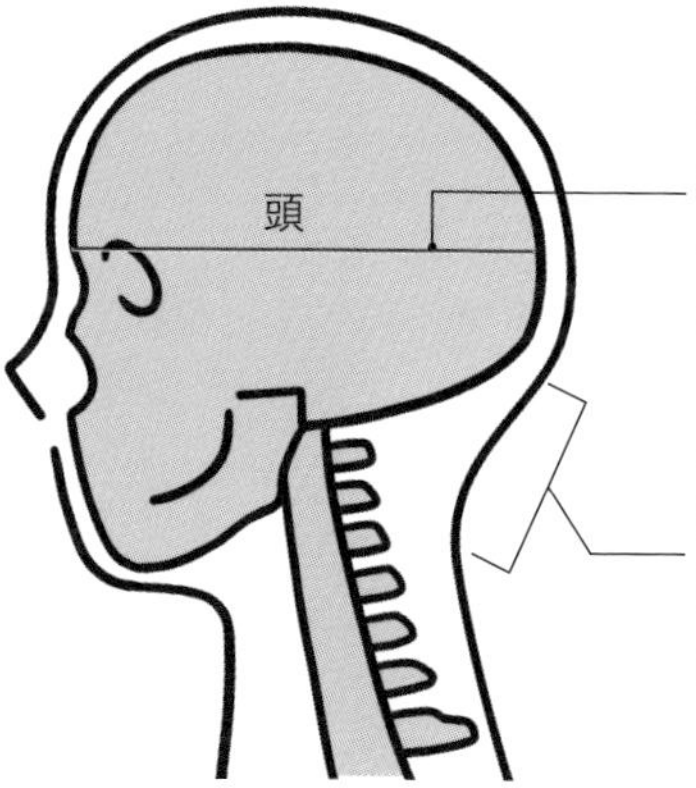
頭

頭の前後幅が意外に広いことがわかるとメンタルの不調が改善する
(→ P145)

この辺も頭の続きだと思い込んでいると、筋肉が硬くなって首がこる

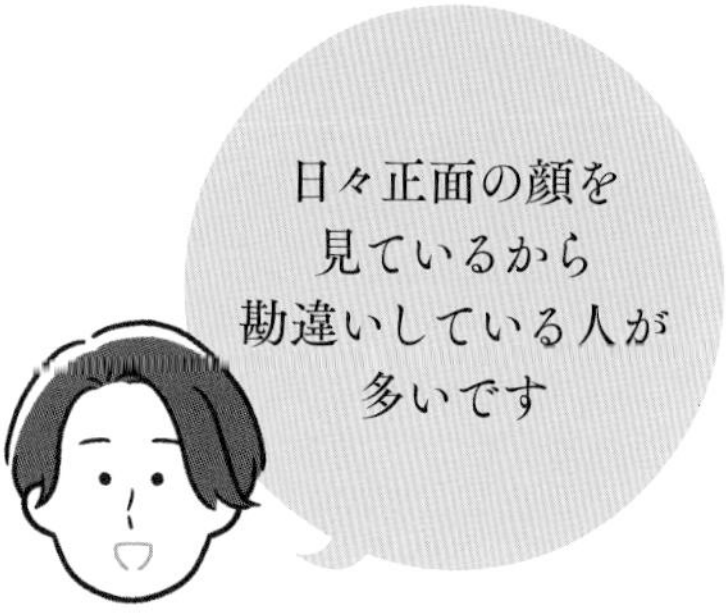
日々正面の顔を
見ているから
勘違いしている人が
多いです

Lesson

本当の首と頭の接点を理解する。首の後ろの筋肉に触れて「ここも首だよ。固まらなくていいよ。筋肉は柔らかいよ」と言い聞かせる。

書き換えレッスン❼
呼吸を解放する

「肺は胸のあたりにちょこっと」

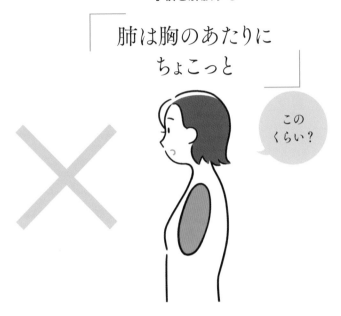

「肺＝胸にある」というイメージのせいで、肺はカラダの前面にちょこっとだけあると思っている人が多い。

肺はカラダの前面から背中側まで広がっている

肺の容量は左右合わせて約6ℓほどあります。 しかし、肺を胸の前面にだけあるものと思っていると、肋骨まわりを固めてしまい、肺全体を活用することができずに呼吸が浅くなります。

体内に十分な酸素を送れず、疲労感やだるさを感じたり、イライラしやすかったり、こりや手足の冷え、しびれの原因となったりします。

反対に、**肺の大きさを正しく理解し肋骨が動けるようになると呼吸がたっぷりでき、心臓もラクに動けるようになります。自律神経のはたらきを助け、あらゆるメンタルの不調を改善します。**

肺は胸郭いっぱいに 上は鎖骨の上まで広がっている

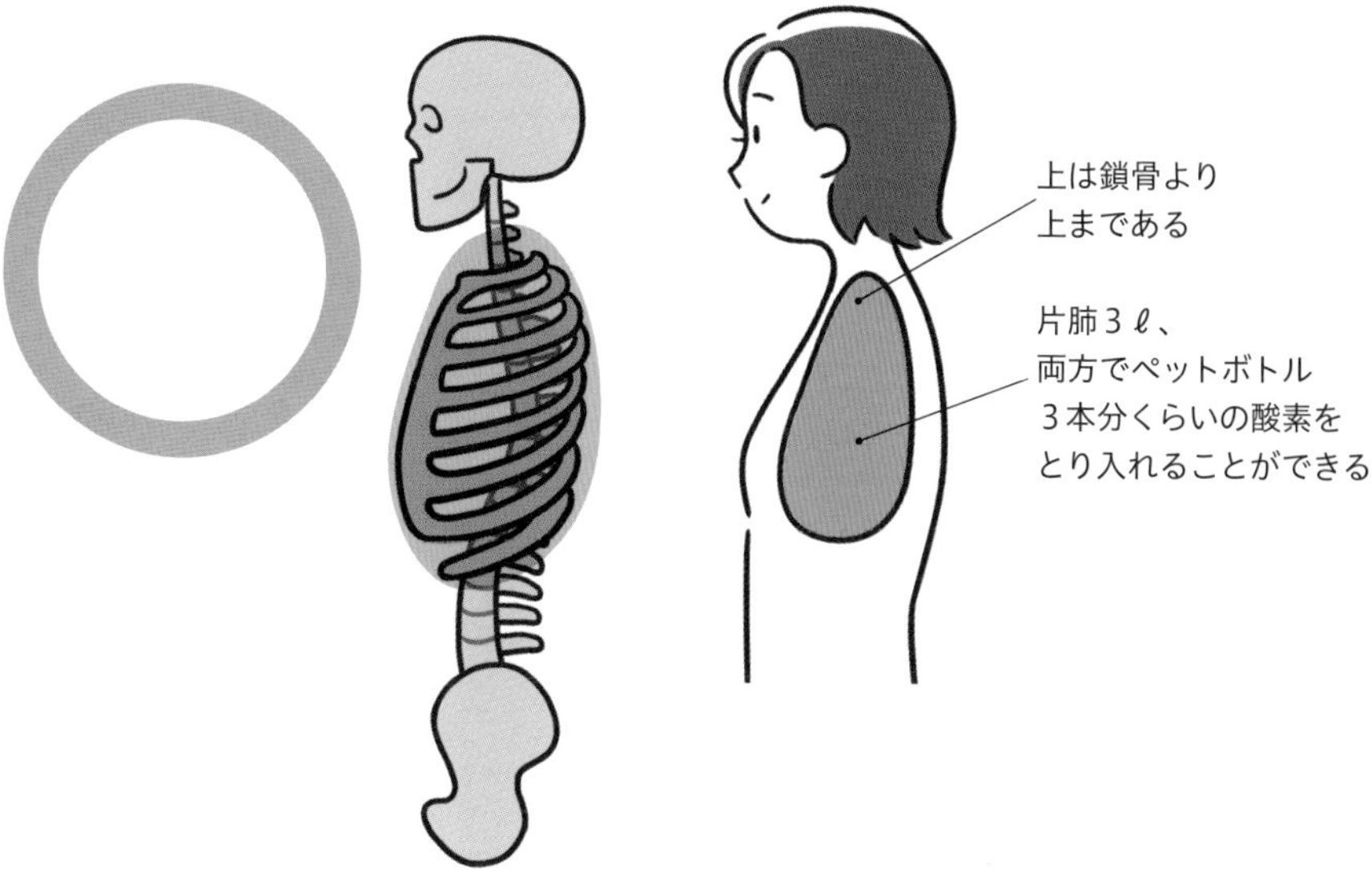

上は鎖骨より
上まである
片肺3ℓ、
両方でペットボトル
3本分くらいの酸素を
とり入れることができる

肺は、肋骨と背骨に囲まれた空間（胸郭）いっぱいに広がっている。その肺の大きさと肋骨が動くことを理解するとラクな呼吸ができるようになり、酸素をたっぷり体内にとり込むことができる。精神的にも安定する。

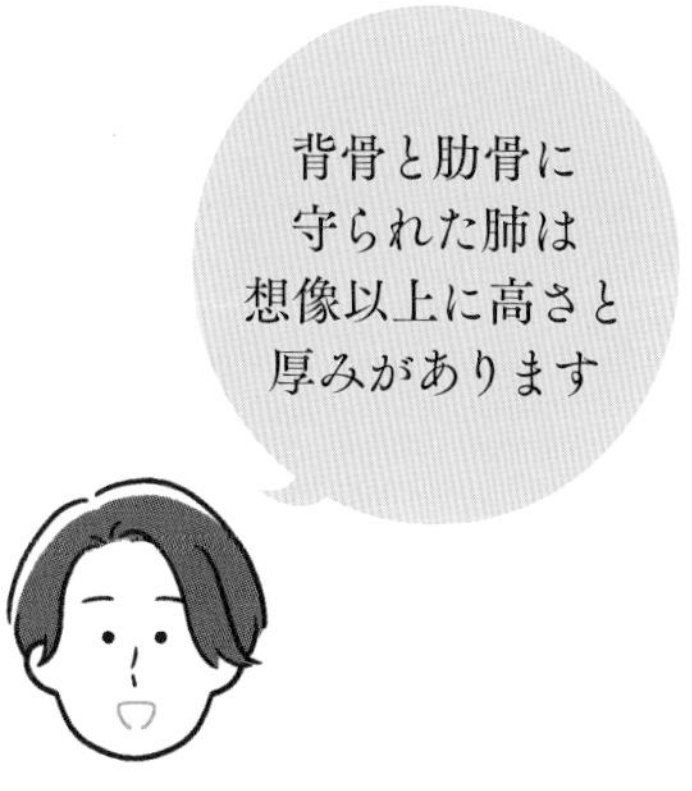

背骨と肋骨に
守られた肺は
想像以上に高さと
厚みがあります

Lesson

まずは肺の酸素を鼻から吐ききる。その後、肺の大きさを意識して上下前後までいっぱいに鼻から酸素を吸い込む（P.56参照）。何度かくり返すと、カラダの内側からの動きで、力みが解けて頭がすっきりする。

やってみよう！

ゆっくり呼吸してみましょう

落ち込んだとき、イライラしそうになったとき、
集中力を高めたいときなどに1～3の順で呼吸してみよう。

1
頭はふんわりと、
背骨の上にのせる

2
肋骨が動き、カラダの厚みと幅が狭くなっていくのを感じながら、
ゆっくり鼻から吐く

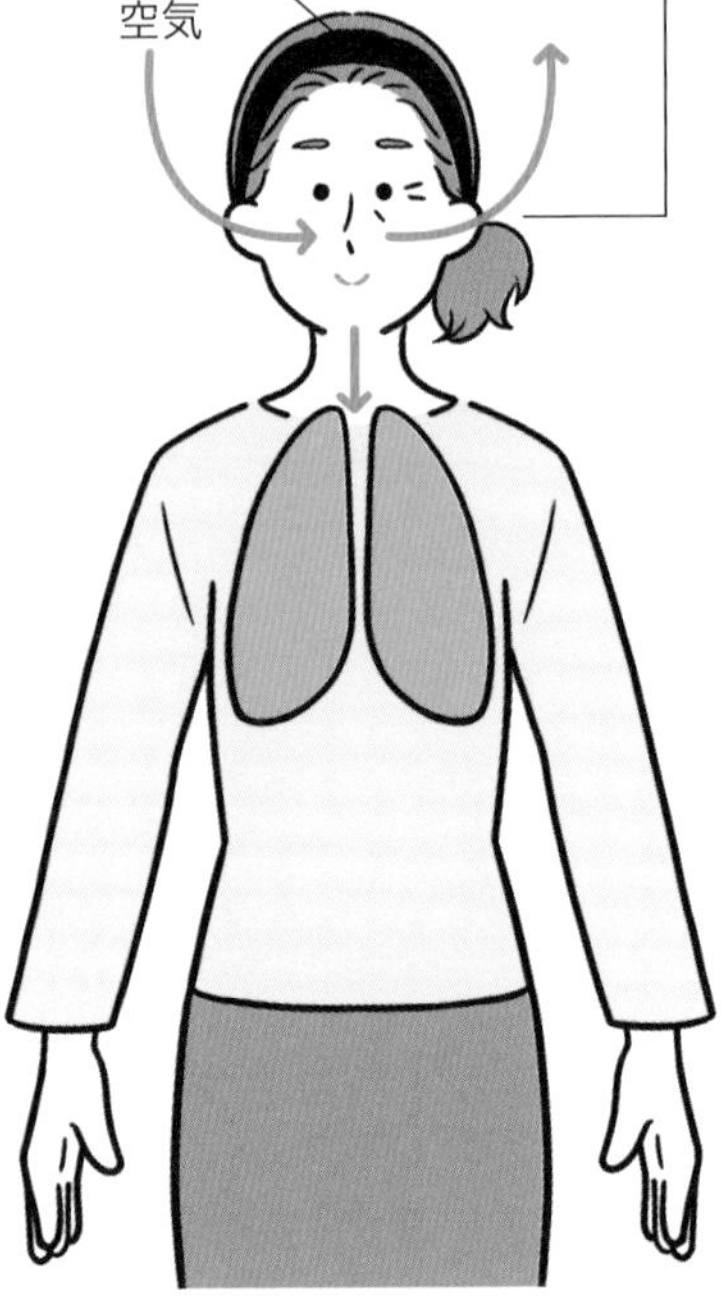

3
肋骨が動き、カラダの厚みと幅が広くなっていくのを感じながら、ゆっくり鼻から吸って、肋骨の内側、上下前後いっぱいに、背中まで空気を入れる

イメージしてみよう！

このとき背骨は

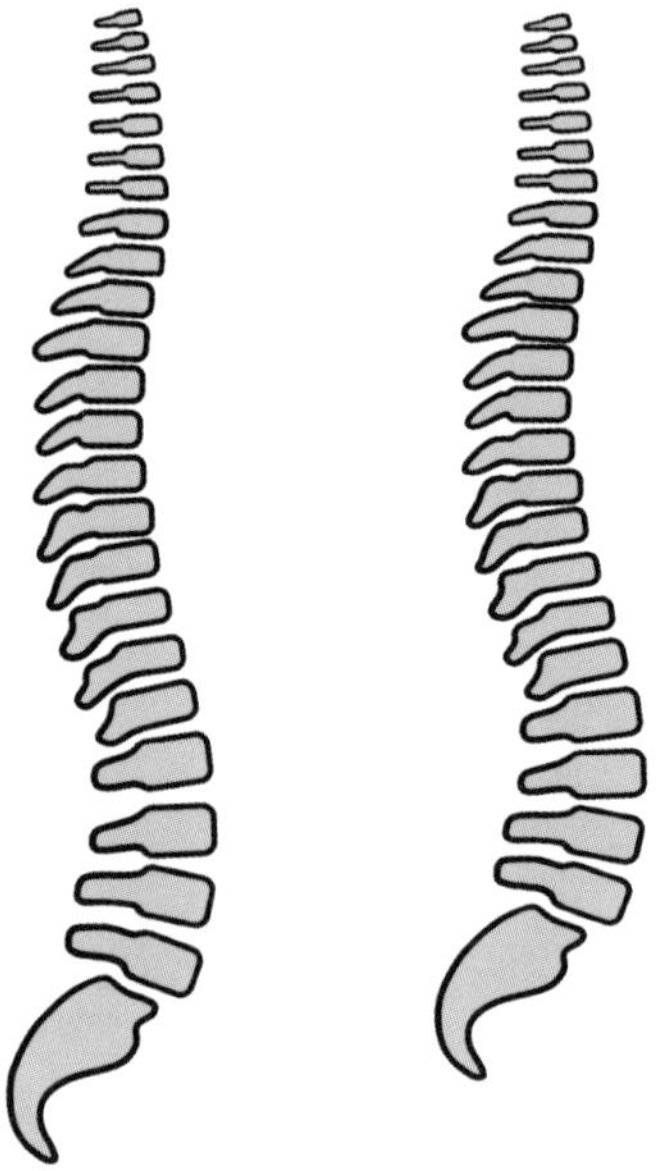

空気を吐いているときは脊椎のカーブがゆるんで長くなっている。

空気を吸っているときは脊椎のカーブが増し短くなっている。

呼吸を解放すれば

ほら、ラクチン

寝る前にリラックス

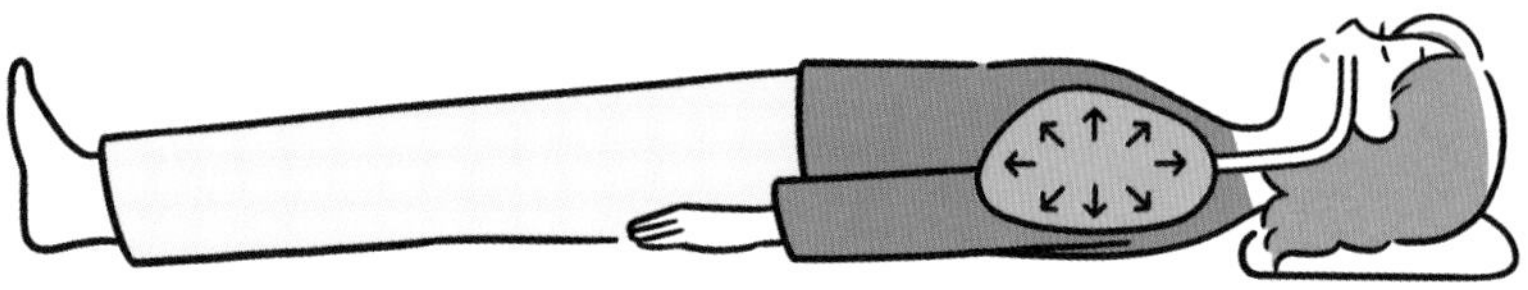

寝つきが悪い人、不眠症の人は、寝る前に、ふとんに入って少しの時間落ち着いて、P.56 の呼吸をゆっくりくり返してみましょう。

イライラする前にリラックス

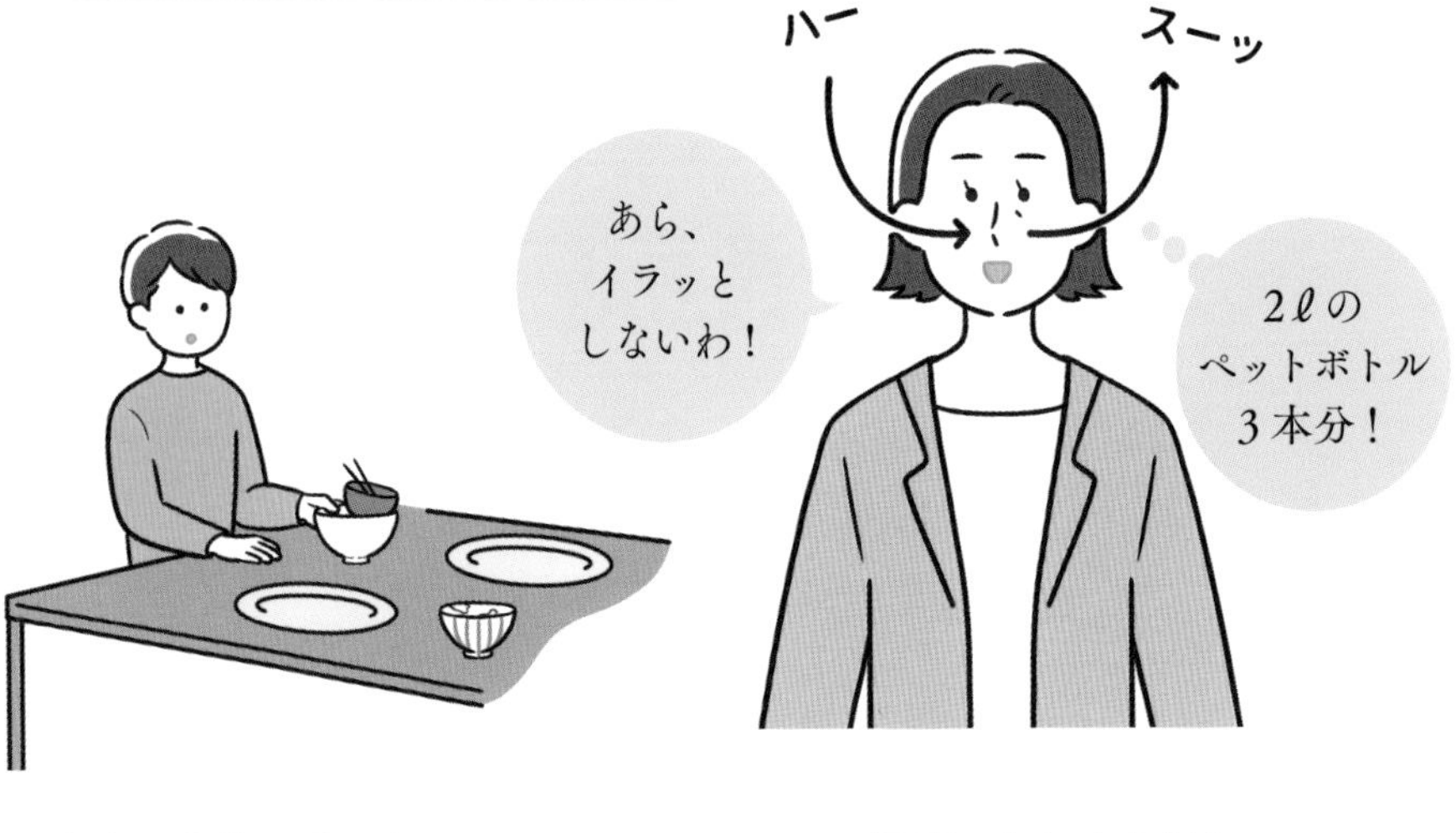
ハー
スーッ
あら、
イラッと
しないわ！
2ℓの
ペットボトル
3本分！

勘違いを修正すると

肺の大きさを理解してゆっくり呼吸すると自律神経のはたらきを助けて**ゆとりができる**。集中したいとき、イライラしそうになったときにやってみよう。

←

勘違いしたままだと

肺は胸のあたりと思い込んで、十分な空気をとり込めないと浅い呼吸が続く。**ちょっとしたことでイライラしたり、落ち込みやすい状態になっている。**

大切なのはカラダの中心線を意識すること

坐骨、中心の背骨、首の骨、頭の4つの骨がちょうどカラダの中心線となります。

垂直に積み重なっていることから、私はこれらを「**中心線の4つの骨**」と呼んでいます。

4つの骨は正面から見ると1本の直線で、横から見ても、背骨がゆるやかなS字カーブを描いていますが、ほぼ同じ直線上にあります。

中心線のいちばん上にある頭は、成人の場合、5キロ前後の重さがあり、うつむくだけでも重さの数倍の負荷が首にかかるといわれます。

ですが、**支えることができる中心線上に頭が〝ふんわり〟とのると、必要以上の負荷が首にかからず、カラダを疲れさせることはありません。**

さらに、立ち姿勢においては、横から見て4つの骨はそのままひざ関節、土踏まずまで1本の直線で結ぶことができます（P104）。

アレクサンダー・テクニークでは、このカラダの中心線がすべての基本であり、心身のあらゆるトラブルを解決する万能キーとなります。

「中心線の4つの骨」を頭の中に定着させよう

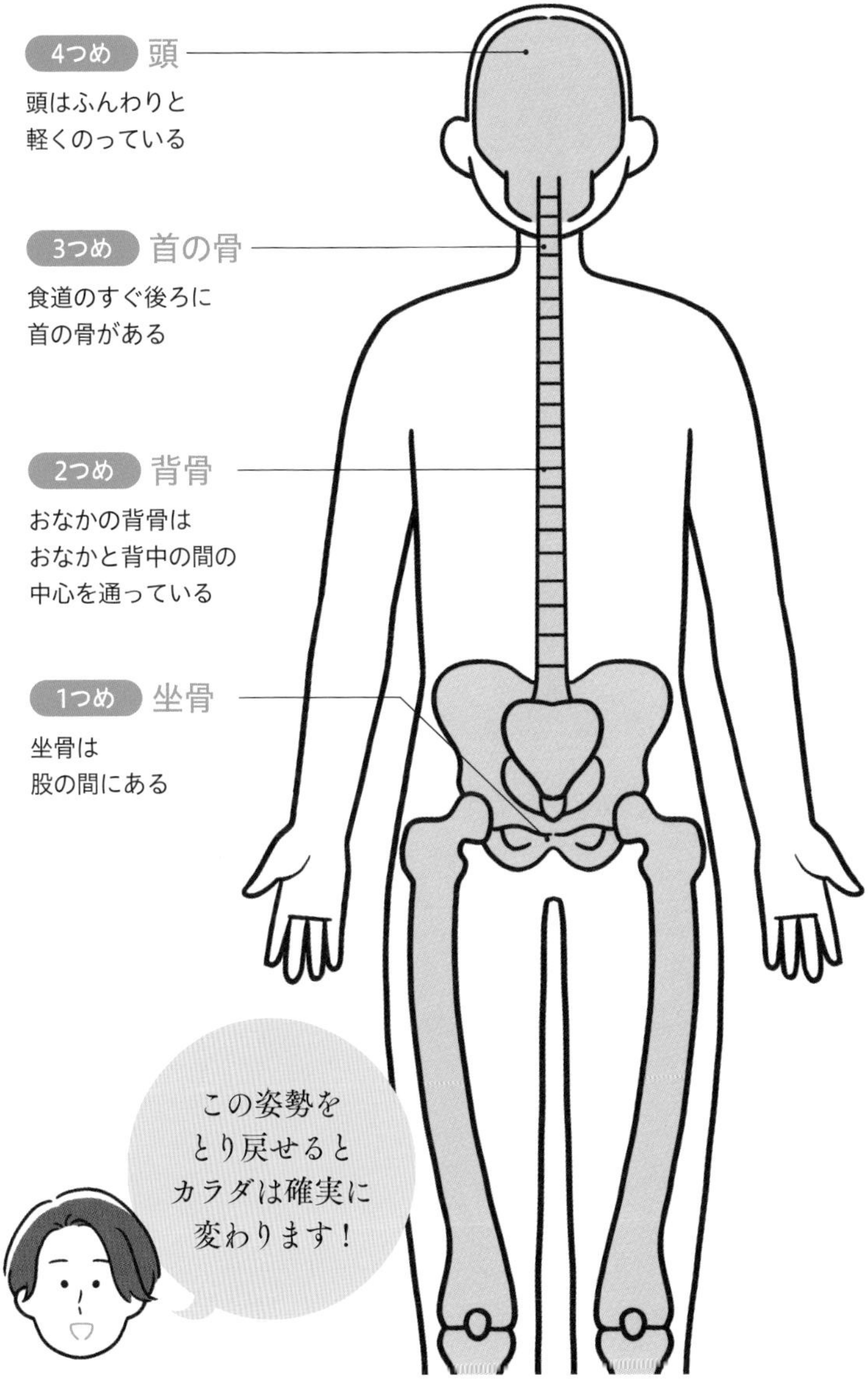
4つめ 頭
頭はふんわりと
軽くのっている
3つめ 首の骨
食道のすぐ後ろに
首の骨がある
2つめ 背骨
おなかの背骨は
おなかと背中の間の
中心を通っている
1つめ 坐骨
坐骨は
股の間にある
この姿勢を
とり戻せると
カラダは確実に
変わります！

「**中心線の４つの骨**」が同一線上にある姿勢は、あらゆる動作の基本となる。１つめから４つめの頭ふんわりまでを何度も練習して、中心線のバランスがくずれても気づいて直せるようになると、カラダは変わります。

おさらい

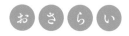

脳が覚えてしまった勘違いを書き換えよう

カラダを動かしているのは筋肉である

↓

カラダを動かしているのは脳である

手の指先から3番目に曲がるところは
指の股のあたり

↓

手の指先から３番目に曲がるところは、
手相の一番上のシワあたり

腕は肩から動く

↓

腕はカラダの前面の中心から動く

背骨はカラダの背中側にある

↓

背骨はカラダのほぼ中心（おへそと背中の間）でカラダを支えている

背骨は背中側にまっすぐに連なっている

↓

背骨はカラダの真ん中でゆるいS字にカーブしている

坐骨はおしりの位置にある

↓

坐骨は股の間にある

頭と首の接点はあご先の下あたり

↓

頭と首の接点は鼻の下、耳たぶの奥にある

肺は胸のあたりにちょこっと

↓

肺は肋骨いっぱいに上は鎖骨より上まである

習慣を変えるのは難しい?!

勘違いしてきたことを理解し、脳への書き換えレッスンを始めて１カ月。
しおりさん、陽子さん、ともみさんの様子をのぞいてみましょう。

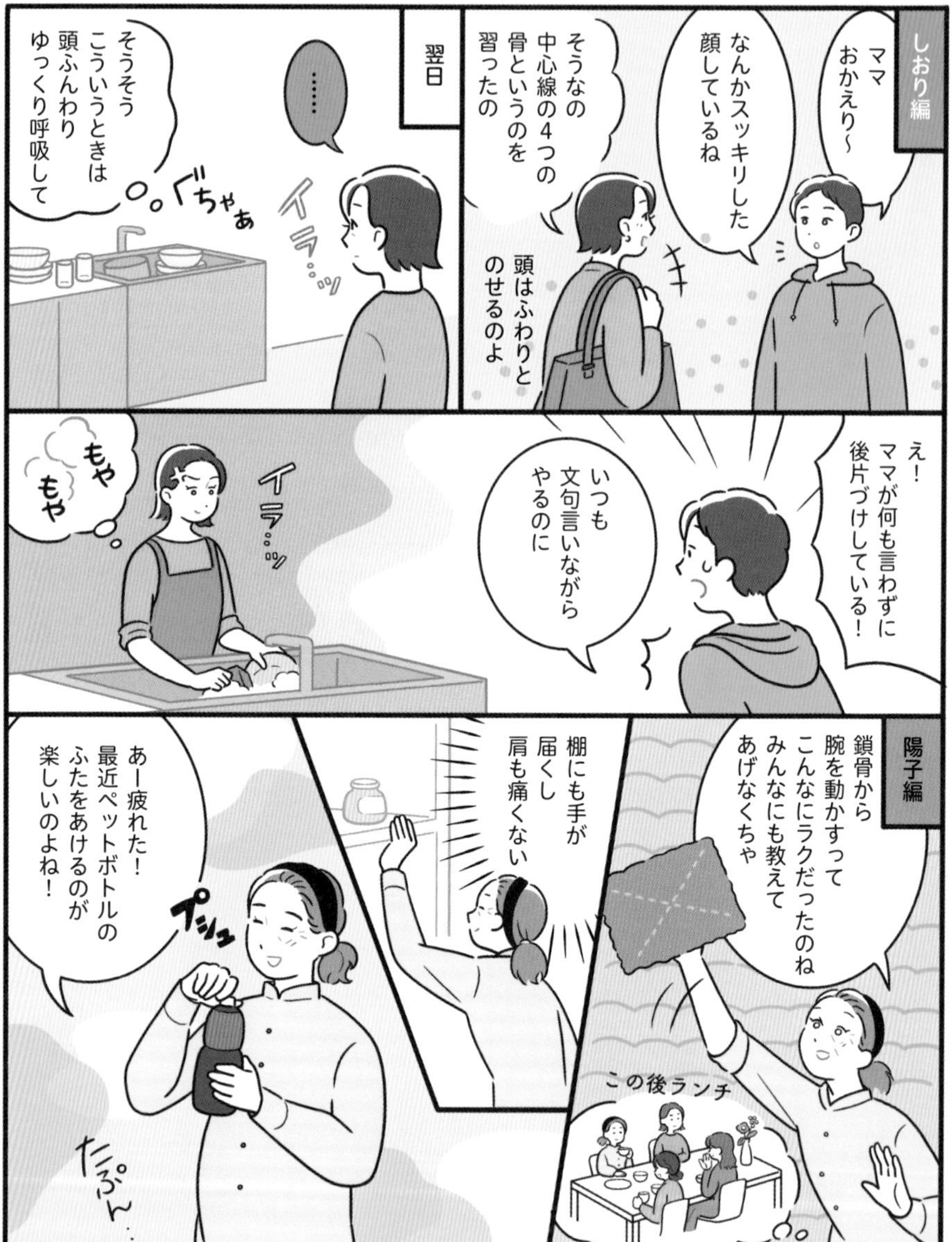

しおり編
ママ おかえり〜
なんかスッキリした顔しているね
そうなの 中心線の4つの骨というのを習ったの
頭はふわりとのせるのよ
翌日
……
イラ…ッ
ぐちゃぁ
そうそう こういうときは 頭ふんわり ゆっくり呼吸して
え！ ママが何も言わずに後片づけしている！
いつも文句言いながらやるのに
イラ…ッ
もやもや
陽子編
鎖骨から腕を動かすってこんなにラクだったのね みんなにも教えてあげなくちゃ
この後ランチ
棚にも手が届くし 肩も痛くない
あー疲れた！ 最近ペットボトルのふたをあけるのが楽しいのよね！
プシュ
たぷん…

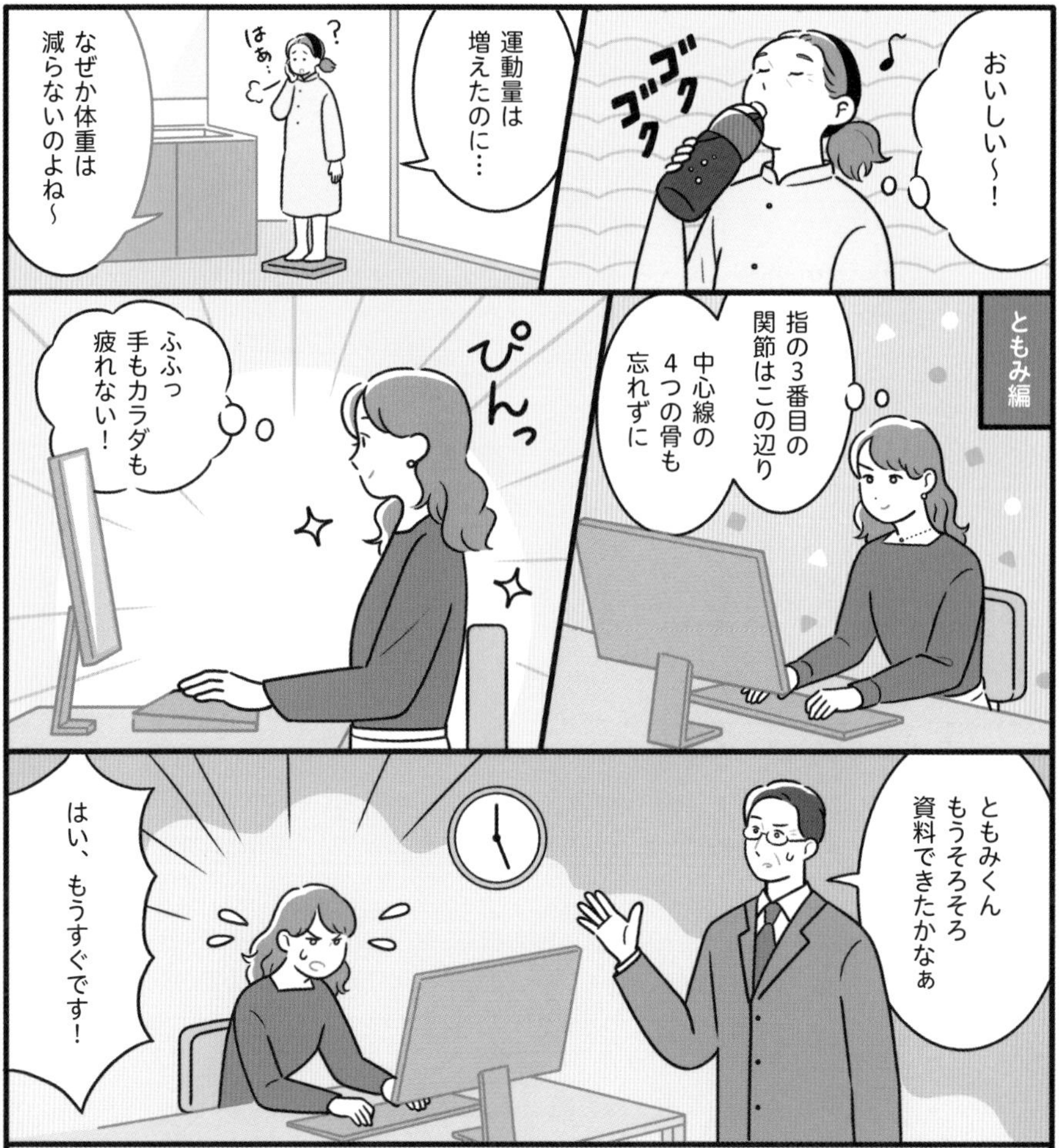
おいしい～！
ゴクゴク
運動量は増えたのに…
はぁ…
なぜか体重は減らないのよね～
ともみ編
指の3番目の関節はこの辺り
中心線の4つの骨も忘れずに
ぴんっ
ふふっ 手もカラダも疲れない！
ともみくん もうそろそろ資料できたかなぁ
はい、もうすぐです！

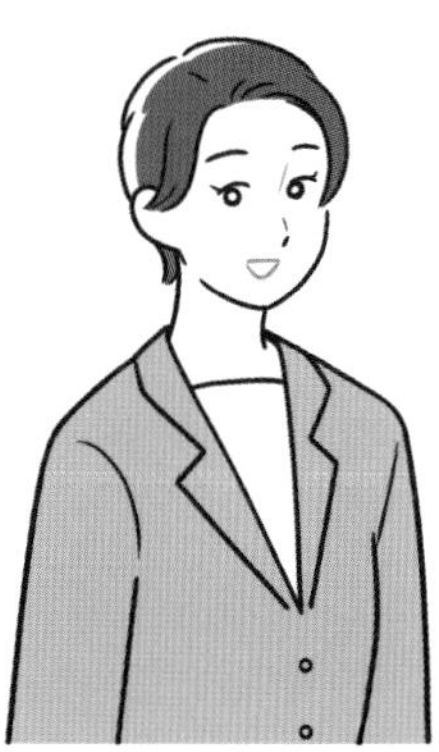

みなさんいい調子ですよ！
長年かけて身についてしまった習慣を変えるのには、
もう少し時間が必要です。

「私はこちらのやり方がよいと思っているので、
そのようにやりますから」という考えと、
新しい動きを、少しずつゆっくりと脳に
インプットしていってください。
すぐに変わらなければ、とがんばってしまうと、
カラダが緊張してしまうので
がんばらないことが大切です。

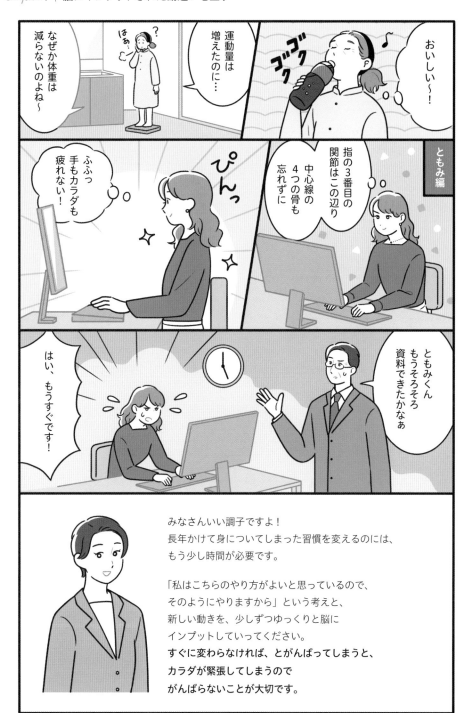

長年、蓄積してきた習慣やクセは強靱

勘違いを正し神経回路を書き換えようとしても、長年かけてカラダに染みついた過度な力みをともなうクセはとても頑固です。

本当は、クセになる前、筋肉がこの姿勢や動きは「痛いよ」「つらいよ」と脳に信号を出していたときに気づけばよかったのですが、信号があまり頻繁だと、脳はその情報に反応しなくなってしまいます。

線路脇に暮らす人が電車の音を気にしなくなるのと同じで、脳が慣れてしまい情報を知らせなくなるのです。そうして無理な姿勢や動きにカラダが慣れてしまい、だんだんと自動的にできるクセになってしまいます。

こうなると、考えを書き換えて、よけいな力を抜くことができたと思っても、意識しなければすぐに元に戻ってしまいます。**脳と神経にとっては、今さら新しい回路をつくるのはめんどうだし、無意識でアクセスできる慣れた回路があるからです。それほど長年の習慣やクセは手強いものです。**

それでも新しいやり方をくり返すことで、「違いを感じとるセンサー」が育ち、少しずつクセのないカラダを取り戻せます。

なぜ、「ゆっくり」おこなうのか

一度できあがった神経回路を書き換えるには、くり返しおこなうことに加えて「ゆっくり」おこなうことが必要です。

今まで何度も同じことをくり返し、ときにはオートマティックに対応していた脳と神経回路、そして筋肉にとって、これまでと違う指示に慣れるのは簡単なことではありません。

そのため、**「ゆっくりと、確実に伝える」**ことも必要になってきます。

骨の位置や大きさを確認し、筋肉の動きや力具合を感じながら、いま何をしているのか、カラダと会話をしながらゆっくりおこないましょう。

そのためアレクサンダーのレッスンは、「ながら」ではできません。**脳、神経、筋肉に「何をしているのか」を理解させることが大切だからです。**

急ぐ必要はありません。カラダは正解を知っています。ラクなこと、無理でないことをすぐに理解し始めます。

うまくいかないときは、何度も立ち戻ってゆっくり理解させていきます。

そうしてできあがった神経回路は、強く、確かなものとなっていきます。

感じるセンサーを育てる秘訣は「わかるかも」

神経回路の書き換えには、カラダの変化を感じる「センサーを育てる」ことが必要です。ですが、私たちは自身の内部で起こっている変化には意外と鈍感で、気づきにくいものです。

しかも、変化は非常に繊細で微妙なものなので、はじめはわからなくてもしかたありません。

まずは、力の入っているところとゆるんでいるところをカラダの声を聞くつもりで感じとってみましょう。

違いを感じるセンサーは、回数を重ねるうちに育ちます。しかも、意外と簡単に育てることができるのです。

秘訣は、自分にも「わかるかも」「感じられるかも」と意識すること。そして、その感覚が少しでも得られたら自分をほめてあげること。これだけで感覚がオープンになって、センサーがはたらきやすくなります。

たとえ、そのとき感じたことが間違っていても、自分の状態を知ろうとすることがセンサーを育てる訓練になっています。

少しの変化を感じとれるか、に個人差が出る

カラダの違いを感じるセンサーの性能は、人によってさまざまです。すぐに違いを感じられる人もいれば、なかなか違いがわからない人もいます。**センサーが敏感でない、と落ち込むことはありません。ただやったことがないだけなのです。**「違いがわからないから自分は向いていない」とシャッターを下ろしてしまったら、せっかくのチャンスを逃してしまいます。

カラダの内側の変化を感じとる能力を否定しないでください。**「よくわからないけど、ちょっと違うかも」とわずかでも感じることができれば成功です。**あとは速いはずです。

ほんの少しでも筋肉がゆるんだ気がしたら、「この程度」と思ってもカラダには大きな違いです。**自分と脳と神経、筋肉をほめてあげましょう。**

そして、気になる部分の筋肉が「ゆるんできたかな」と思ったら、あえて前の状態に戻ることで、違いを探してみましょう。**古い考えと姿勢や動き、新しい考えと姿勢や動きでは何（どこ）がどんなふうに違うでしょう。状態を比べながら行ったり来たりするとさらにセンサーは育ちます。**

やる「回数」と「質」で新しい神経回路を構築する

レッスンの回数は、筋トレのように多ければいいというものではありません。いくら回数をこなしても、質が伴わなければ、脳と神経回路を書き換え筋肉に新しい指示を理解し練習させることはできないからです。

まずは回数よりも質を高めるように務めましょう。時間がないときは、今日は信号待ちの間だけ、明日はデスクワークの最初にと、1回ずつていねいにおこなうほうが効果があります。

慣れないうちは、レッスンをする前と後の違いが「わかるかも」、「違うかも」というくらいで成功とします。

そして、筋肉と会話をしながら「ゆっくり」とおこなって、**徐々に「わかるかも」「違うかも」から、「わかる」「違う」になるように質を上げていきます。**

自分の内なる能力、可能性を信じることで質は高まります。

ある程度質が上がったことが実感できたら、回数を増やしていくと脳への書き換えと神経回路の定着、筋肉の理解が確かなものになります。

「中心線の4つの骨」の1つだけでもやってみる

カラダの気になるところのセンサーを育て、日々中心線の4つの骨を練習していると、徐々にバランスがよくなって筋肉の圧迫・圧縮が解けていきます。

ですが、一人でおこなっていると、最初の頃ほどはっきりと違いが感じられなくなったり、いざ修正したい場面で、咄嗟にやり方がわからなくなったりすることがあるかもしれません。

その場合は、**中心線の4つの骨の1つだけでも意識して修正してみましょう。**

一部をゆるめるだけでもラクになります。首でもおなかの背骨でも、そのときにできる場所、気になる場所の位置を確かめ力みを減らします。

中心線の4つの骨は、このあとのページで紹介する下半身やメンタルに対するアプローチにもさまざまな効果があります。

「疲れた」「しんどい」と思ったら、常に「中心線の4つの骨」を思い出してカラダをラクなバランスにしましょう。

書き換えレッスン❽
下半身を解放する

「腰はウエストで曲がる」

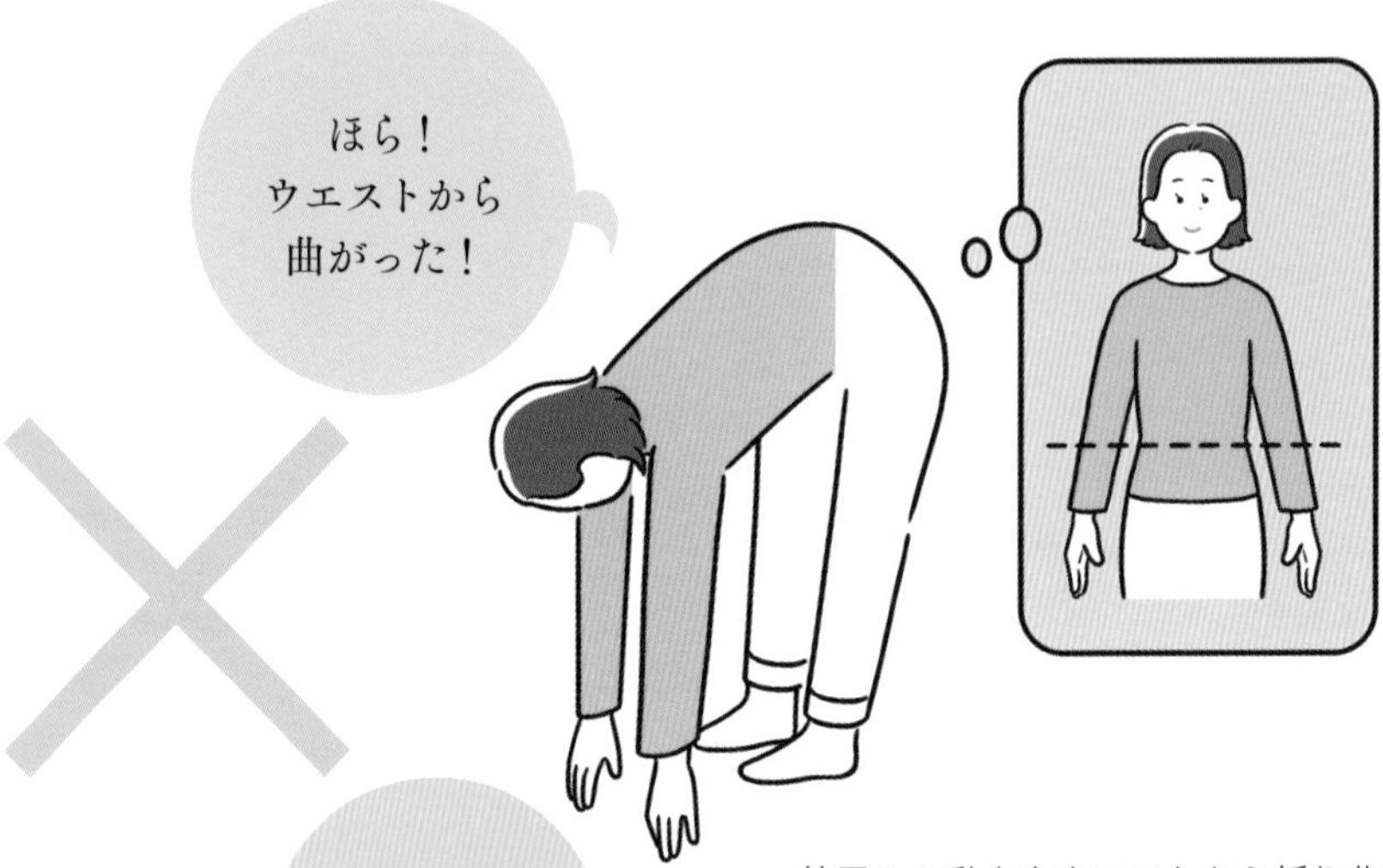
ほら！
ウエストから
曲がった！

前屈みの動きをウエストから折り曲げるものと勘違いしていることが多い。

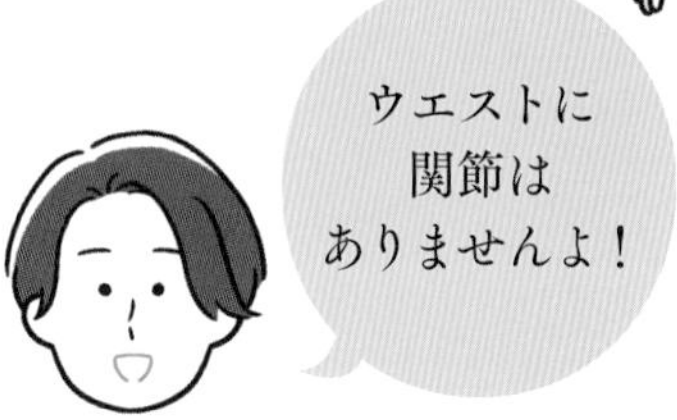
ウエストに
関節は
ありませんよ！

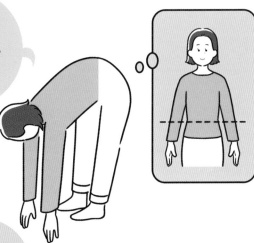

ギックリ腰は背中の筋肉からの悲鳴

下半身のレッスンに移ります。まずは腰です。

腰はしなることはできますが、ひざやひじのようにはっきり曲がる関節がありません。なのに曲げようとすると、おなかの背骨は支えられず、背中の筋肉が支えることになります。

背中の筋肉が縮んで硬くなっているときに、曲げる動きをしたら腰にかかる負担は相当なもの。重い荷物を持ったときなどに限界がきて筋肉に亀裂が入り、ギックリ腰が起こります。

腰ではなく、おしりの筋肉「ビッグマウス」の横断ラインで曲げるように意識します。

「ビッグマウス」の横断ラインでカラダを二つ折りにする

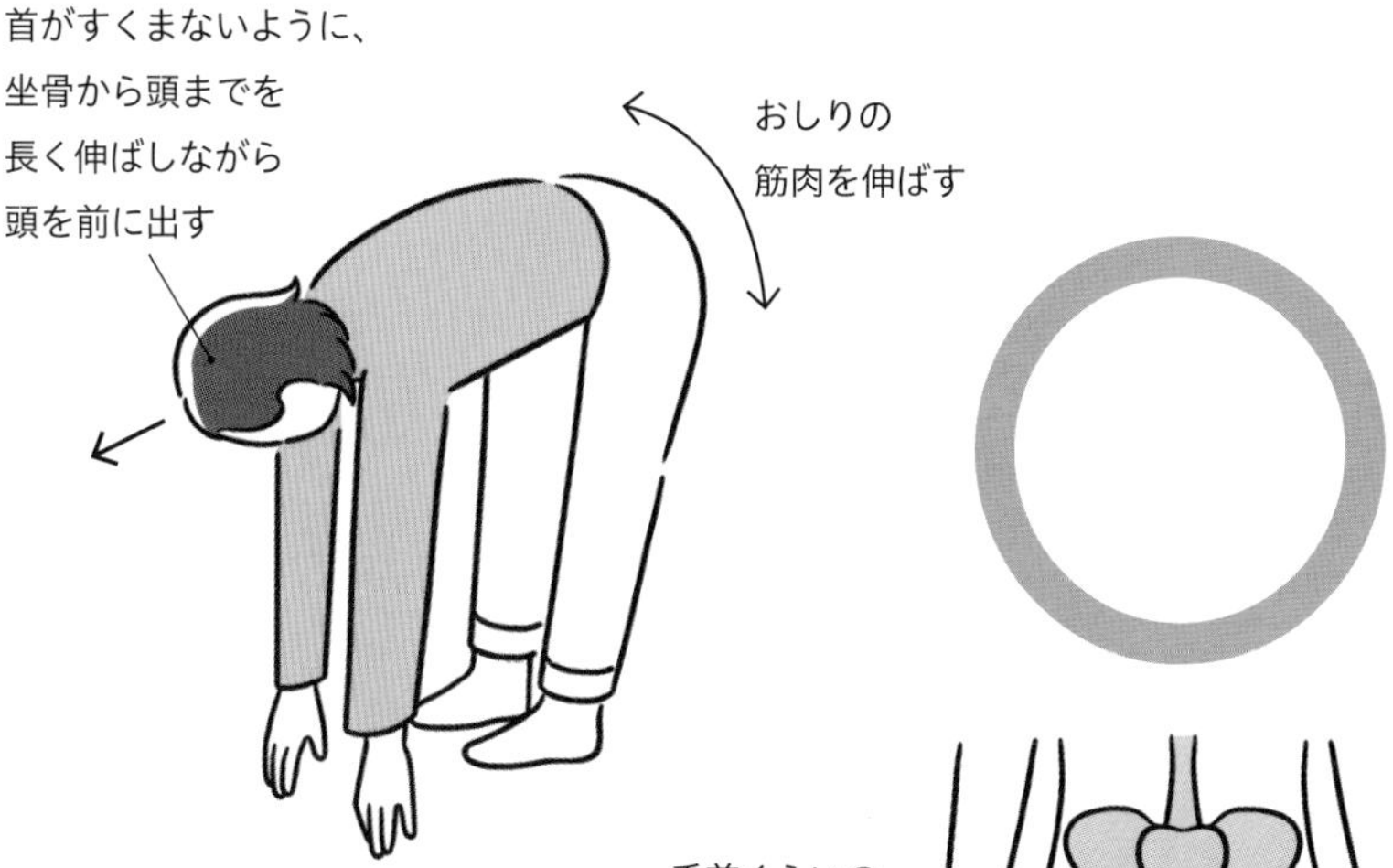
首がすくまないように、
坐骨から頭までを
長く伸ばしながら
頭を前に出す
おしりの
筋肉を伸ばす

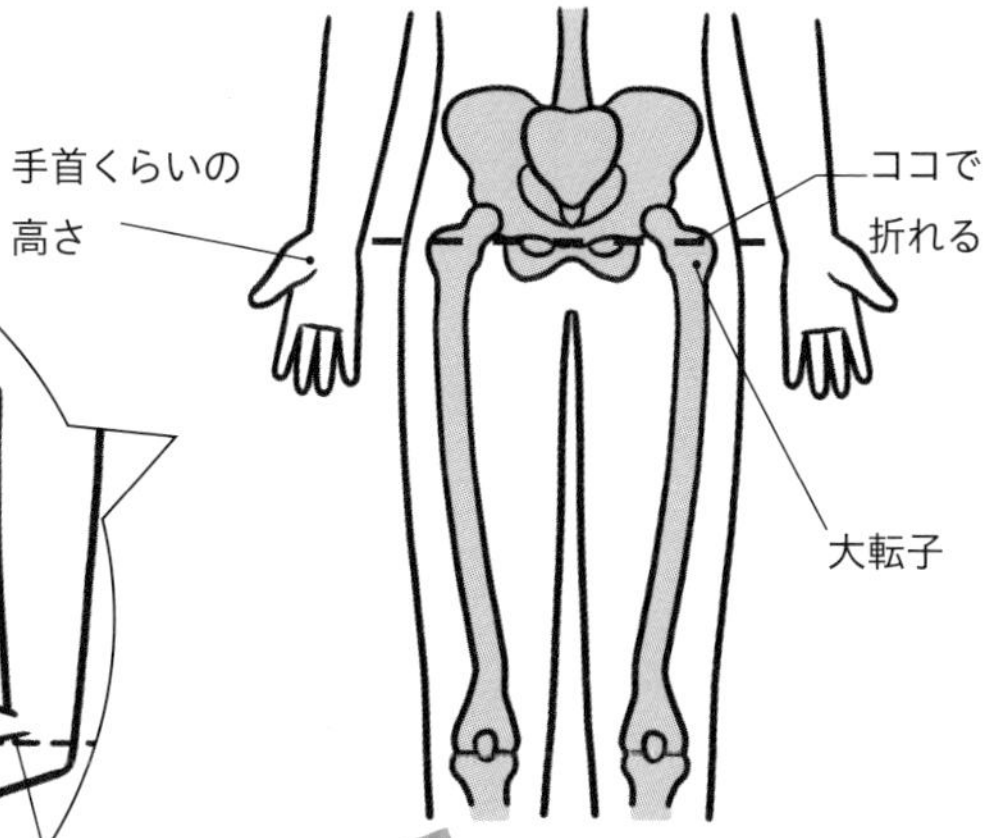
手首くらいの
高さ
ココで
折れる
大転子

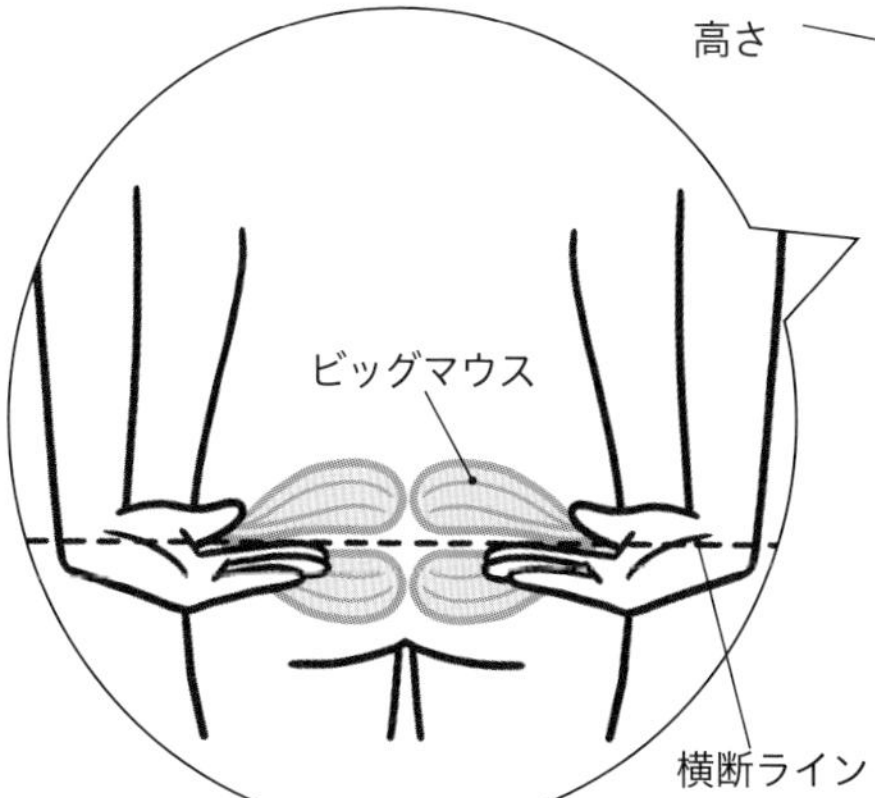
ビッグマウス
横断ライン

腕を下ろし、手首を内側に曲げた高さにある、大きな口のような形をしたおしりの筋肉が通称「ビッグマウス」。**この筋肉の切れ目を利用すると腰に負担がかからない。**

Lesson

ビッグマウスの横断ラインでカラダを二つ折りにしたときと、わざと腰を曲げたときの違いを感じてみる。何度かくり返して脳と神経回路と筋肉に理解させる。

上半身と下半身を解放すれば

ほら、ラクチン

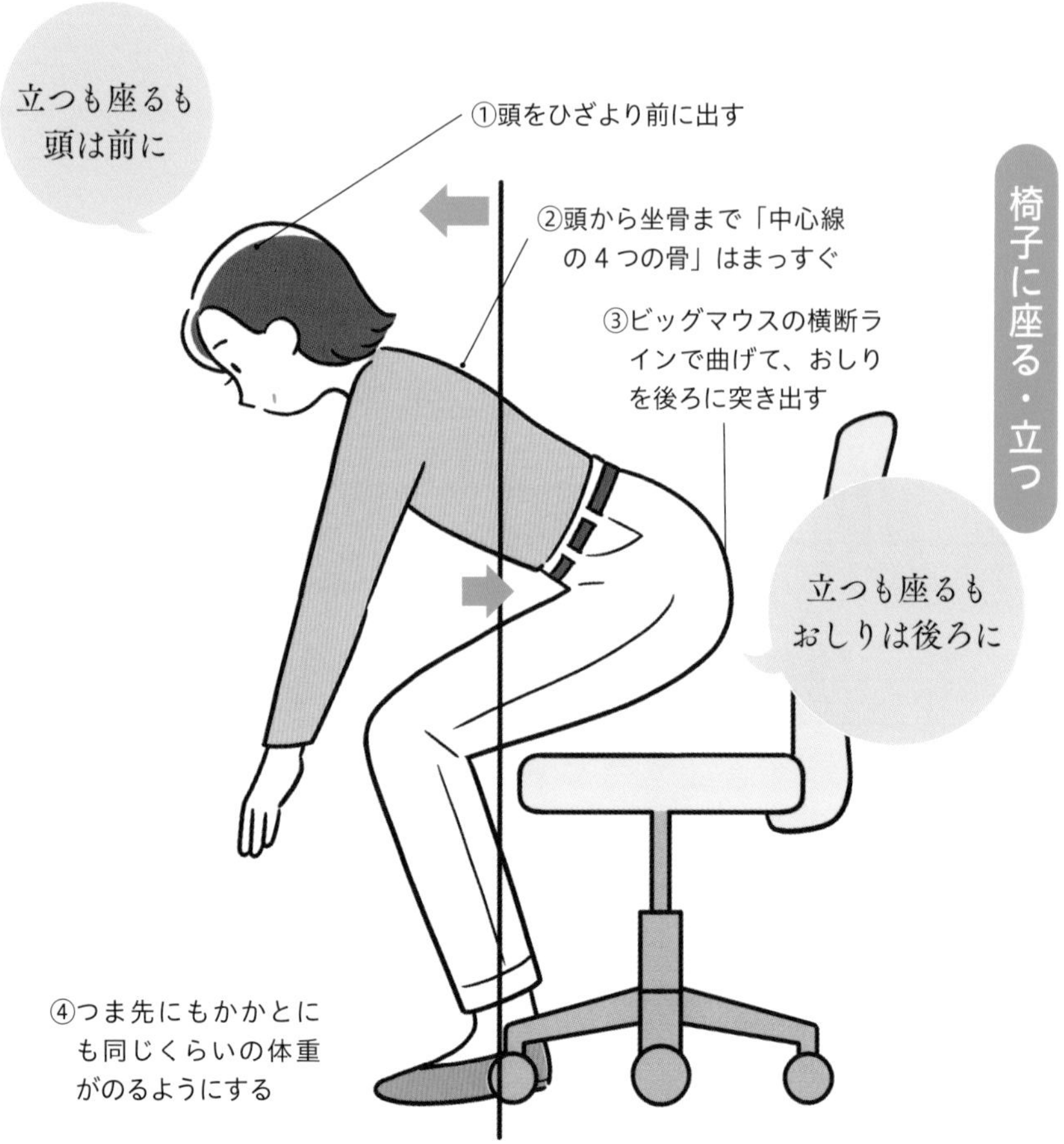
立つも座るも
頭は前に
①頭をひざより前に出す
②頭から坐骨まで「中心線の４つの骨」はまっすぐ
③ビッグマウスの横断ラインで曲げて、おしりを後ろに突き出す
椅子に座る・立つ
立つも座るも
おしりは後ろに
④つま先にもかかとにも同じくらいの体重がのるようにする

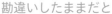

勘違いを修正すると

〝頭ふんわり〟の座った姿勢(→ P.51)からビッグマウスで折り曲げてカラダを前に倒し、頭をひざより前に向かわせ、つま先にもかかとにも体重を。座るときは逆をおこなう。

←

勘違いしたままだと

椅子から立ち上がるときは、カラダを上に上げるものだと思っている。そのため、頭を上に上げ、バランスのとれない体勢を太ももの筋肉で支えようとする。

荷物を持ち上げる

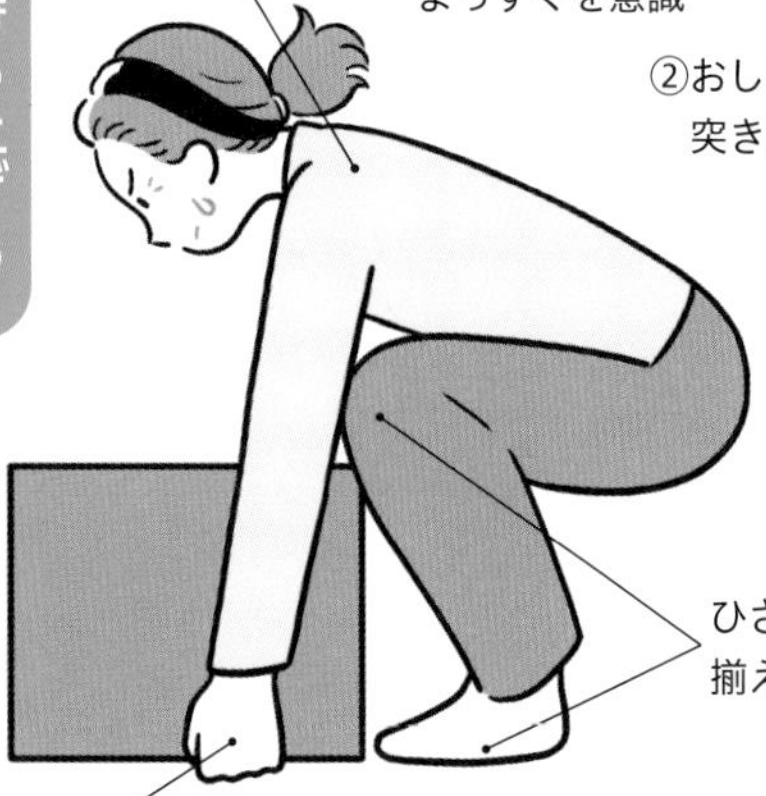
③腕は鎖骨から動かし
荷物を持つ
①頭～おしりまでは
まっすぐを意識
②おしりを
突き出す
ひざの向きと足の向きを
揃える
④指の関節を意識して荷物を持つ。だが、指の曲がるところと箱の角が合う必要はない
⑤つま先にもかかとにも同じくらいの体重がのるようにする

勘違いしたままだと

曲がらない腰を曲げるので、腰の筋肉に負担がかかる。首、肩、腕にも必要以上の力がかかる。

↓

勘違いを修正すると

無駄に固めるところがないので、**小さな力で荷物を持ち上げることができる。脚腰に負担がかからない。**

顔を洗う

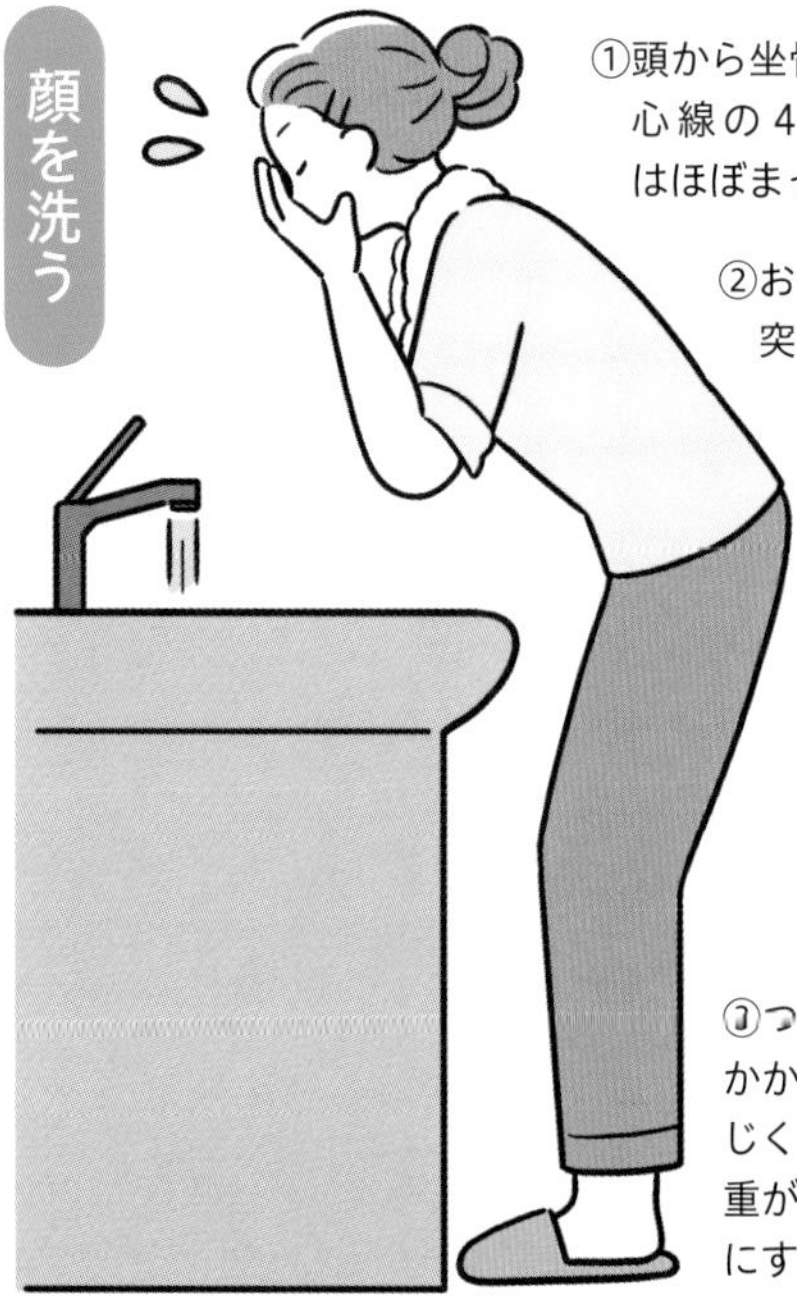
①頭から坐骨まで「中心線の４つの骨」はほぼまっすぐ
②おしりを
突き出す
③つま先にもかかとにも同じくらいの体重がのるようにする

勘違いしたままだと

蛇口に近づこうと、首をすくめて頭を洗面ボールに突っ込み、腰を曲げて**必要以上にカラダを小さく丸めている。腰や上半身全体に負担がかかって疲れる。**

↓

勘違いを修正すると

頭から坐骨までをやんわりとしならせ、ビッグマウスでカラダを二つ折りにする。**長時間腰を曲げていてもカラダに負担がかからず疲れない。**

書き換えレッスン❾
下半身を解放する

「脚のつけ根は股の位置」

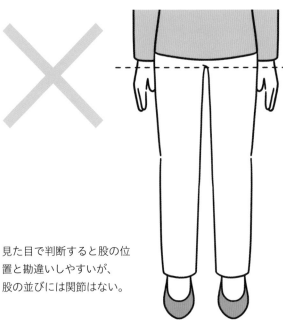

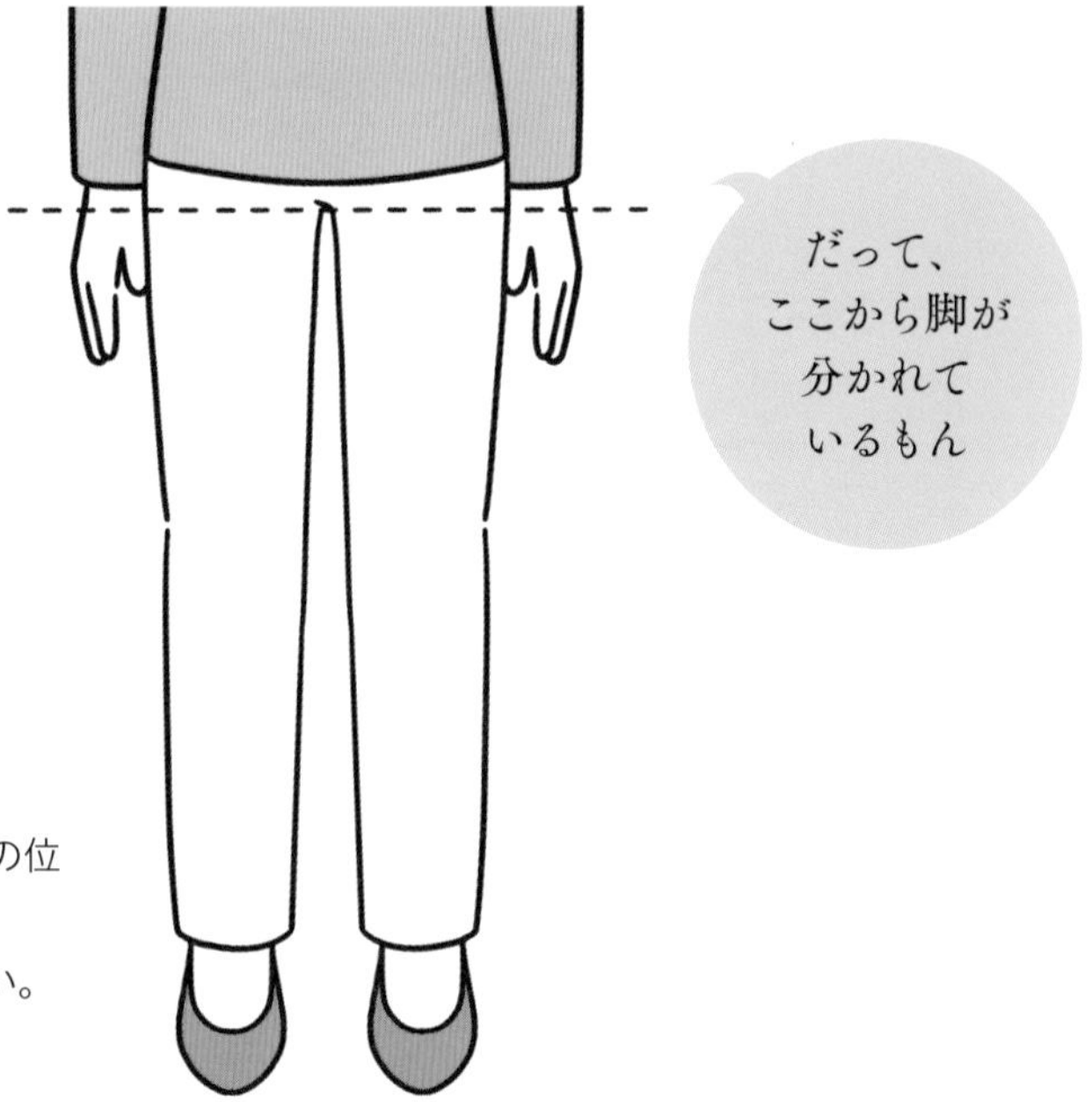

見た目で判断すると股の位置と勘違いしやすいが、股の並びには関節はない。

名前は知っているけど「股関節」ってどこ？

脚のつけ根は、股ではなく股関節にあります。股関節というと、鼠径部《そけいぶ》のパンツラインのあたりや、太ももの外側にあり触れることができる骨、大転子のあたりをイメージする人が多いようです。

しかし、**股関節の位置は、前からみても横から見ても太もものほぼ中央、股よりもわりと上で、大転子から少し内側でカラダの奥にあります。**

「脚のつけ根＝股の位置」と思ってしまうと、立ち方、歩き方に無理が出て、「脚が上がらない」「つまづく」「転びやすい」など、歩行のトラブルが起きやすくなります。

脚のつけ根は坐骨より上の位置

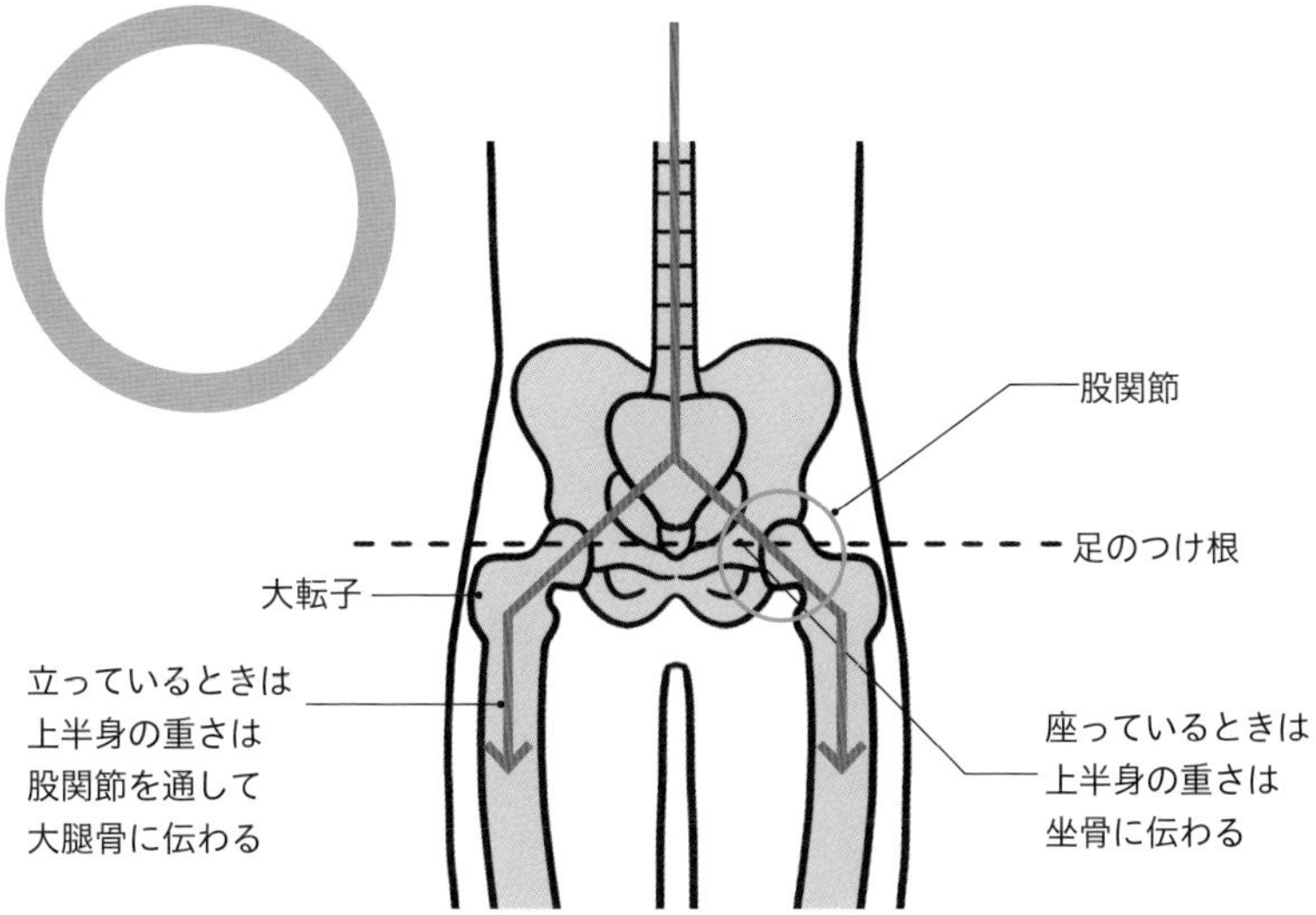
股関節
足のつけ根
大転子
立っているときは
上半身の重さは
股関節を通して
大腿骨に伝わる
座っているときは
上半身の重さは
坐骨に伝わる

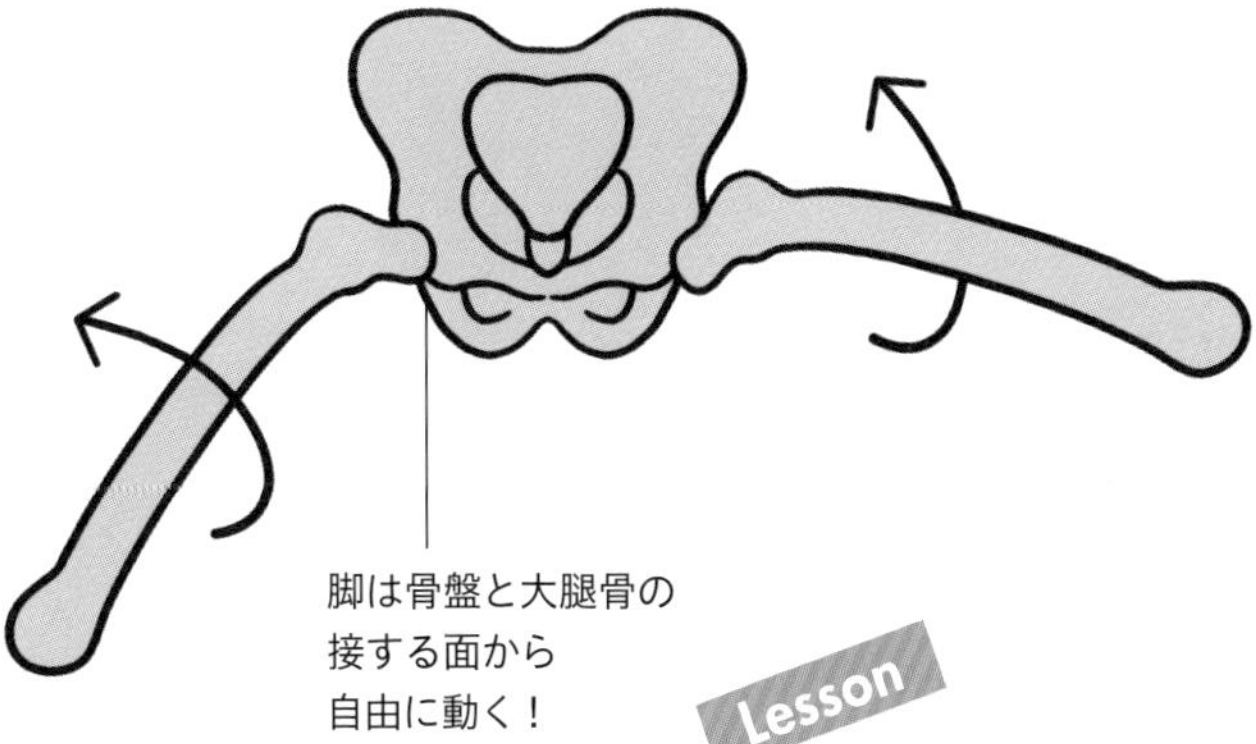
脚は骨盤と大腿骨の
接する面から
自由に動く！

Lesson

P.76を参照し、股関節を意識して歩いたり、階段をのぼったりする。これまでのカラダの使い方との違いを感じてみる。

やってみよう！

股関節から脚を動かすようにして歩いてみましょう

1 「中心線の４つの骨」（P.59）を意識する

2 股より上に脚のつけ根（股関節）があることを思う

3 後ろ脚でカラダを前を送り出す。

4 後ろ脚に送り出され、重心は自動的に前の脚の上に移動する

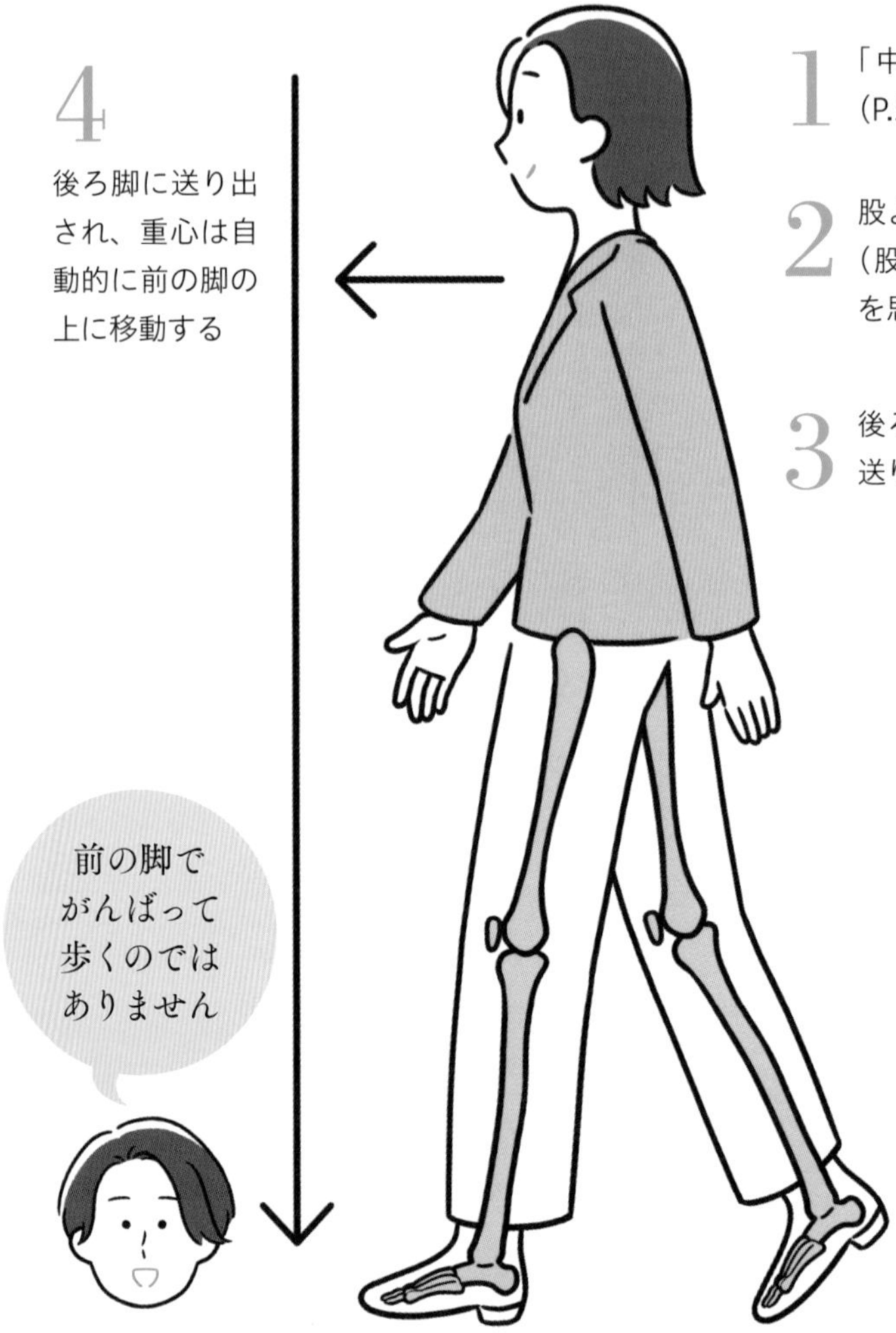

カラダのベース、中心線を４つの骨でつくってから、ゆっくり歩いてみる。**これまでの歩き方との違いを感じられたら、「こうやって歩くよ」と脳にしっかりインプットする。**

下半身を解放すれば

ほら、ラクチン

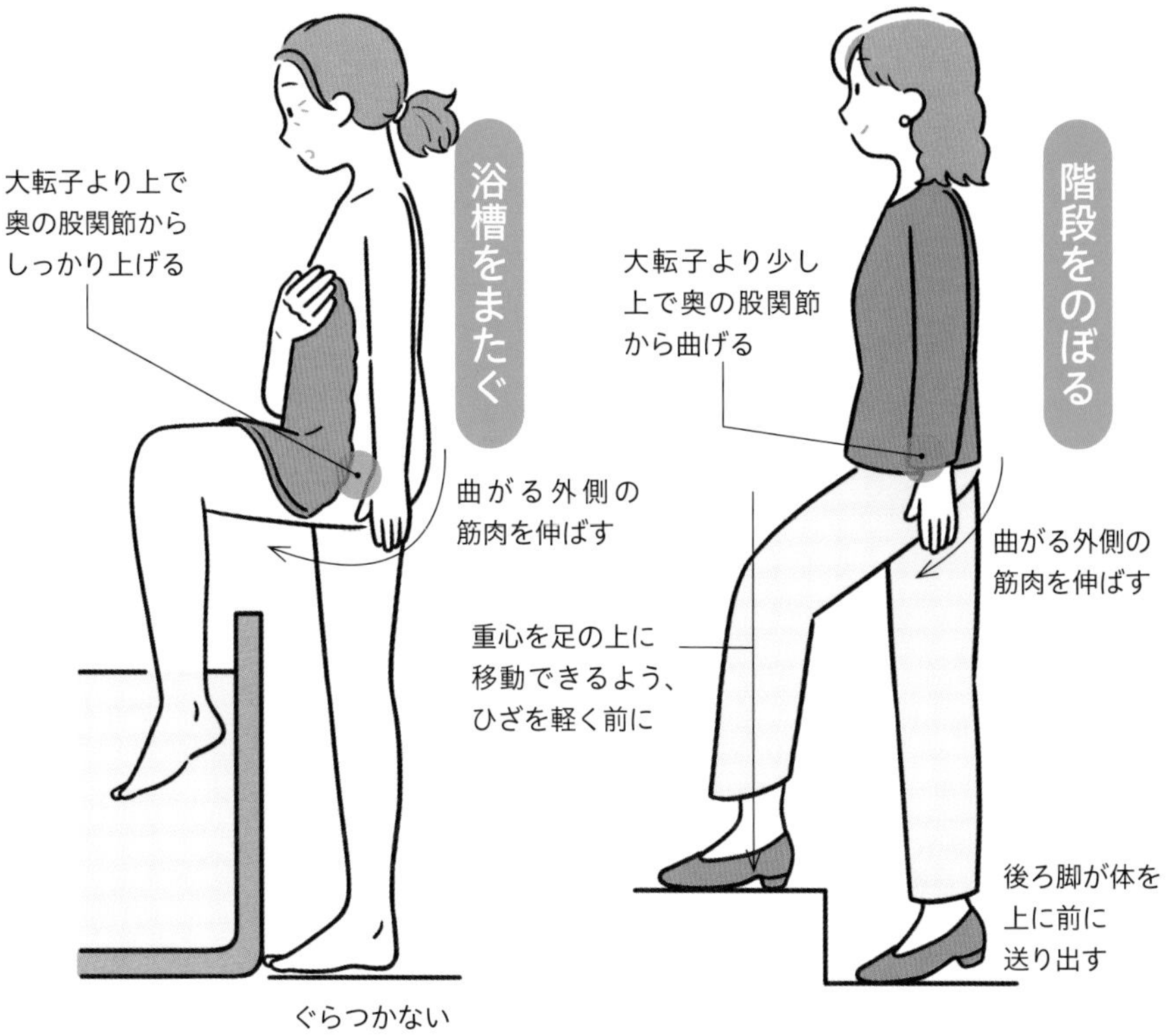
浴槽をまたぐ
大転子より上で
奥の股関節から
しっかり上げる
曲がる外側の
筋肉を伸ばす
ぐらつかない
階段をのぼる
大転子より少し
上で奥の股関節
から曲げる
曲がる外側の
筋肉を伸ばす
重心を足の上に
移動できるよう、
ひざを軽く前に
後ろ脚が体を
上に前に
送り出す

勘違いしたままだと

意識がカラダより先に浴槽内にいってしまい、頭が下がり、腰が曲がる。脚を十分に上げることができずに、軸脚がぐらつく。

↓

勘違いを修正すると

「中心線の４つの骨」で姿勢を整えると、脚を上げたときに**軸脚がぐらつかない。**浴槽をまたぐときは、**股関節から、おしりの外側の筋肉を伸ばすように脚を上げるとラクに上げられる。**

勘違いしたままだと

頭が下を向き、**前傾しすぎになって腰が曲がる。**必要以上に重さと力がかかり階段を踏みしめるため、**脚が疲れる。**

↓

勘違いを修正すると

「中心線の４つの骨」で姿勢を整え、目線を目的方向の数段上に向けると、カラダが軽く感じられる。さらに**股関節から脚を曲げる。同時におしりの外側の筋肉を伸ばすように考え、後ろ脚で送り出すと、脚に負担がかからない。**

書き換えレッスン⑩
脚を解放する

「太ももの骨は脚の真ん中を通っている」

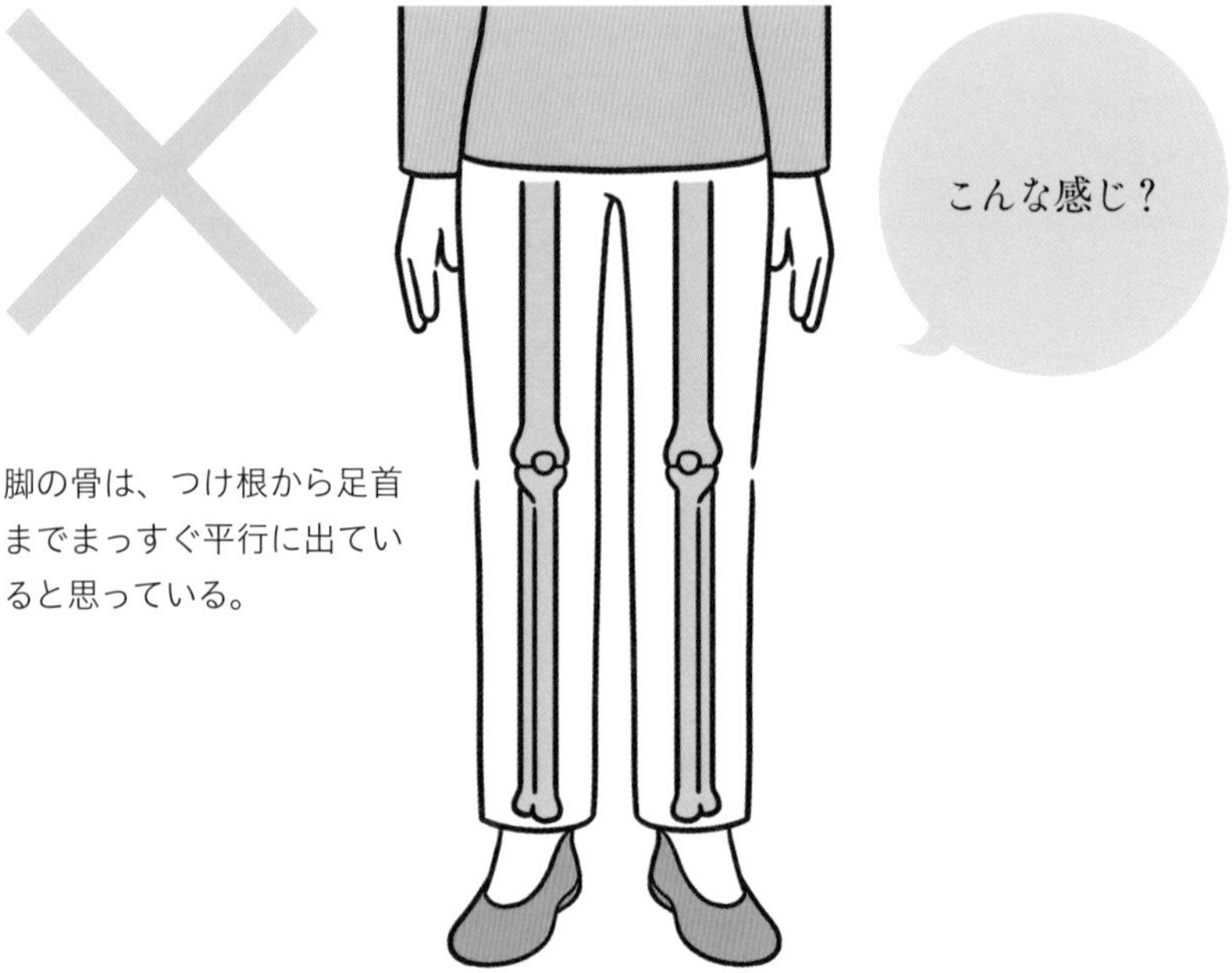

脚の骨は、つけ根から足首までまっすぐ平行に出ていると思っている。

ヒトの脚は、片足を上げてもぐらつかないようになっている

太ももの骨（大腿骨）は、横から見ると中心線を通っていますが、**前から見ると太ももの外側を通っています。**そのため、**脚をそろえて立つと股関節の横にある大転子からひざまで、骨は斜めに走ってます**（Ｐ79）。

このため、ヒトの二足歩行では、片足を上げた状態でもぐらつかないよう、支える脚も上げた脚もカラダの中心線にくるようになっています（Ｐ82）。

もし、左右の脚が股関節から平行についていて、そのまま平行に歩こうとすると、片方の脚を上げるたびに頭が大きく左右に揺れ、上半身がぐらぐらしてしまいます。

太ももの骨は脚の外側から中心へ傾斜している

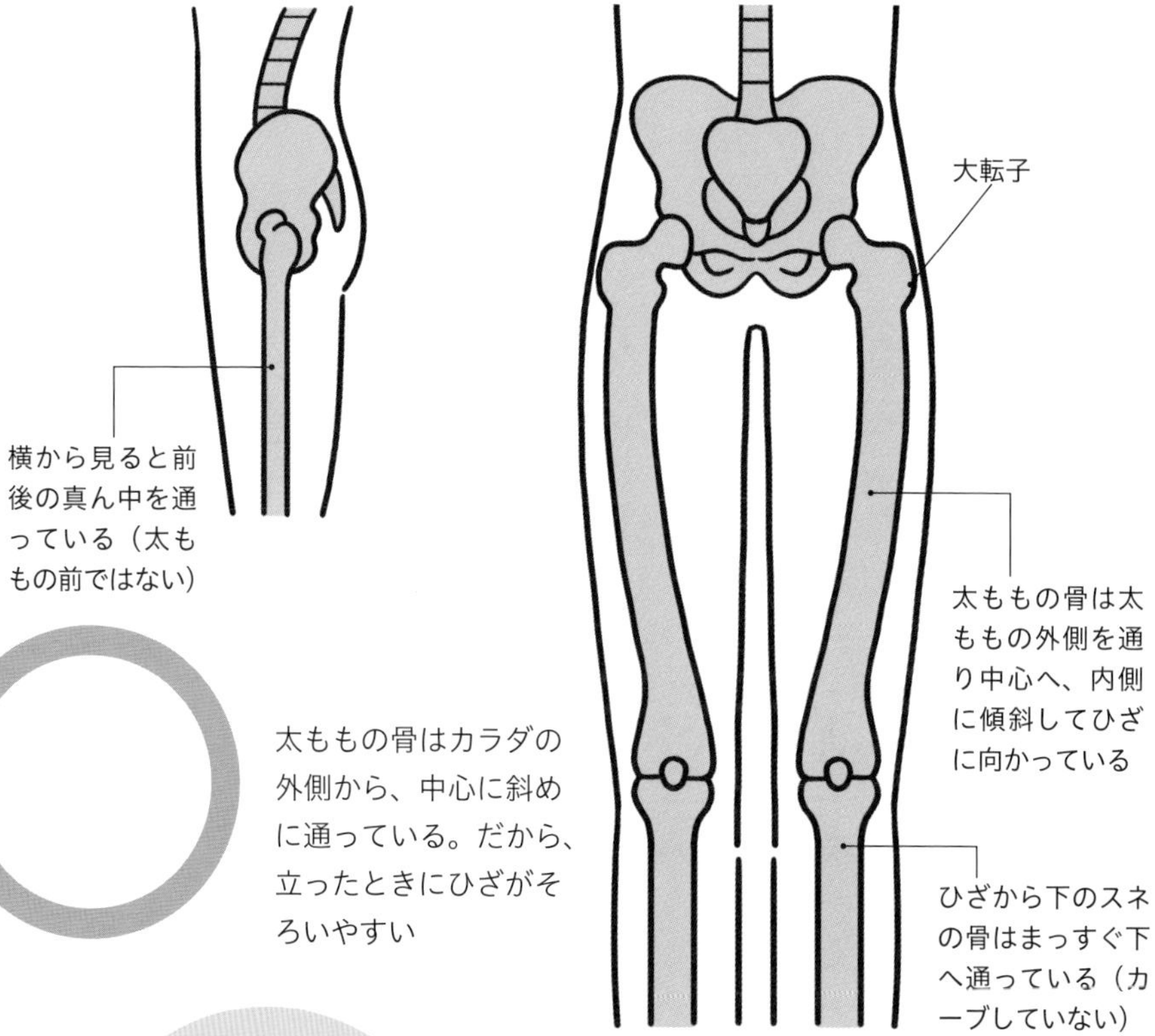
大転子
横から見ると前後の真ん中を通っている（太もも前ではない）
太ももの骨は太ももの外側を通り中心へ、内側に傾斜してひざに向かっている
ひざから下のスネの骨はまっすぐ下へ通っている（カーブしていない）

太ももの骨はカラダの外側から、中心に斜めに通っている。だから、立ったときにひざがそろいやすい

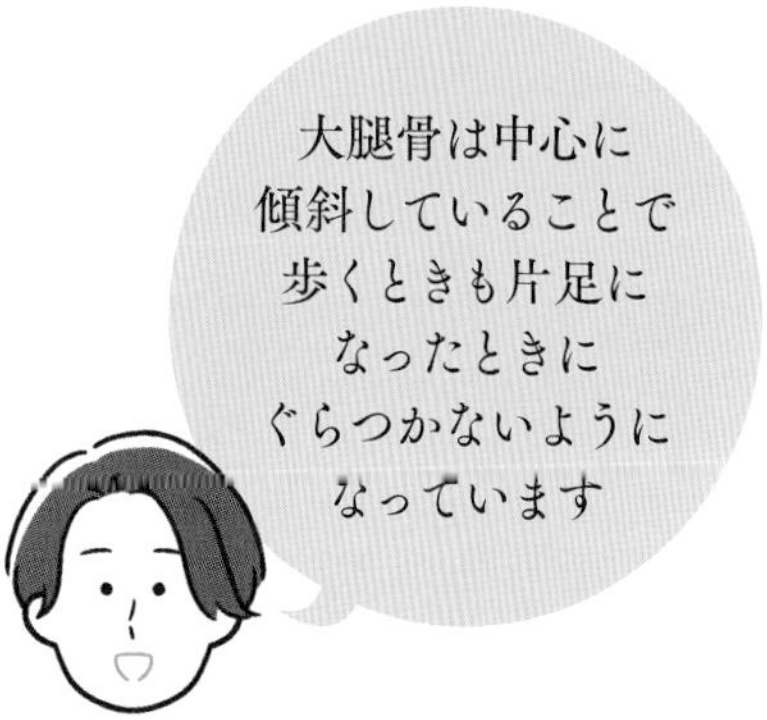
大腿骨は中心に傾斜していることで歩くときも片足になったときにぐらつかないようになっています

Lesson

鏡の前で、片側ずつ脚をひざから上げ、ひざがカラダの中心線にくるか、カラダがぐらつかないか確認してみる。ぐらついていたらP.81を参照して修正する。

やってみよう！

カラダの中心線を保ちながら、ラクに歩けるようになりましょう

がに股や靴音が大きい、靴底の減りが左右均等でないなど、歩き方が気になる人はカラダの中心線から脚がずれている可能性が。全身が映る大きな鏡の前で確認しながらおこなうと効果もアップ！

1 鏡の前に立ち脚幅をチェックし（→ P83）、その後片ひざずつ上げてみる。

2 脚を上げたときに、ひざが中心線にきているかチェックする。

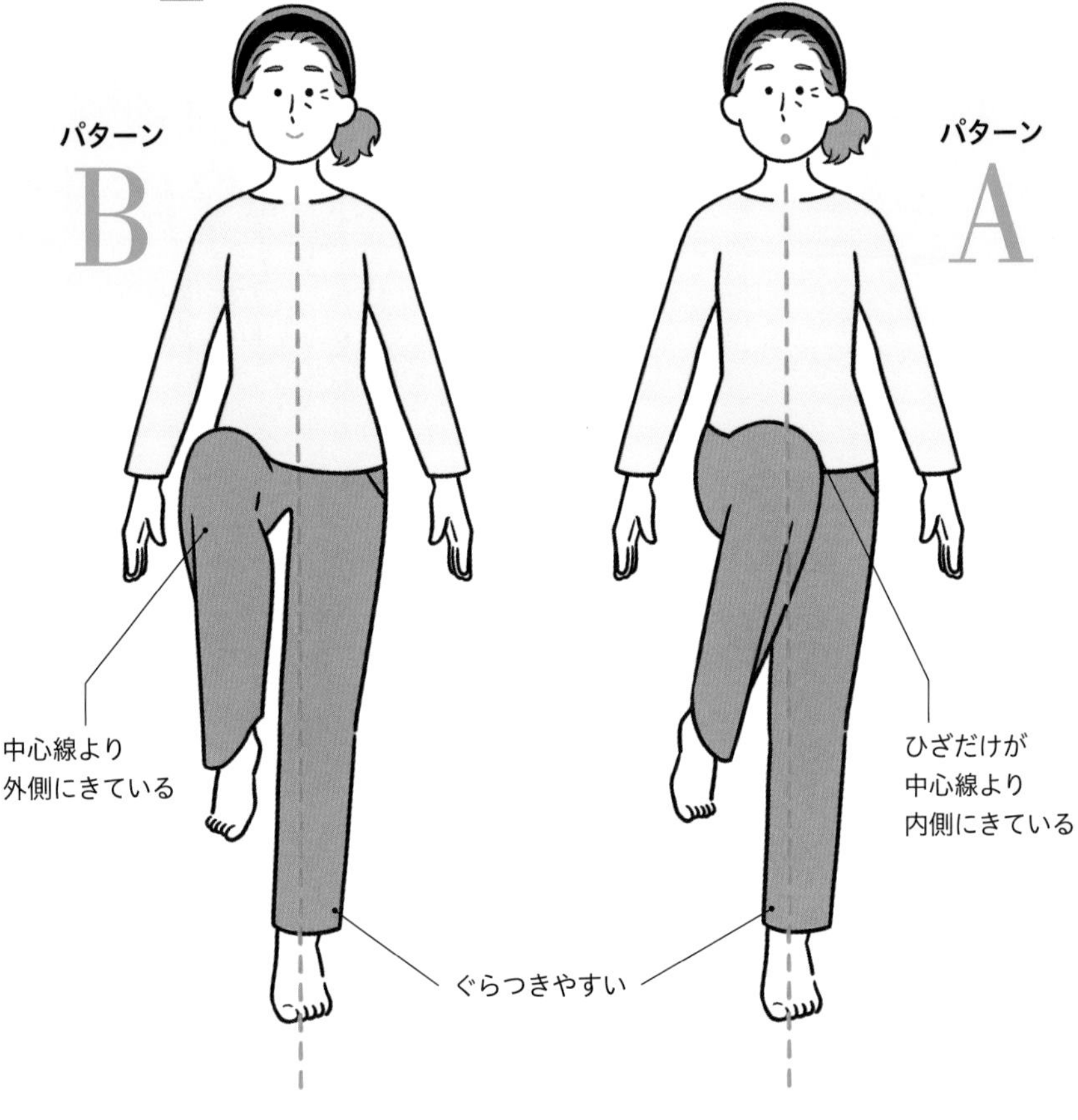
パターン
B
中心線より
外側にきている
パターン
A
ひざだけが
中心線より
内側にきている
ぐらつきやすい

3 上げたひざが中心線より外側だったり、ひざを上げるとぐらつく、ひざから下がまっすぐに下りていなかったら、片脚ずつ台（イス）にのせて、下記のように修正する。片方したあと、左右の違いを確かめてみよう。

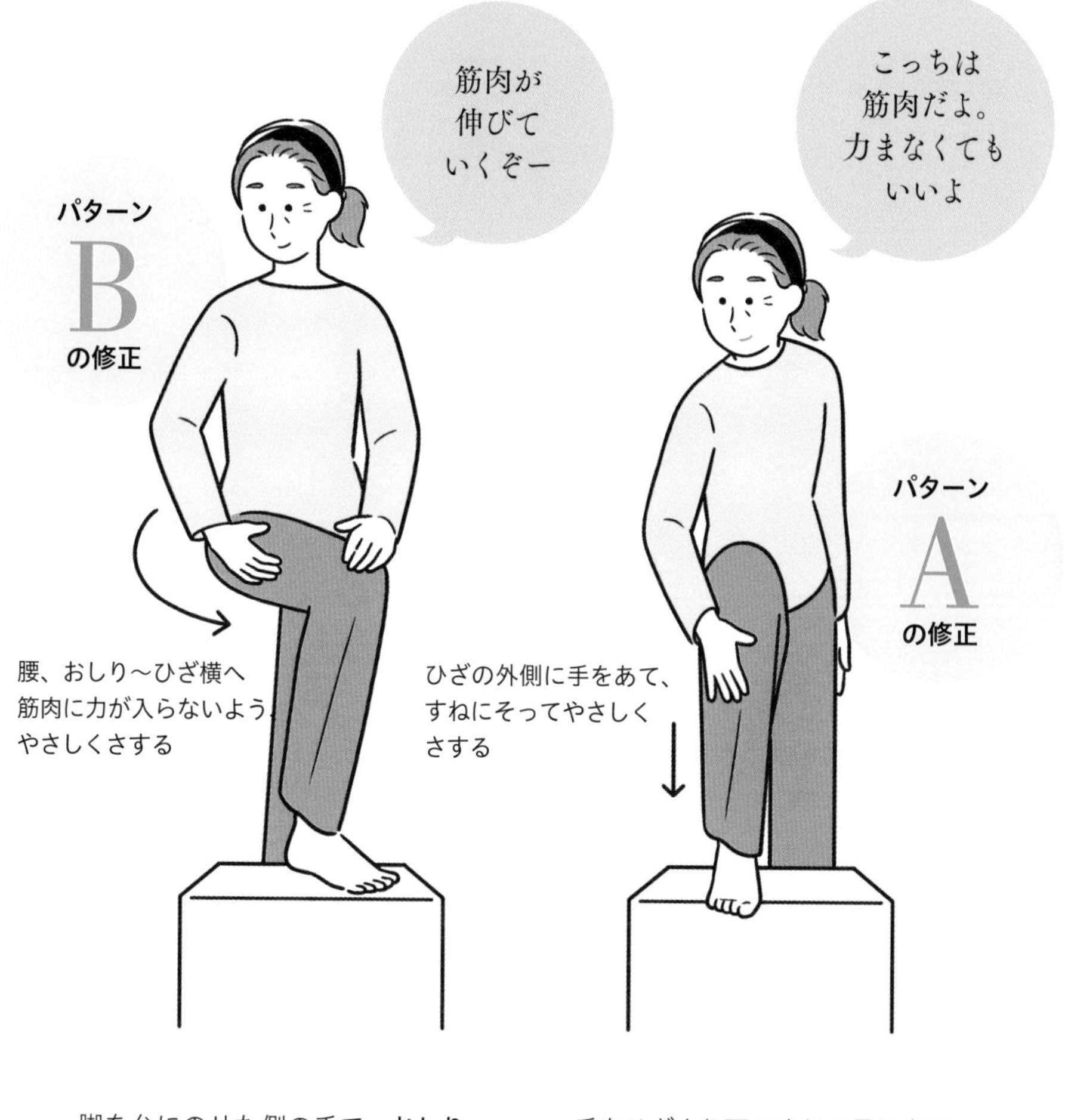
パターンB の修正
筋肉が伸びていくぞー
腰、おしり～ひざ横へ筋肉に力が入らないよう、やさしくさする
こっちは筋肉だよ。力まなくてもいいよ
パターンA の修正
ひざの外側に手をあて、すねにそってやさしくさする

脚を台にのせた側の手で、**おしりから太ももの外や下のほうを「筋肉が伸びていくぞー」と思いながらさする。**反対側の手はひざの外側に置く。何度かくり返したら、最後はひざまでなでる。

手をひざより下のすねの骨に当て、骨がまっすぐであることを確かめながら、上から下に手を動かす。さらに**脚の外側の筋肉に手を当て「こっちは筋肉だよ。力まなくてもいいよ」と言い聞かせる。**

脚を解放すれば

ほら、ラクチン

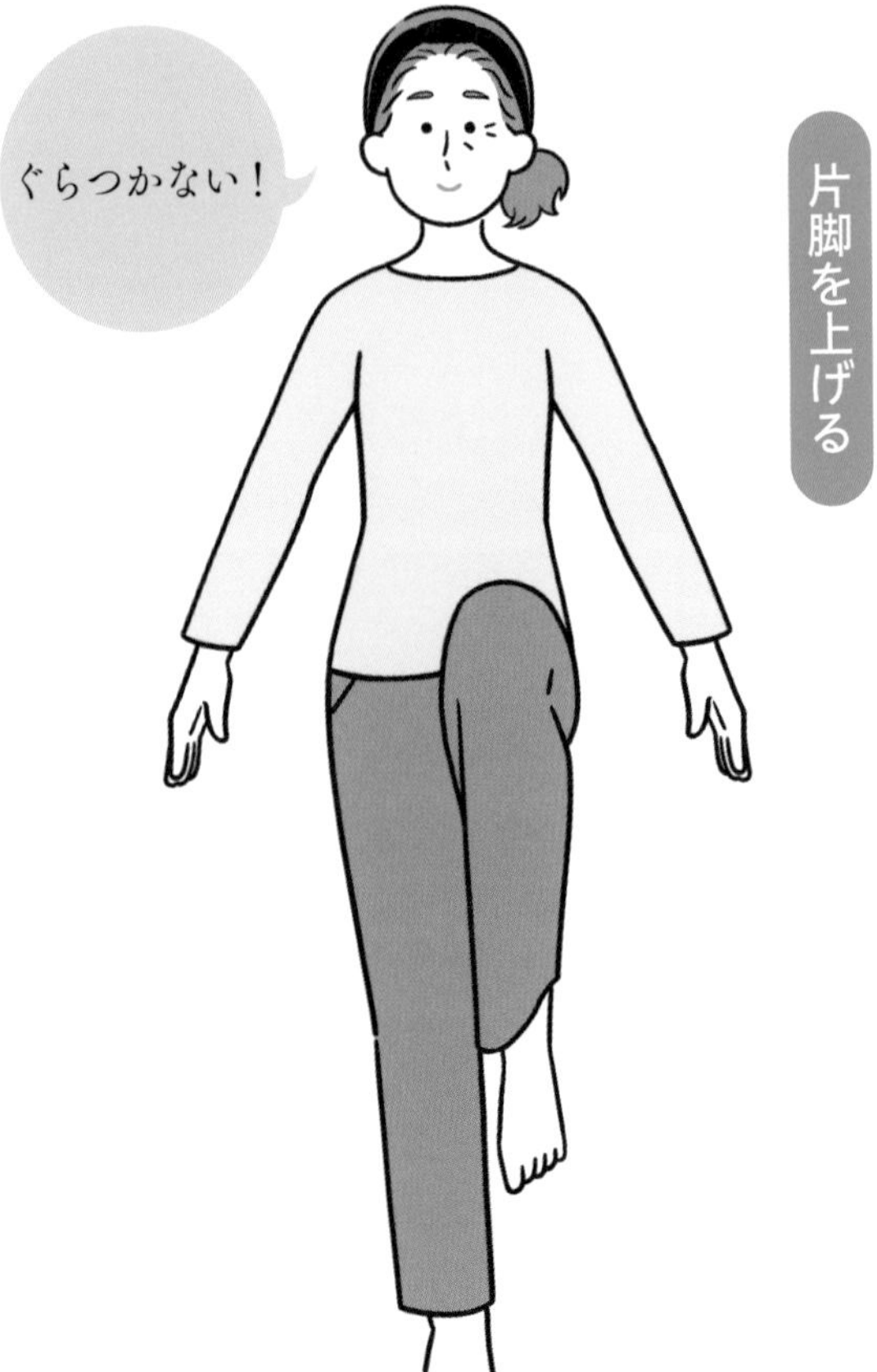

勘違いしたままだと

靴音が大きく、疲れやすい脚になっている。靴底の減りも早かったり左右均等でなかったりする。

↓

勘違いを修正すると

ひざがカラダの中心線にくるようになるとバランスがとりやすくなり、**ほぼ足跡が１本線になるよう歩くことができる。**また**上半身がぐらつかず、ラクに、キレイに歩ける。**

脚を肩幅に広げて歩いている人は要注意！

信号待ちなどで立ち止まったとき、足元が肩幅に広がっていないかチェックしてみてください。止まっているときだけなら問題ありませんが、歩いているときもこの幅をキープしているとしたら、非常に不安定で危ない動き方で歩いていることになります。

Ｐ79でもみたように、**太ももの骨は腰の両脇から中心へ斜めになる形です。そして、ひざから下のすねの骨はまっすぐになっています。**鏡の前で両脚を肩幅に開き、脚を上げてみるとよくわかりますが、脚を上げて体重が片脚にのるたびに上体が左右に大きく揺れてしまいます。

つまり、**脚幅を広げて歩いている人は、不安定な姿勢で歩いていることになるのです。**ちなみに、この状態で歩いても、背骨のしなやかさと目と脳が瞬時に修正をかけてまっすぐ歩いているように思わせてしまうので、自分がぐらついている感じはまったくしません。

高齢者の場合、脚を開いて踏ん張るほうが転びにくく安全だと思いがちですが、実はバランス上、危険な歩き方だということを知っておきましょう。

※そのときの作業で広い脚幅が必要な場合もあります。

ひざから下を解放する

「ふくらはぎの真ん中に骨がある」

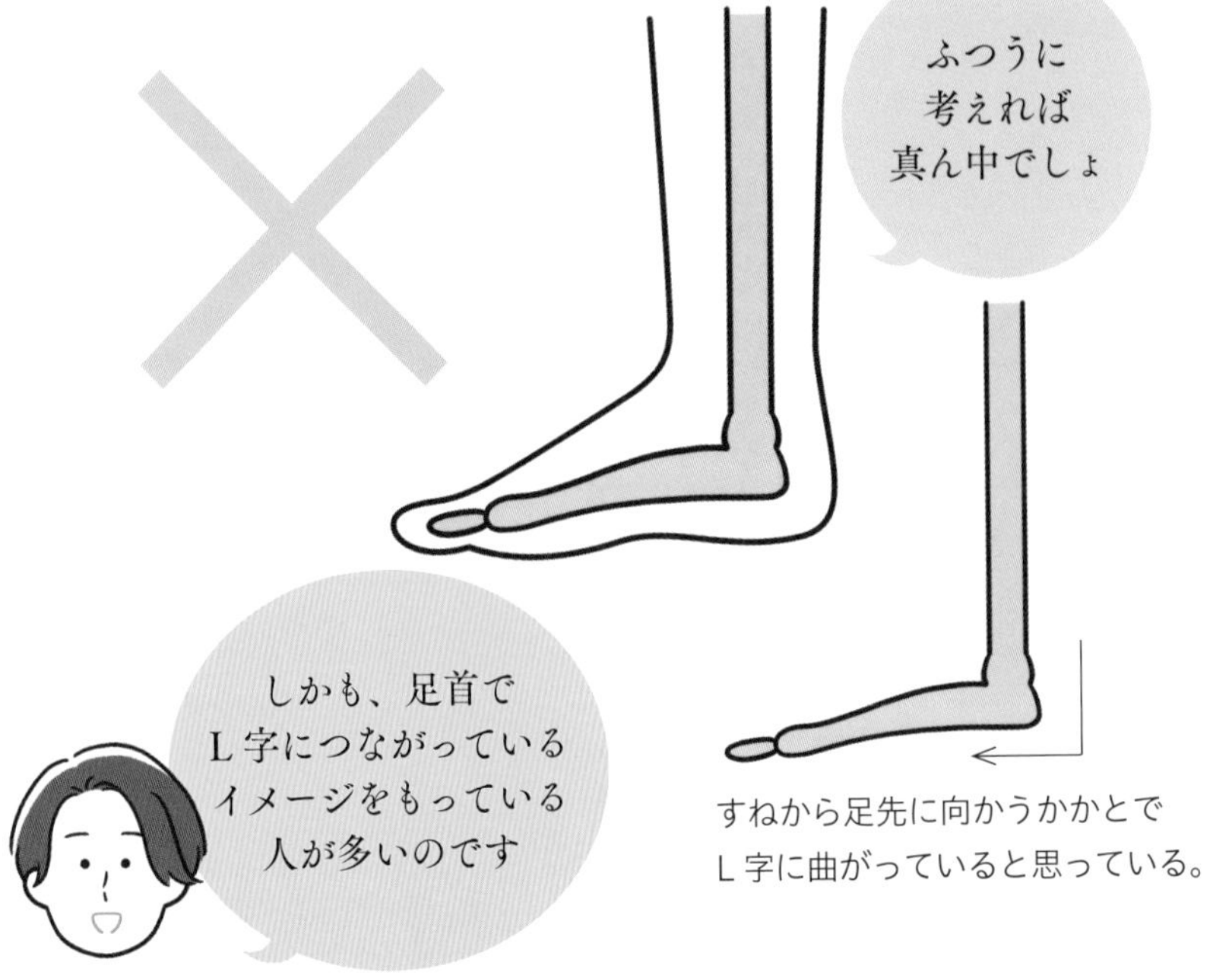
ふつうに
考えれば
真ん中でしょ
しかも、足首で
L字につながっている
イメージをもっている
人が多いのです
すねから足先に向かうかかとで
L字に曲がっていると思っている。

脚が「L字」だという勘違いでふくらはぎがパンパンに

カラダの土台となる足は、かかとの前、土踏まずの上で下肢とつながり、頭から足まで1本のラインをつくります。そのため、**すねの骨が重さを支え、土踏まず上に重心があるとラクで自然な立ち方になります。**

しかし、実際には多くの人がアキレス腱やふくらはぎの筋肉を骨だと思い込んでいるため、ふくらはぎが張って硬くなっています。

さらに、**すねから足先に向かうの骨が「L字」になっていると思っているので重心がかかとにのりがちです。**バランスを崩した状態で体重を支えるために、疲れやすくなっているのです。

ふくらはぎの前のほうに骨がある

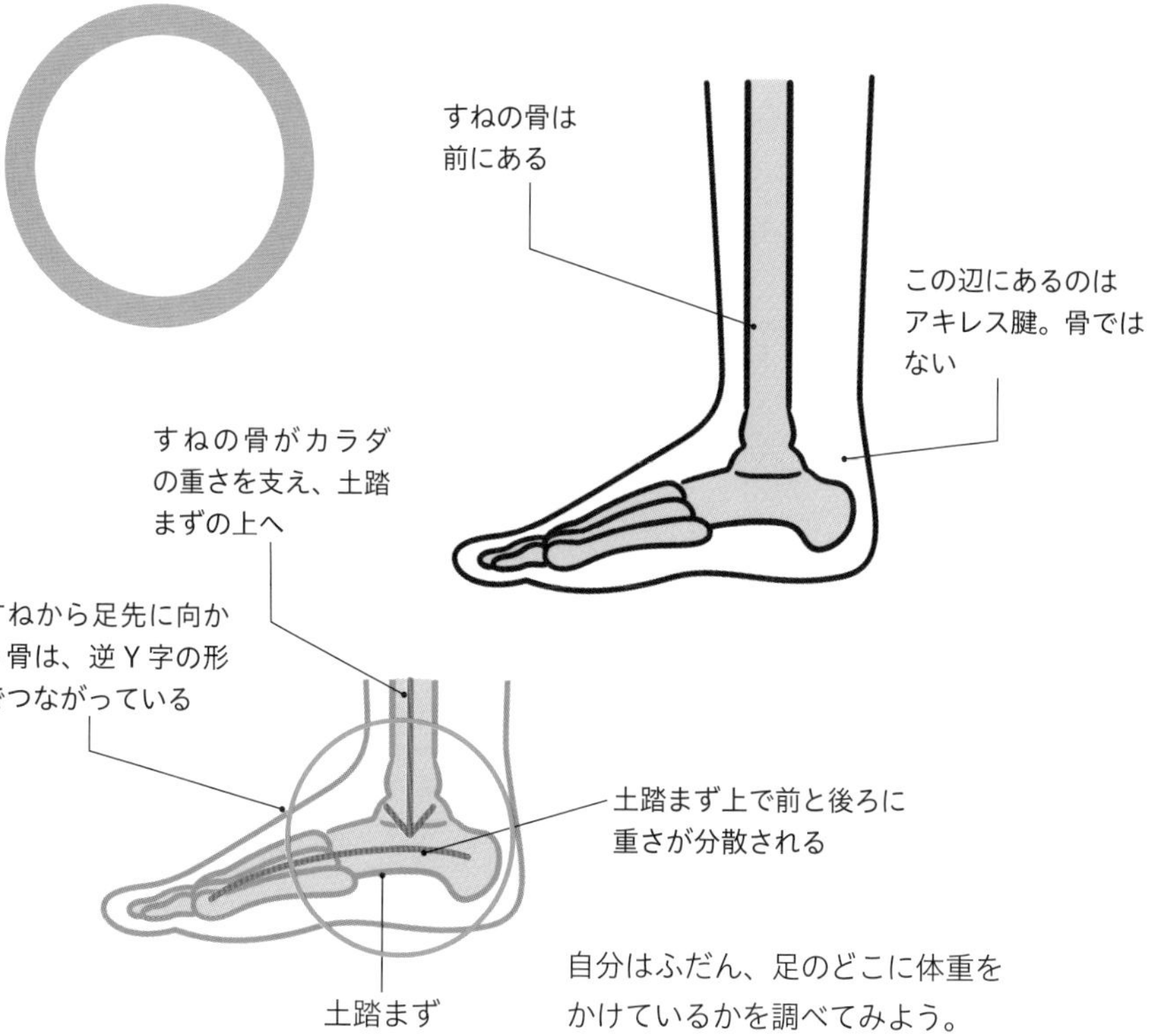
すねの骨は
前にある
この辺にあるのは
アキレス腱。骨では
ない
すねの骨がカラダ
の重さを支え、土踏
まずの上へ
すねから足先に向か
う骨は、逆Y字の形
でつながっている
土踏まず上で前と後ろに
重さが分散される
土踏まず

自分はふだん、足のどこに体重をかけているかを調べてみよう。

Lesson

「中心線の4つの骨」で姿勢を整えてから下記の3ステップをおこなう。カラダの重心をどこに置けばいいか確認してみよう。

1. わざと、つま先が浮きそうになるくらいかかとにのってみる。
2. かかとが浮きそうになるくらい、つま先にのってみる。
3. 1と2の中間くらいのバランスで立ってみる。足の重心の位置が変わると上半身のバランスも変わる。違いを感じてみよう。

書き換えレッスン⓬⓭⓮

足首を解放する

「外くるぶしと内くるぶしは同じ高さにある」

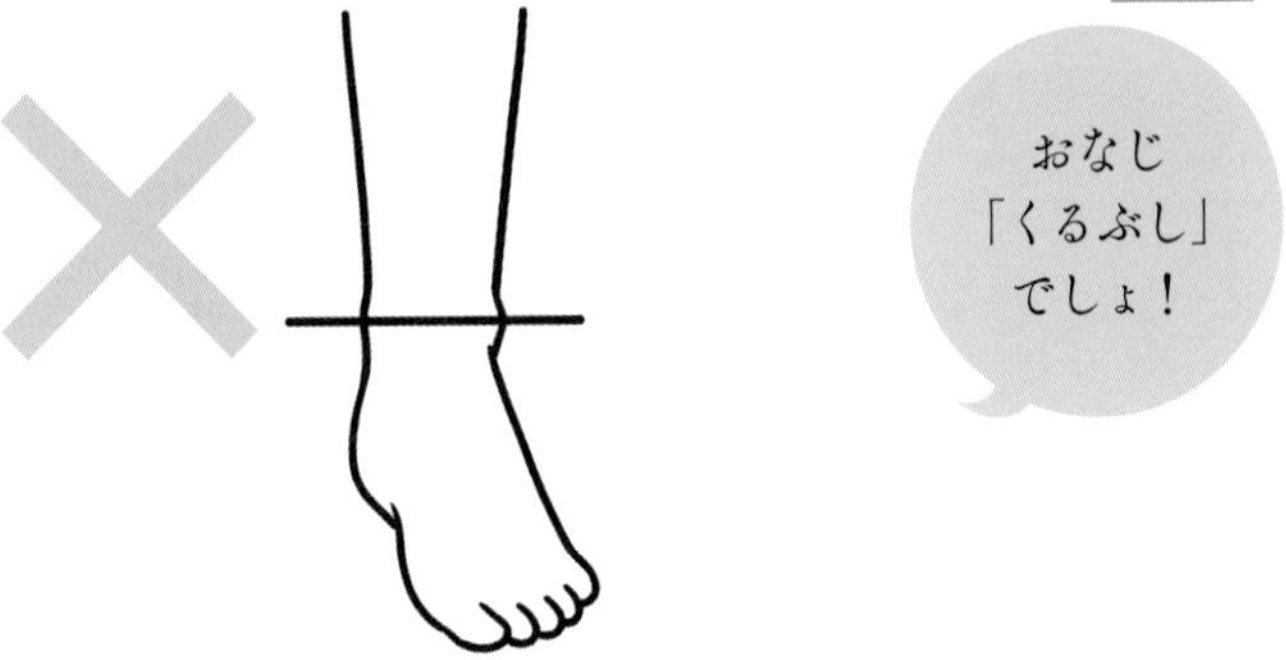
おなじ
「くるぶし」
でしょ！

「外くるぶしから足底までは5㎝くらい」

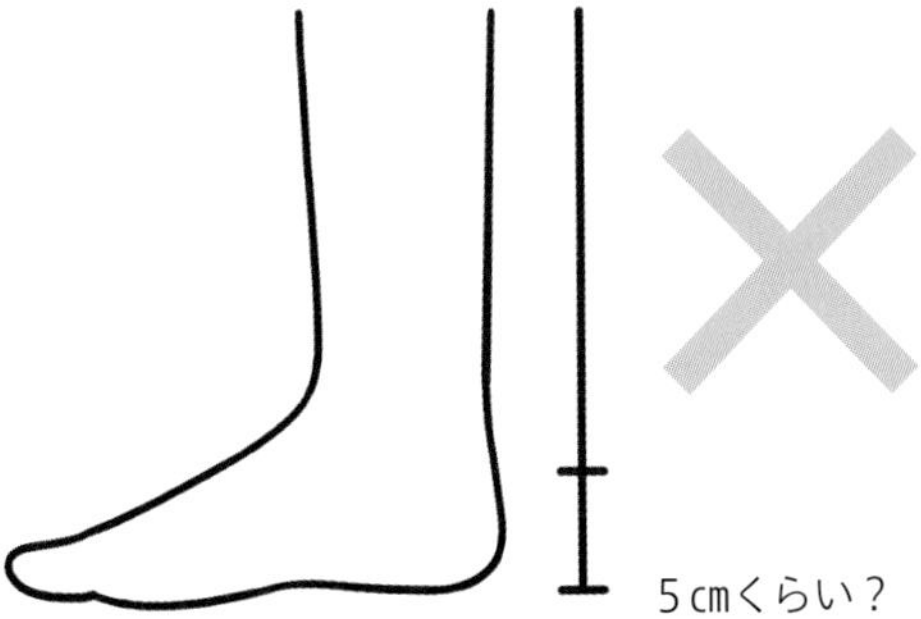
5㎝くらい？

「足底の幅は広がっている」

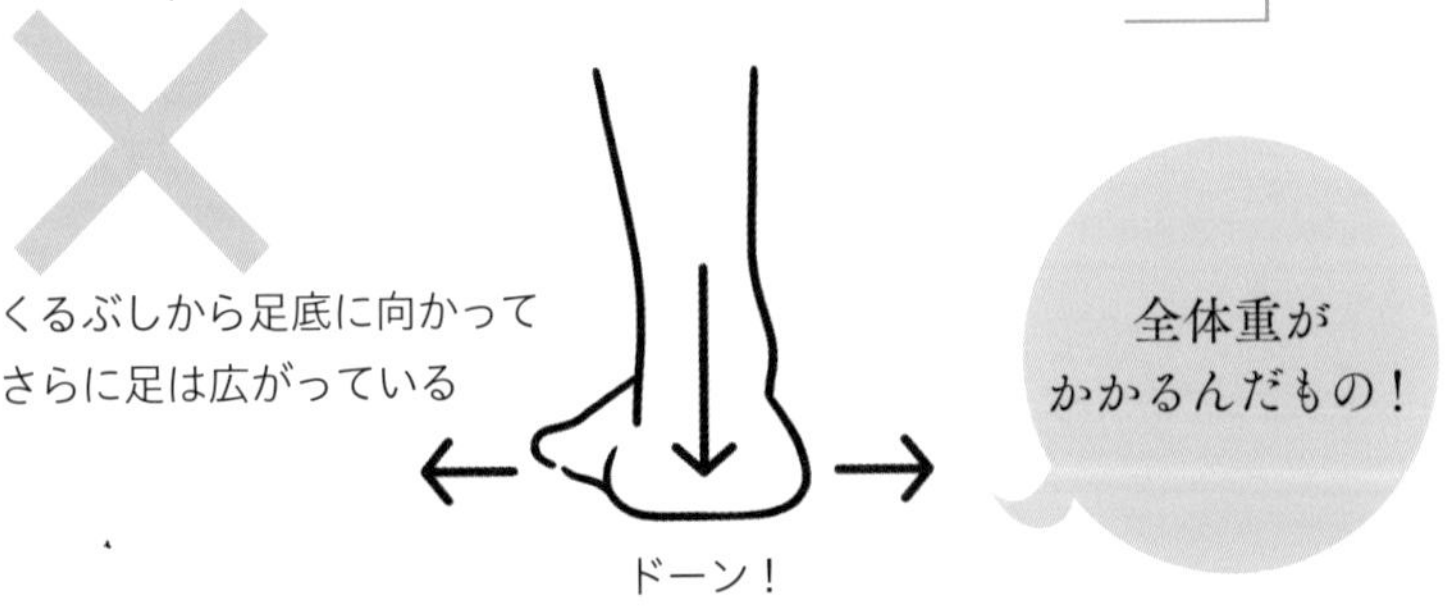
くるぶしから足底に向かって
さらに足は広がっている
全体重が
かかるんだもの！
ドーン！

外くるぶしのほうが下で後ろ 内くるぶしのほうが上で前

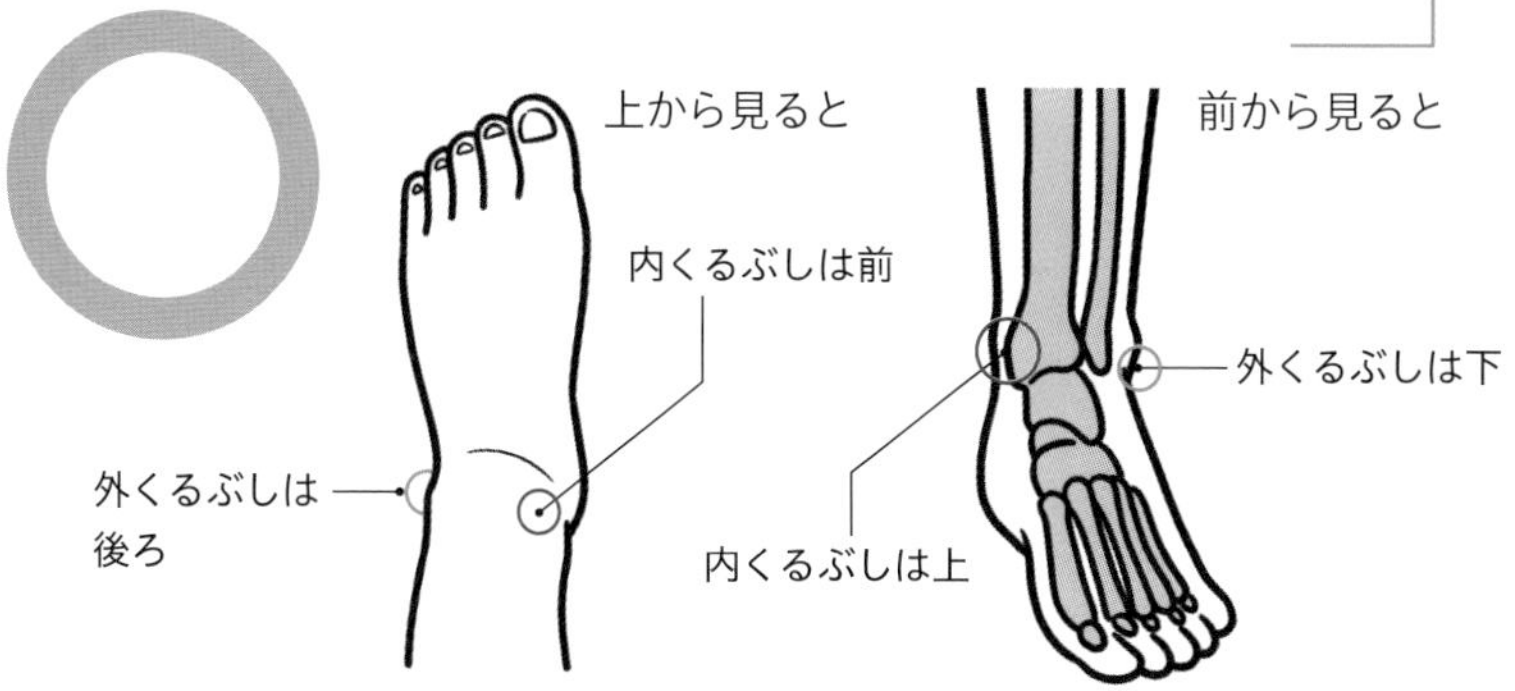
上から見ると
内くるぶしは前
外くるぶしは後ろ
前から見ると
外くるぶしは下
内くるぶしは上

外くるぶしから足底までは 自分の握りこぶし１つが入るくらい

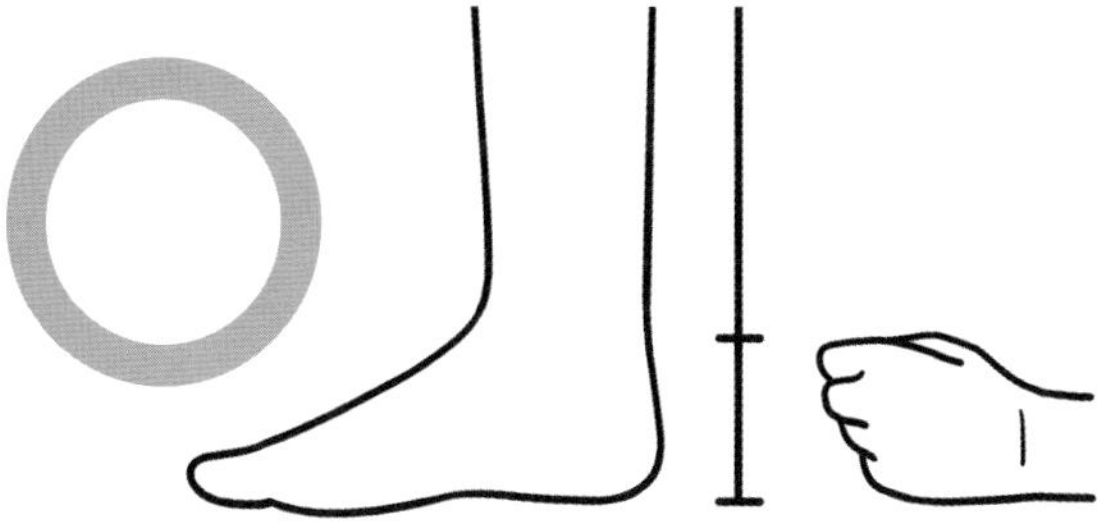

足底の幅は広がらない

Lesson

P.88を参照してくるぶしを正しい位置にガイドし、かかとから下の筋肉をゆるめてみる。

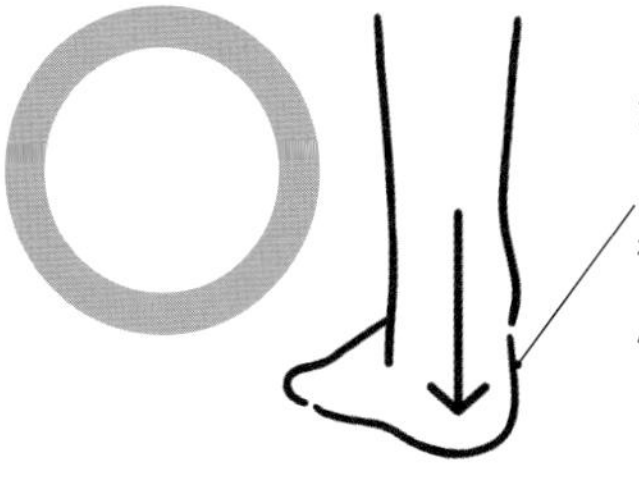
どんなに体重がかかっても、くるぶしから後ろエリアは広がりません

やってみよう!

足首を解放して足をラクにしましょう

A 脚を組んで、足首の前側から親指を内くるぶしに置いて、4本の指は外くるぶしの骨にそわせて軽く足を握る。筋肉が警戒しないよう、できるだけ軽く押しながら「(くるぶしは) 内側は前で上にいく、外は後ろで下にいく」とガイドする。

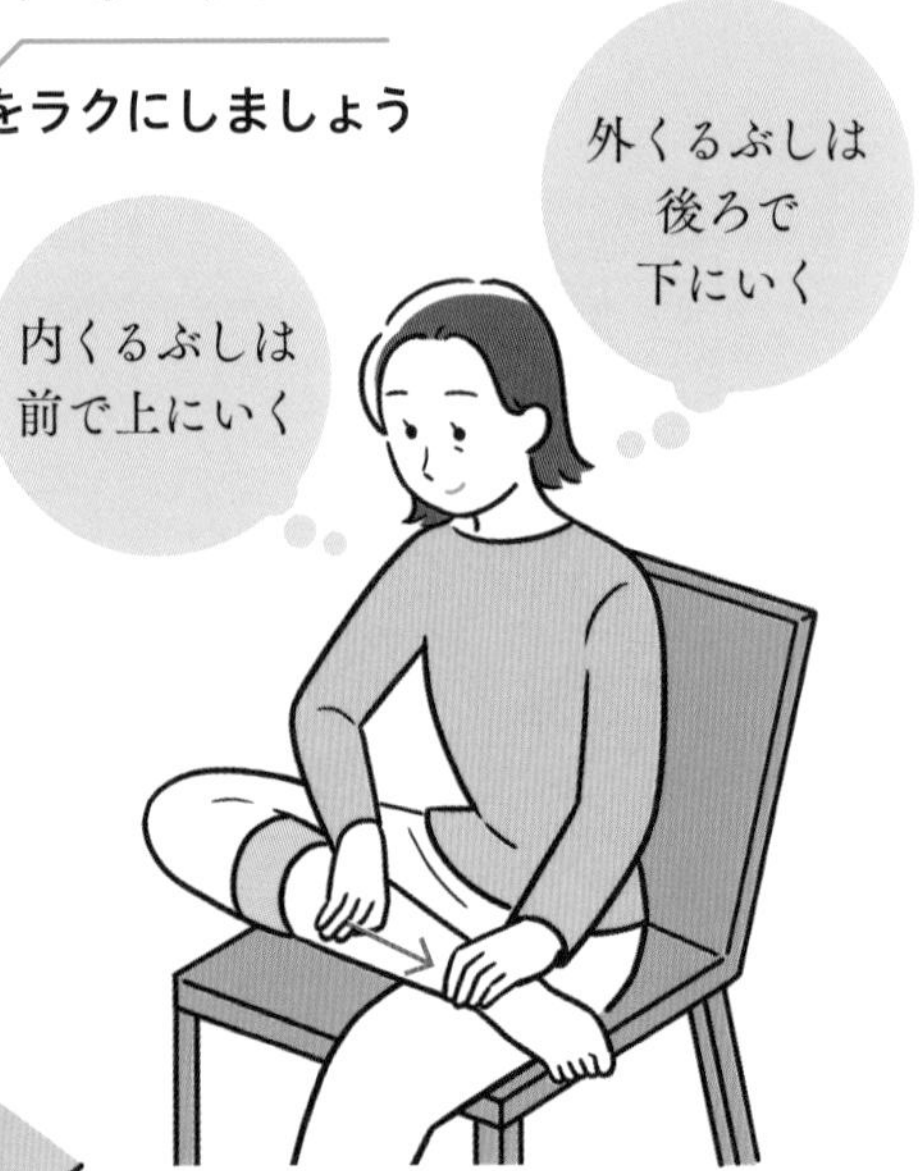
内くるぶしは
前で上にいく
外くるぶしは
後ろで
下にいく

B1 脚と反対側の手を土踏まずに添える。4本の指は外くるぶしから下の面を、足底のほうへ広がるようにガイドする。

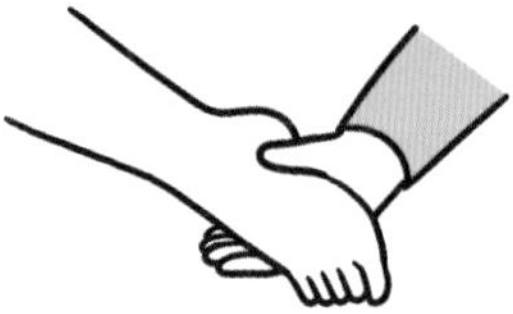

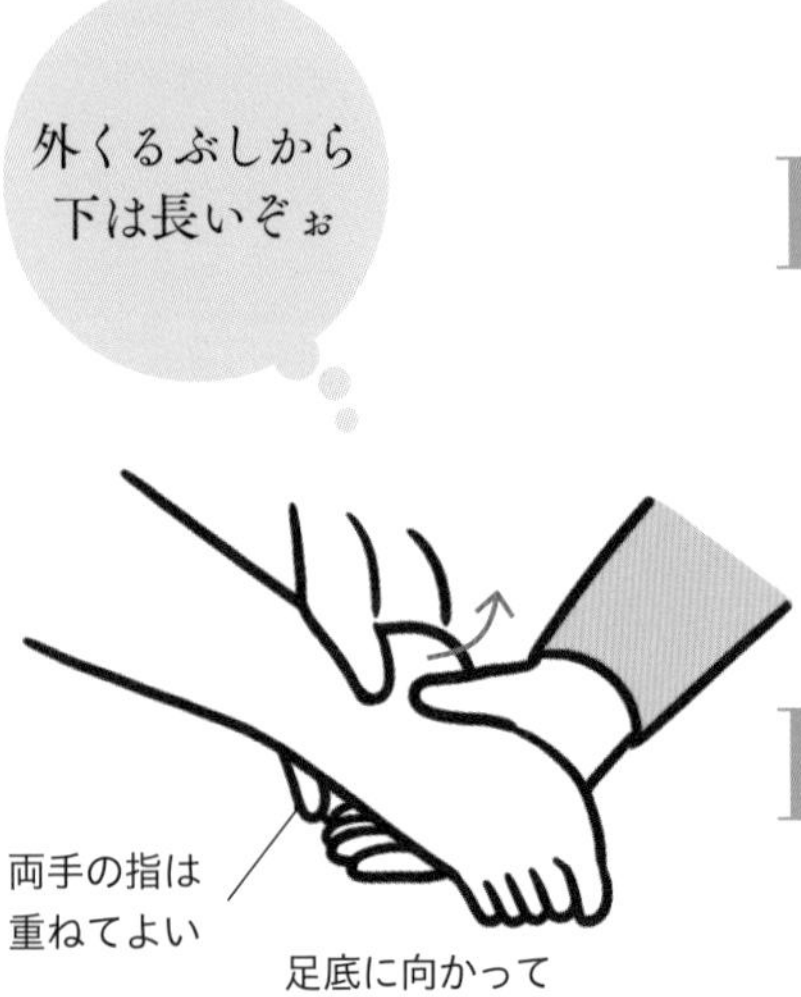
外くるぶしから
下は長いぞぉ
両手の指は
重ねてよい
足底に向かって
かかとが内側に
入るように指を
ゆっくりとガイドする

B2 もう片方の手はアキレス腱側からイラストのようにもつ。両手の親指は近く、4本指は足の外側で重ね、かかとを内側へ。「外くるぶしから下は長いぞぉ」と思いながら、外に広がったかかとをやや内に入れるようにガイドする。

B3 片方の脚を終えた時点で、床に足をつける前に左右を見比べてみよう。それからゆっくり立ち上がり、ゆっくりと歩いて、まだ何もしていないもう片方の脚との違いを感じてみる。その後、もう片方も同様におこなう。

足首を解放すれば

ほら、ラクチン

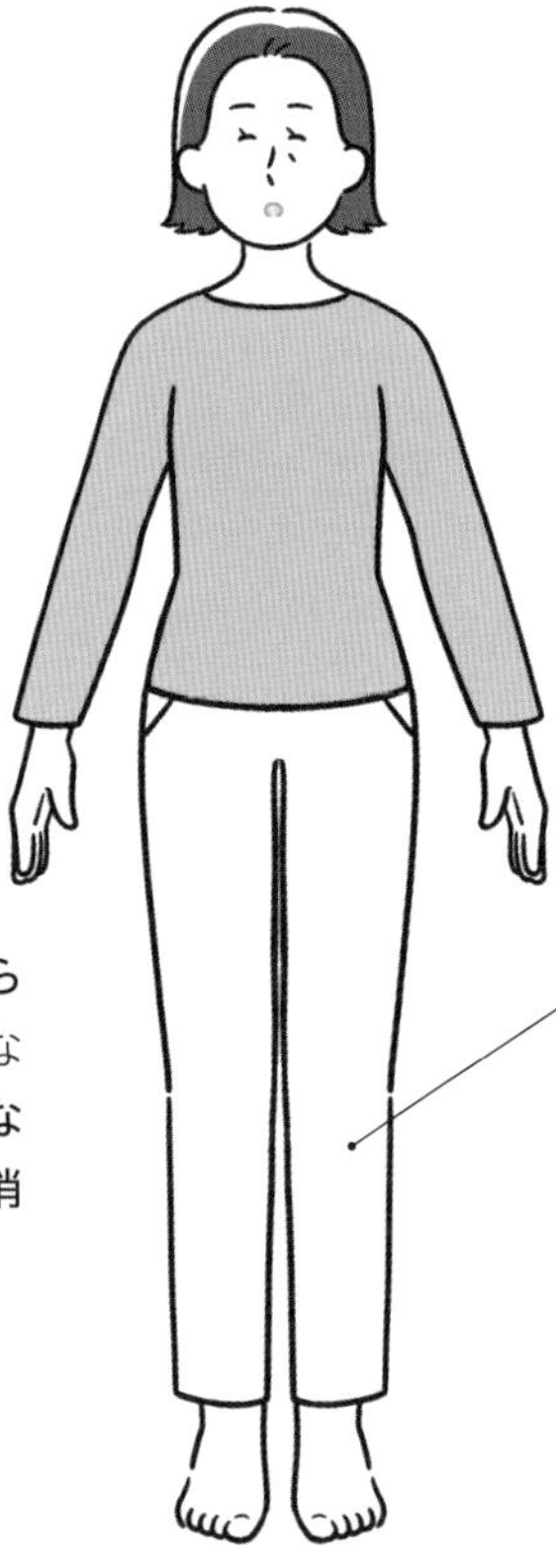

勘違いしたままだと

くるぶしの位置やかかとの形を勘違いしていると(→ P.86)、カラダがその考えに合わせようとして**筋肉を骨のように、骨を筋肉のように扱おうとするため、よけいな力がかかる。ラクに歩けない。**

勘違いを修正すると

重心が定まって**カラダがぐらつかない。**よけいな力みがなくなるので、**靴音も小さくなり、ふくらはぎの張りも解消する。**

バランスが定まって
ラクに立てる

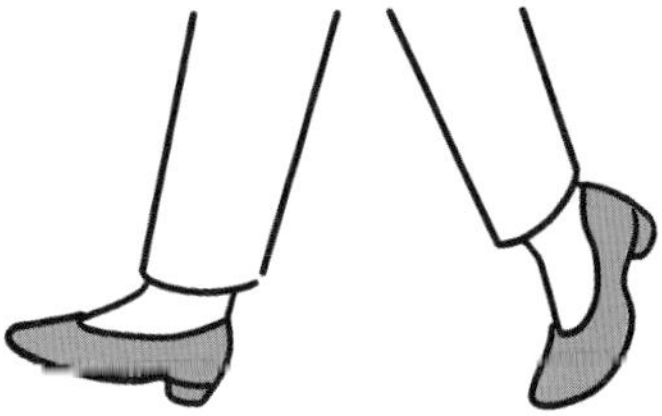

靴音が小さくなる

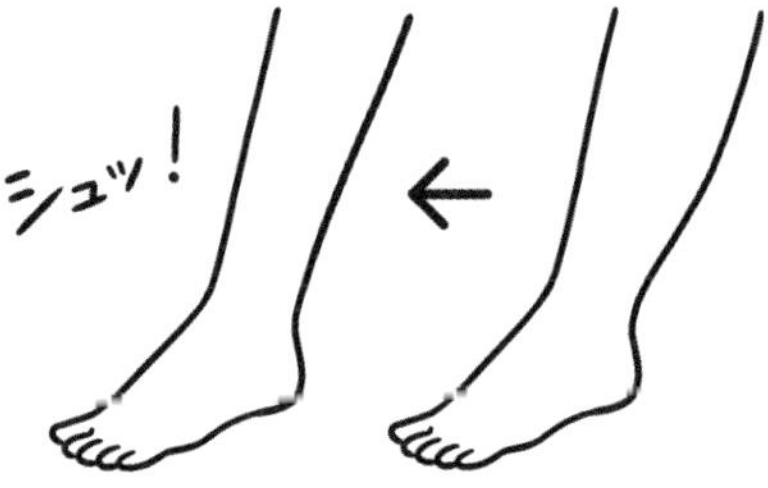

ふくらはぎのむくみが解消される。足首がしまる

おさらい

脳が覚えてしまった
勘違いを書き換えよう

腰はウエストで曲げる

↓

ビッグマウスの横断ラインでカラダを折り曲げる

脚のつけ根は股の位置

↓

脚のつけ根は坐骨よりも上、カラダの奥にある

太ももの骨は脚の真ん中を通っている

↓

太ももの骨は太ももの外側から中心へ傾斜している

足を肩幅に開いて立つとカラダが安定する

↓

足を揃えて立つとカラダはバランスをとりやすい

ふくらはぎの真ん中に骨がある

ふくらはぎの前に骨がある

すねから足先に向かう骨は「L字」になっている

すねから足先に向かう骨は「逆Y字」になっている

外くるぶしと内くるぶしは同じ高さにある

外くるぶしは下で後ろ、内くるぶしは上で前にある

外くるぶしの下から足底までは5㎝くらい

外くるぶしの下から足底までは
握りこぶし1つ分くらい

かかとの幅は底に向かうほど広がっている

かかとの幅は底に向かってまっすぐ

しゃがめない人が増えている

洋式トイレが普及し、生活の中で「しゃがむ」ことが少なくなったせいか、ひざや脚に異常はないのに「しゃがめない」人が増えています。

しゃがむ動作は、股関節、ひざ関節、足首（足関節）を大きく曲げる必要があり、とくに**足首が硬いとしゃがみづらく、かかとが上がってしまうか、後ろに転がってしまいます。また、ふくらはぎやアキレス腱が硬くなっている場合もしゃがめません。**

かかとも床につけ、ひざとつま先、かかとを揃えてしゃがめると理想的ですが、かかとを上げないと後ろに倒れそうな場合は、まずはかかとを上げてしゃがめるようにしましょう。練習して、足の親指側を上げてむしろ、小指側の側面だけつけてしゃがみ、足首と土踏まずがうまくはたらくようにします。

しゃがめないということは、転んだときに一人で立ち上がれない可能性があるということなので、安心のためにもやってみましょう。

Ｐ94～95の「やってみよう！」は、**腰痛や坐骨神経痛、便秘の人にもおすすめのストレッチです。**

しゃがめない人の勘違い

ひざ頭の下あたり
膝《しつ》関節で曲がる

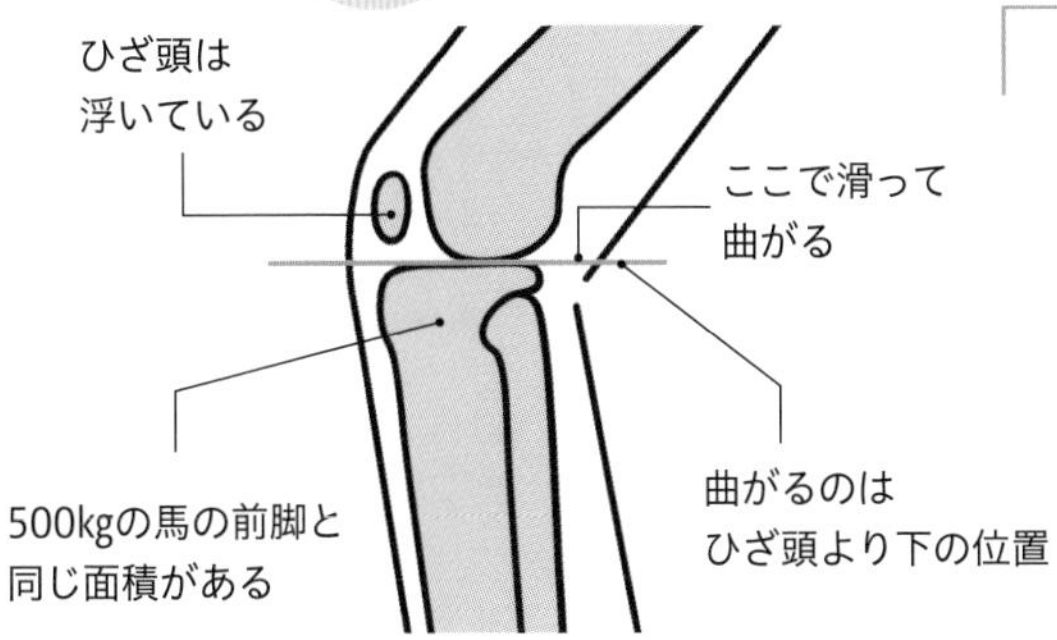

ひざ頭は
浮いている
ここで滑って
曲がる
500kgの馬の前脚と
同じ面積がある
曲がるのは
ひざ頭より下の位置

Lesson

膝関節を理解して P.95 のしゃがむレッスンをしてみる。

書き換えレッスン⑮
ひざを解放する

「ひざ頭でひざが曲がる」

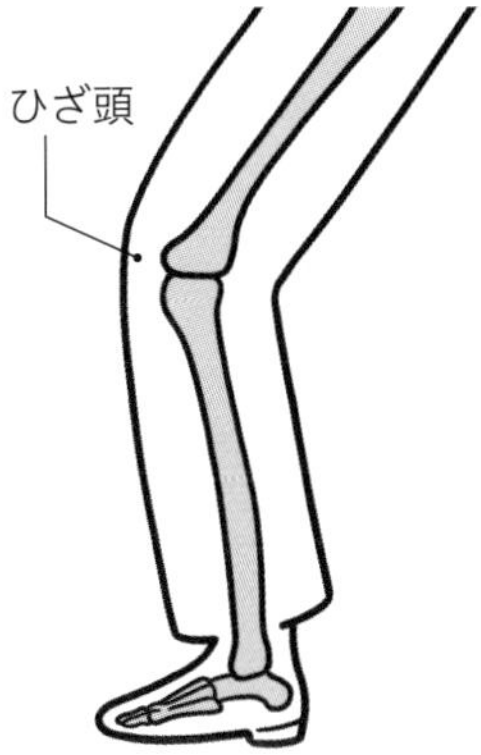

ひざ頭

「ふくらはぎの真ん中に骨がある」

「すねから足先に向かう骨は「L字」の形」

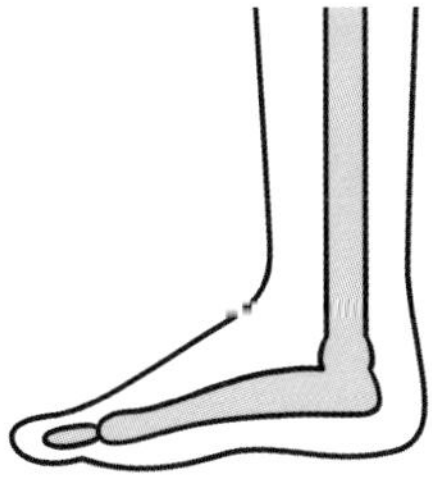

→ P.84　書き換えレッスン⑪

「腰はウエストの位置で曲がる」

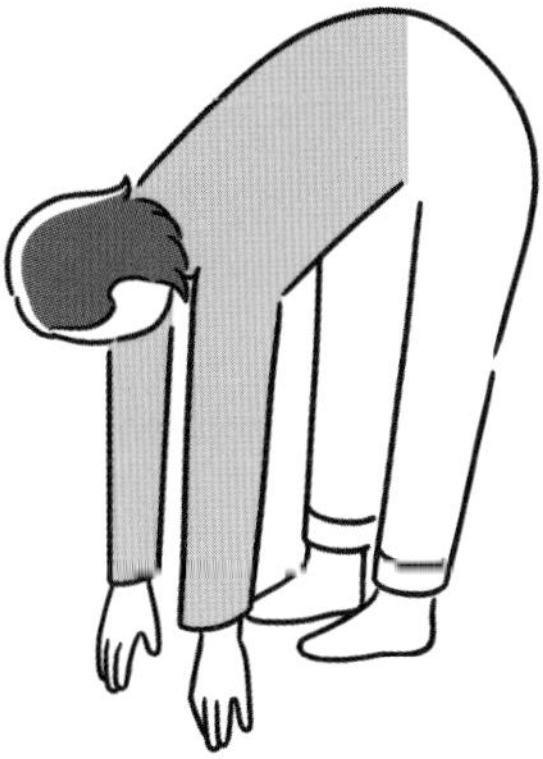

→ P.70　書き換えレッスン⑧

しゃがめるようになるためには？

足首とひざと股関節に対する4つの勘違いを正して、
ラクにしゃがめるようになろう！

1 まず、P.93の4つの勘違いを書き換える

①ひざ頭でひざが曲がる

↓

ひざ頭の下あたりの「膝関節」で曲がる
（ひざ頭はその上方で浮いている）

②腰はウエストで曲がる

↓

ビッグマウスの横断ラインで
カラダを二つ折りにする

③ふくらはぎの真ん中に骨がある
④すねから足先の骨は「L字」の形

↓

すねの骨は前にある
すねから足先の骨は「逆Y字」の形

2 カラダをビッグマウスの横断ラインで折り曲げる

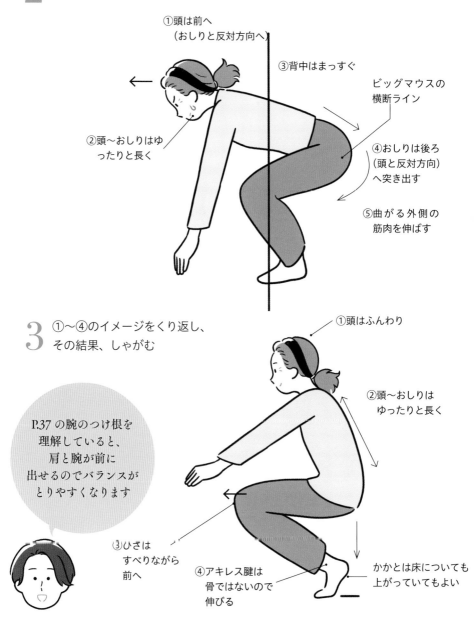

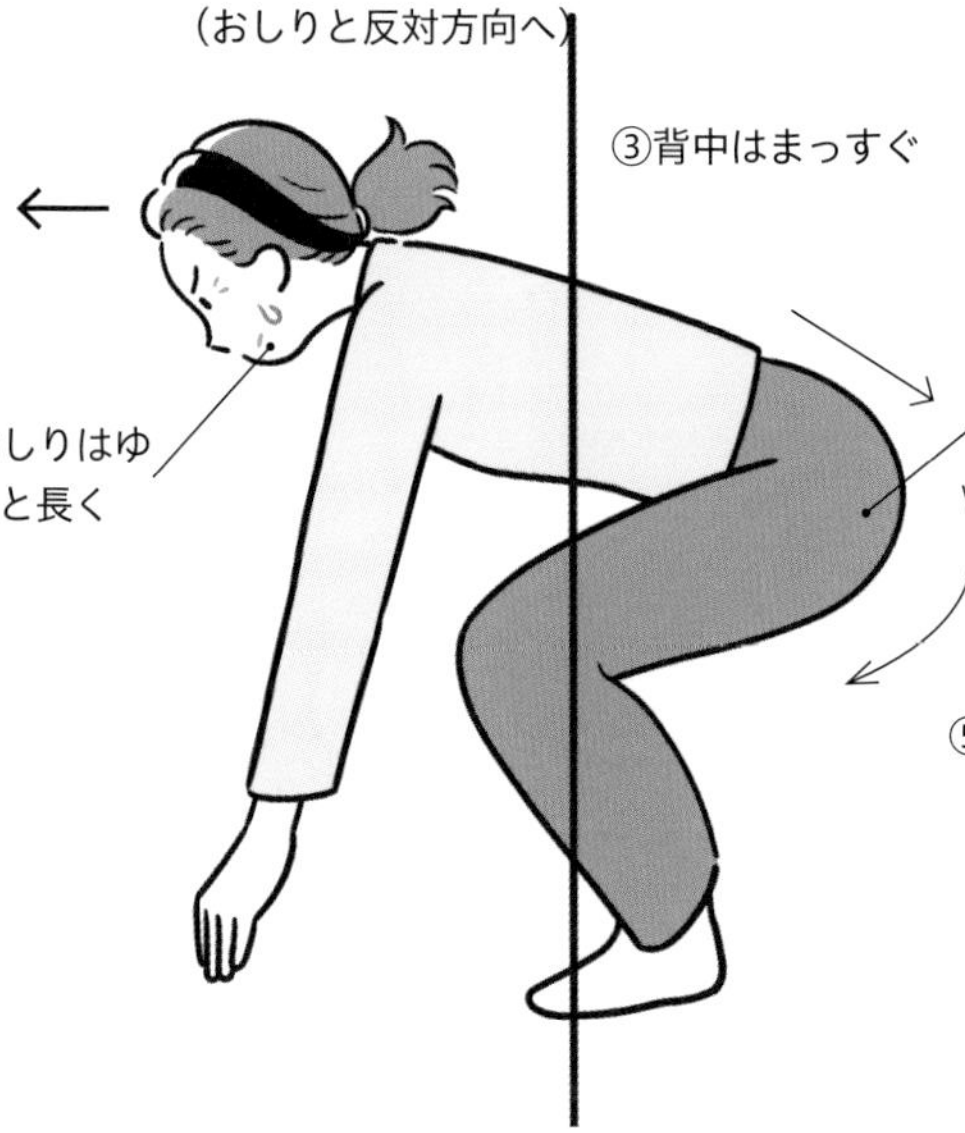

①頭は前へ
（おしりと反対方向へ）
③背中はまっすぐ
ビッグマウスの
横断ライン
②頭〜おしりはゆ
ったりと長く
④おしりは後ろ
（頭と反対方向）
へ突き出す
⑤曲がる外側の
筋肉を伸ばす

3 ①〜④のイメージをくり返し、その結果、しゃがむ

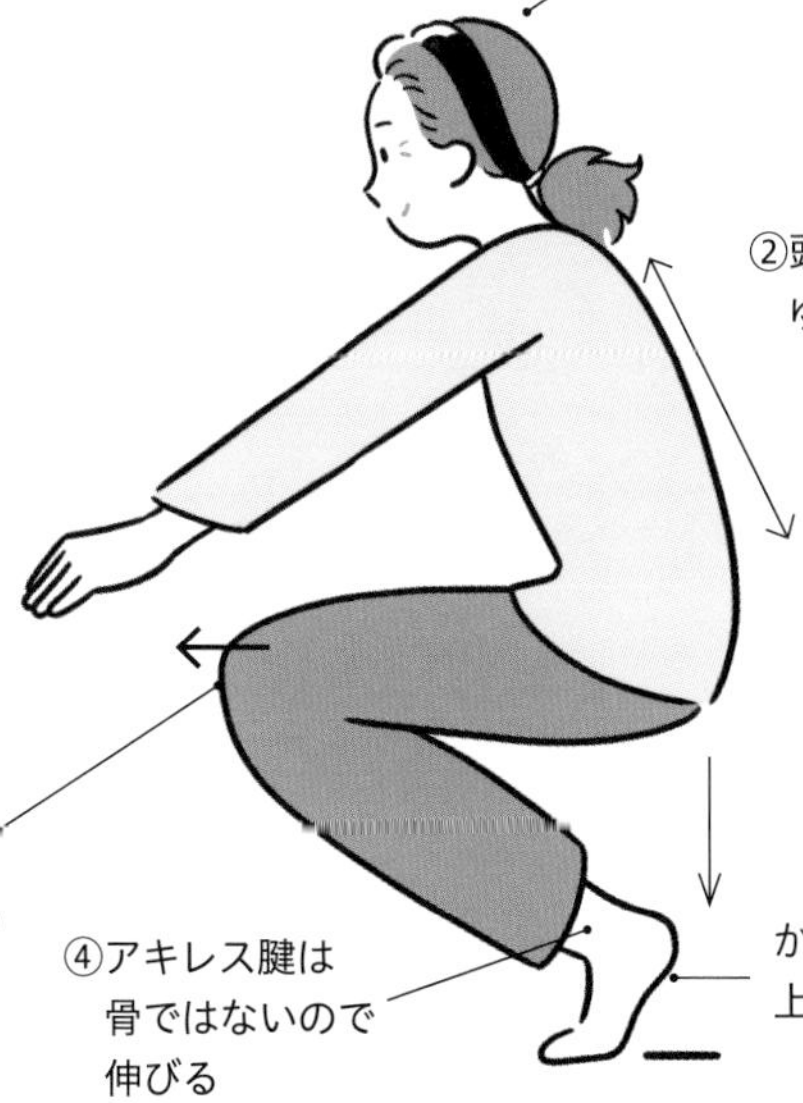

①頭はふんわり
②頭〜おしりは
ゆったりと長く
③ひざは
すべりながら
前へ
④アキレス腱は
骨ではないので
伸びる
かかとは床についても
上がっていてもよい

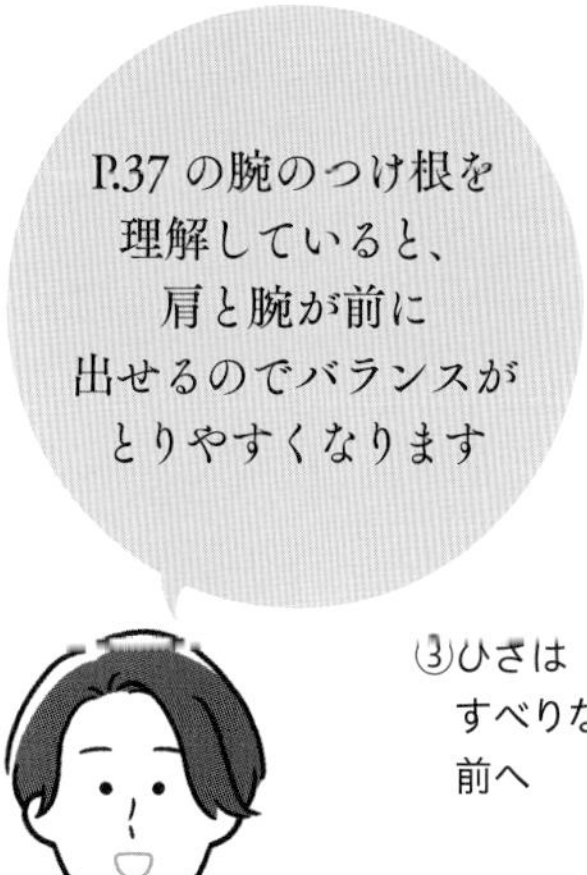

P.37の腕のつけ根を
理解していると、
肩と腕が前に
出せるのでバランスが
とりやすくなります

無意識の姿勢を自覚するには

あなたは立っているとき、足のどこに体重がかかっていますか？　爪先にかかっている人、かかとにかかっている人、爪先とかかとの中間にかかっている人……。さらに、爪先や足幅が開いていたり、あるいは片足にだけ体重をかけていたりと、立ち姿勢だけでも実にさまざまです。

これが、私たちの無意識の姿勢であり、脳とカラダのクセです。**こうしたクセは、立っているときやリラックスして座っているとき、家事などを習慣的におこなっているときの動作など、無意識のときほど出やすいものです。**

自分のクセを知るためにも、できれば一度、ご家族やお友達に頼んで意識していない、あなたのふだんの姿をカメラで撮ってもらってください。自分ではまっすぐ立っていたつもりでも、猫背だったり、反り腰になっていたり……、自分がイメージしていた姿とは違う人がほとんどです。

自分で気づかなかったクセを客観的に知ることで、どこをどう修正していけばいいのか、これからの目標もわかりやすくなります。

次ページからの私たちがやりがちなクセもチェックしてみてください。

脚を組む

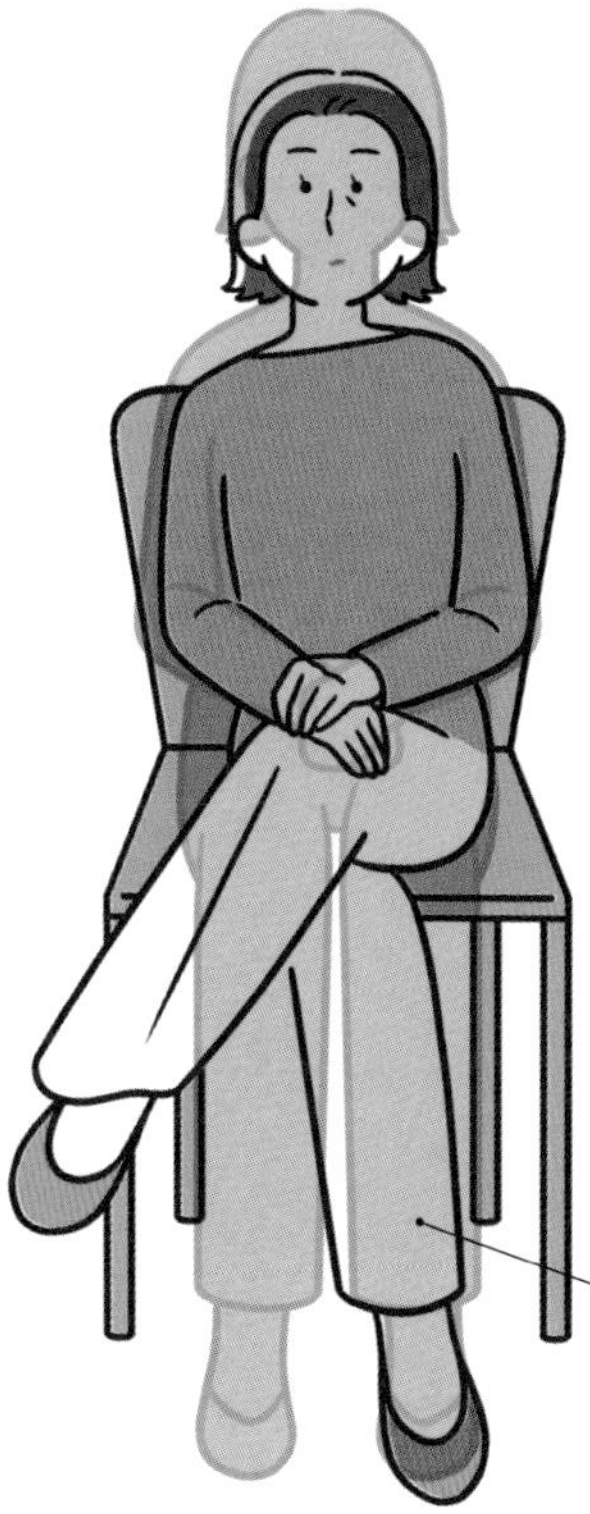
バランスが整うとラクに座れるので、
脚を組まなくてもよくなる

カラダに起きていること

地面との接点が片脚だけになり不安定になるため、**背中や腰に負担がかかる。**クセで同じ脚を上にすることから、どこかに力みがあり、**うまくバランスがとれなくなっている。**

→必要な書き換えレッスン❸〜❺
（P.42 〜 51）

スマホを使う

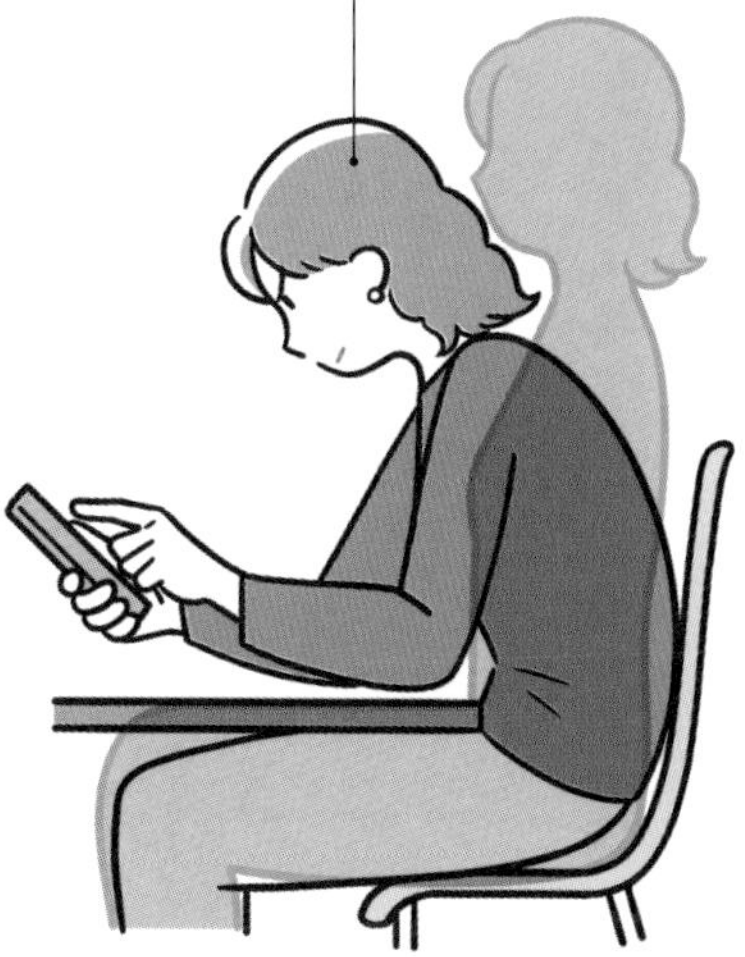
疲れるのはスマホのせいではなく、
あなたの姿勢のせい

カラダに起きていること

頭が下がって背中が丸まり、そのため**猫背になって内臓を圧迫している。肺も圧迫されて呼吸が浅くなる。**頭を支えるため首がすくめられ、首の筋肉が硬くなって**首や肩が張る。**

→必要な書き換えレッスン❸〜❺
（P.42 〜 51）

重いカバンを持つ

赤ちゃんを抱っこする

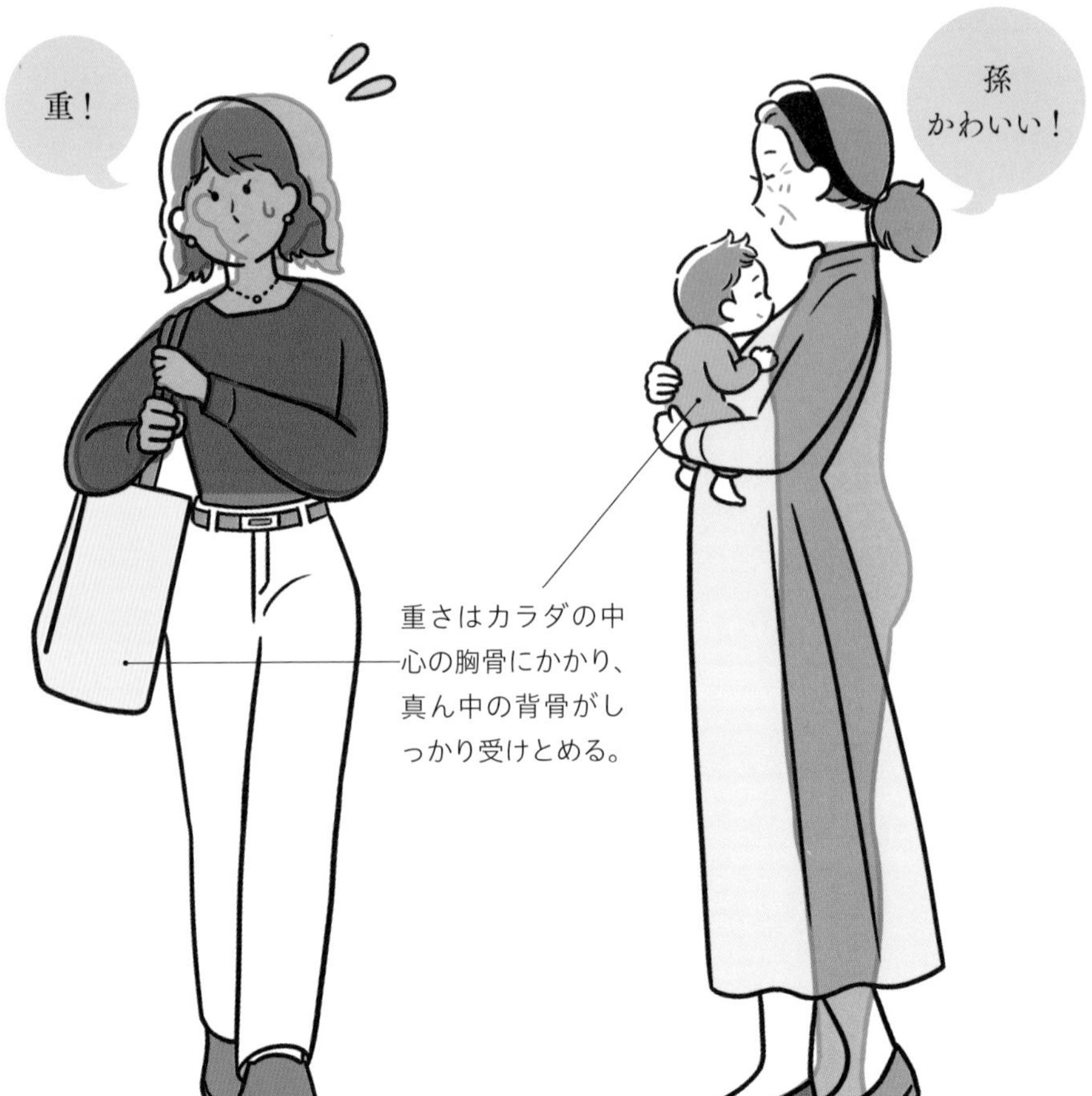
重！
孫
かわいい！
重さはカラダの中心の胸骨にかかり、真ん中の背骨がしっかり受けとめる。

カラダに起きていること

カバンがずり落ちないよう、何とかしたくてカバンが触れる**腰、脇、肩、腕、手のすべてが力み、歯をくいしばっている。**

→必要な書き換えレッスン❷❸
（P.36、42）

カラダに起きていること

赤ちゃんの重さを支えようと**おなかが出て腰が反り、腰と背中の筋肉に負担がかかっている。**そのため首と肩に力が入り固まっている。その結果、腕の力だけで赤ちゃんを抱くことになる。

→必要な書き換えレッスン❷❸
（P.36、42）

調理をする

掃除機をかける

頭から坐骨をなるべく
伸ばし、目線だけを少
し下に下げる
包丁や掃除機を持つ
力は、手や腕でなく、
カラダの中心の胸骨
にかかる

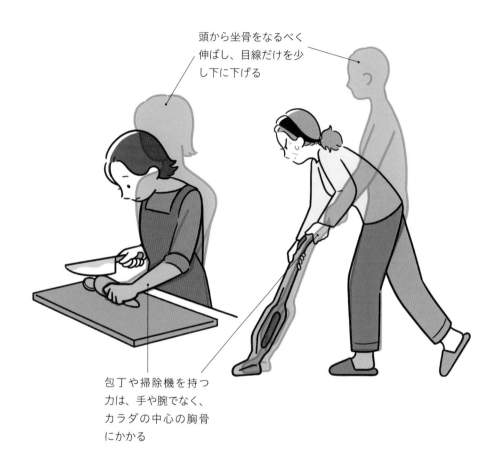

カラダに起きていること

頭が前に出て首の筋肉を緊張させ、猫背や反り腰になって、**首、肩、背中、腰の筋肉を硬くしている。腕にも力みがあり、包丁をもつ手がガチガチに。**

→必要な書き換えレッスン❶❷❸❻❽
（P.32、36、42、52、70）

カラダに起きていること

頭を下げて背中が丸まり、ノズルを持つ腕によけいな力を入れてブラシ部分を床に押しつけている。腰を必要以上に曲げているため、**腰や背中の筋肉に負担がかかり、張りやこりの原因となる。**

→必要な書き換えレッスン❶❷❸❽
（P.32、36、42、70）

生まれつきカラダの硬い人っているの？

「生まれつきカラダが硬くて……」という人がいますが、実際にカラダを曲げて柔軟性をあらわす筋肉に、〝硬い・軟らかい〟という表現はありません。カラダが曲がるかどうかは、ふだんその長さの筋肉を使っているかどうかの問題なので、本当は**〝長い・短い〟というのが正しい表現です。**

たとえば、どんなにカラダの硬い人でも、子どもの頃は足が頭についたりしていたはずです。小さいカラダで階段を上るときは、一段ずつ脚を可動域いっぱいに動かして上っていたのではないでしょうか。ところが、**大人になれば階段だけでなく、筋肉をそんなに伸ばさなくても生活できるため、カラダが長すぎる筋肉を短くして節約します。「カラダが硬い」という人は、ふだん使っていない筋肉を短くした結果なのです。**

しかし、筋肉は簡単に長さを修正することができます。甘やかしているとますます短くなる一方で、**ストレッチなどをすれば痛いですが、続けるうちに筋肉が長くなるために細胞が増やされます。**限界まで伸ばしたら、30秒ほどその姿勢をキープしてみましょう。確実にカラダが変わります。

Chapter

2

カラダと心の 不調解決実践編

アレクサンダー・テクニークの基本となる「中心線の4つの骨」は、カラダをラクにするだけでなく**脳の状態や自律神経を整え、イライラや不眠などのメンタルや、便秘やカラダの冷えなど、「え、こんなことまで!?」と思うようなさまざまな症状にも効果があります。**この章では、カラダとココロの不調を解決する方法をみていきましょう。

「中心線の4つの骨」で解決できることが多い

この章では、具体的にさまざまな不調について、「つらい」「しんどい」を改善する方法を紹介していきます。**多くの不調は「中心線の4つの骨」のバランスをとって、力みのないカラダをつくることで解決することができます。**

なぜ、それだけで、不調が改善するのでしょう？

理由は、とてもシンプルです。無駄な力の入ったままの筋肉は、つらさを報告して脳に助けを求めますが、あちこちから同じような悲鳴が届いている脳は処理をしきれず、次第に筋肉の声を聞かなくなります。そして、本来なら脳とカラダのメンテナンスの時間である睡眠中もゆっくり休めず、いつも疲れが残ってさまざまな不調の原因となっているのです。

一方、**力みのないカラダには悲鳴が少なく、ストレスにも柔軟に応じることができ、本来持っているメンテナンス機能がしっかりはたらきます。**心身の不調の7〜8割は、「中心線の4つの骨」で改善するのではないかと思います。さまざまな不調の芽を摘みとることができる「中心線の4つの骨」は、まさにオールマイティな予防薬ともいえるでしょう。

やってみよう！

ラクに座れるようになりましょう

股の間の坐骨を土台にし、中心線を意識して４つの骨をのせていきます。
ラクに座れるようになると、心身の不調も予防・改善できます。

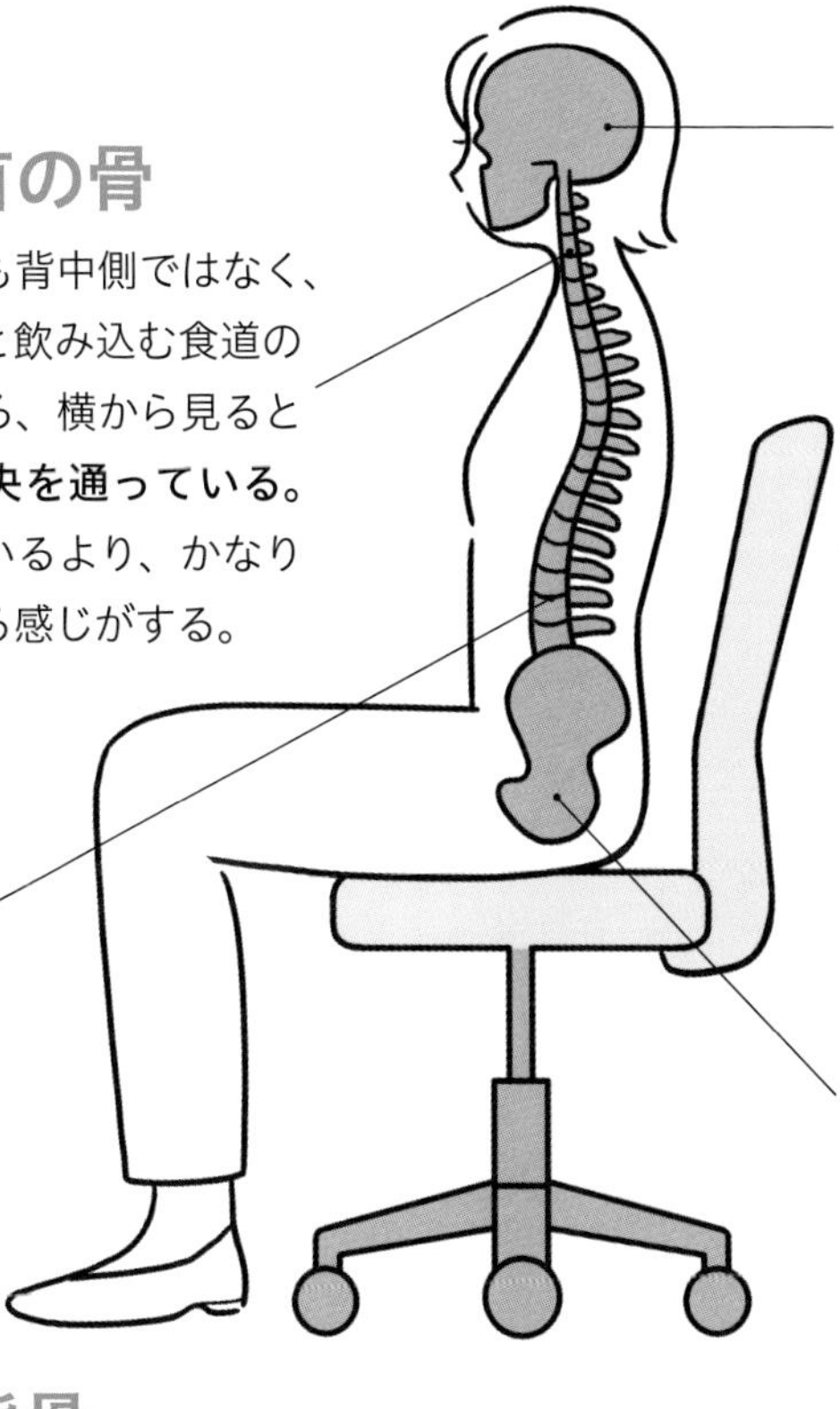

4 頭

坐骨からおなかの背骨、首の骨まで中心線のバランスをとったら、**耳たぶあたりがその中心の延長線上にある。その上に頭をふんわりとのせる。**

3 首の骨

首の骨も背中側ではなく、ゴクンと飲み込む食道のすぐ後ろ、横から見ると**首の中央を通っている。**思っているより、かなり前にある感じがする。

1 坐骨

上半身を支える土台となる坐骨は、おしりではなく股の間にある。**この位置で座ることで坐骨が起き上がり、骨盤が〝立った〟状態となり、背骨を支えることができる。**

2 背骨

背骨の本体（椎体）は、カラダのほぼ中心を通っている。**骨の後ろの突起部分にまどわされず、坐骨を土台にしてカラダの中心で上半身を支えよう。**

「中心線の４つの骨」のバランスがとれた姿勢は、どんなときも基本となる。気づいたときに何度もくり返しこの姿勢に戻って、脳を書き換えよう。

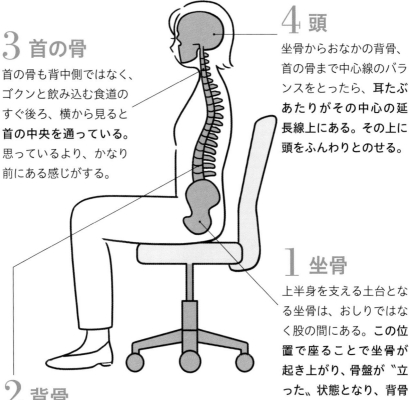

ラクな立ち姿勢のポイント

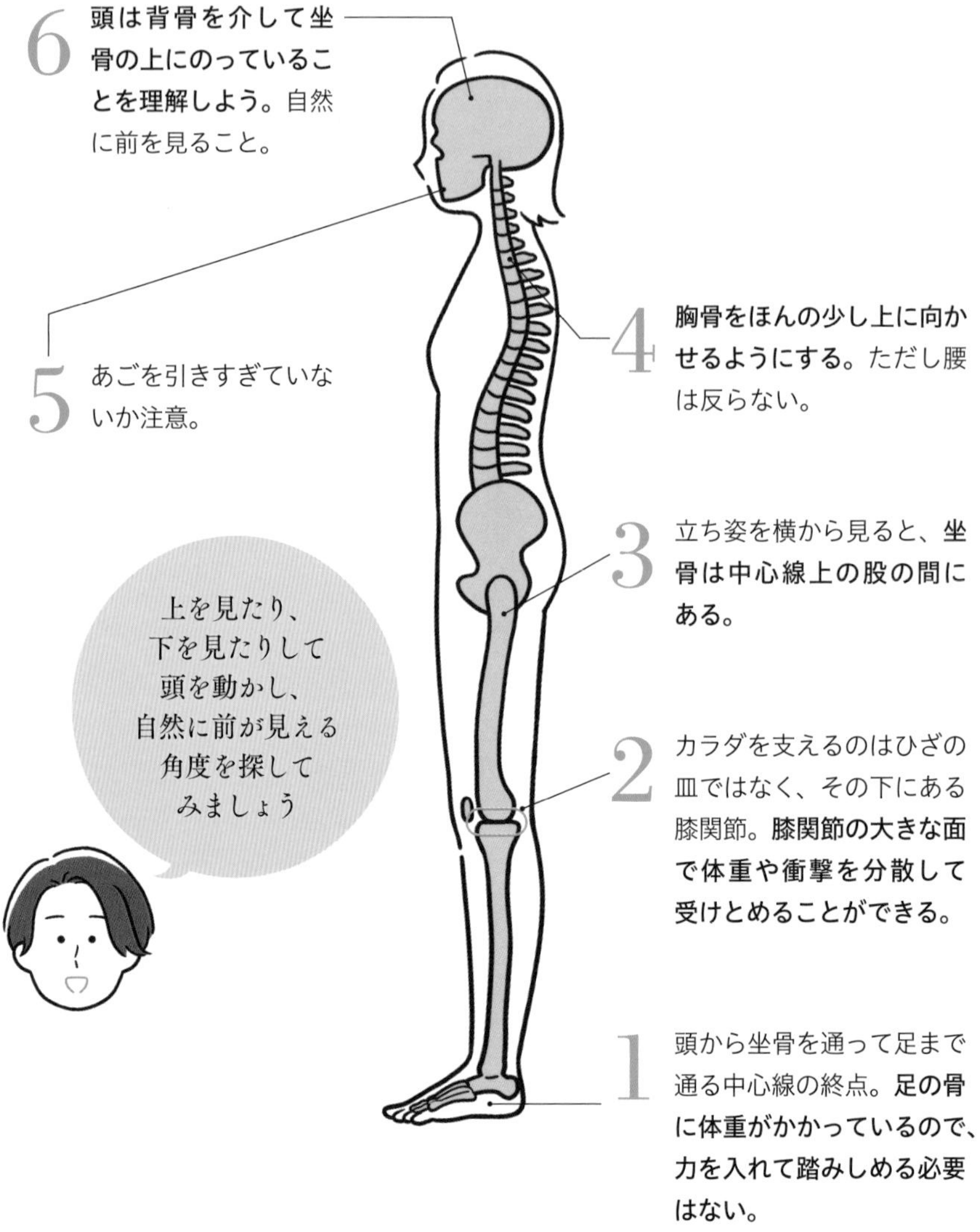
6 頭は背骨を介して坐骨の上にのっていることを理解しよう。自然に前を見ること。
5 あごを引きすぎていないか注意。
4 胸骨をほんの少し上に向かせるようにする。ただし腰は反らない。
3 立ち姿を横から見ると、坐骨は中心線上の股の間にある。
2 カラダを支えるのはひざの皿ではなく、その下にある膝関節。膝関節の大きな面で体重や衝撃を分散して受けとめることができる。
1 頭から坐骨を通って足まで通る中心線の終点。足の骨に体重がかかっているので、力を入れて踏みしめる必要はない。
上を見たり、下を見たりして頭を動かし、自然に前が見える角度を探してみましょう

1～6の順でカラダの中心線を意識してみよう。しっかり立とうとして足を踏みしめてしまうと、全身に力が入って逆に不安定になる。

自分の中心を探そう

座って「中心線の4つの骨」ができるようになったら（↓P103）、足から頭までの中心線のバランスがうまくとれるように立ってみましょう。

足を軽く開いて、**くるぶしあたりにある「足関節」で、つま先側とかかと側で重心を移し、いちばんラクに立てるところを見つけたら、そこが前後の中心****（↓P85）****です。**私たちはふだん、無意識のうちによけいな力を使ってバランスをとっていますが、間違った思い込みを解除し、全身のバランスをとることに意識を向けるとカラダが自然にラクな姿勢をみつけてくれます。

ただし、実際には、多くの人が「かかと体重」で重心が後ろに寄っています。**かかと体重の人は、ひざをピンと張りすぎているのを少しゆるめ、前後の中心を見つけるときにすねの骨に体重がかかるようにすると、バランスをうまく見つけられます。**自分の中心を意識して立つ練習をしましょう。

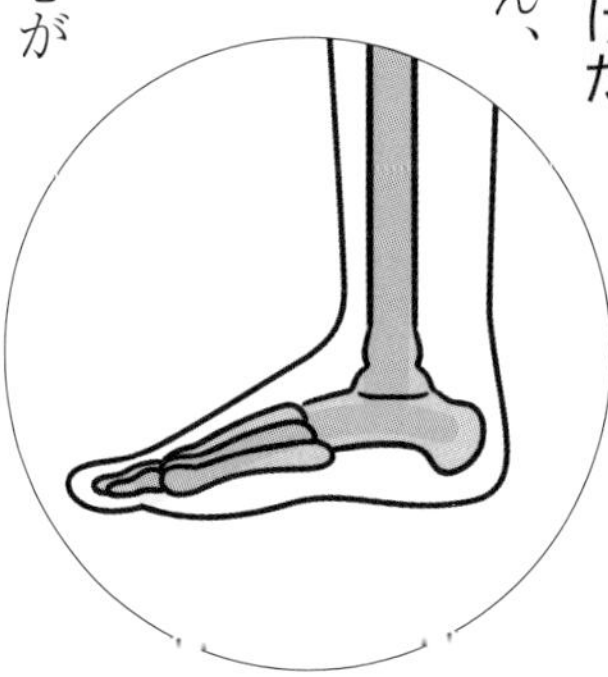

自分のカラダの中心がわかると
立ち姿勢がラクになる。

カラダと心の不調を解決！

ここまでインプットしてきた多くの勘違いが、自分のカラダと心の不調を招く原因になっているということを学んできました。ここからは各症例に合わせて、どんな勘違いがあり、どのように修正したらいいのかを具体的に解説していきます。すべての解決方法は、P.102～105で復習した「中心線の4つの骨」でカラダのバランスをとってからおこなうと、より効果があります。

人の話が聞きづらくなった

ここを勘違い

・首の後ろは頭の続きだと思っている（↓P52）。
・頭蓋骨まわりの筋肉や皮下組織を骨（頭蓋骨）だと思っている（↓P114）。

解決法

・首の筋肉をゆるめる（↓P53）。
・「かみしめのレッスン」（↓P114～115）で、とくにこめかみの筋肉（側頭筋）から頭全体をほぐす。

Point

首やこめかみの筋肉が硬くなっているほか、**ストレスや過労、睡眠不足などから、拾うべき音がどれかわからなくなっている**かも。動きの習慣を見直し、十分な睡眠を心がけることも大切。

耳鳴りがする

ここを勘違い

・首の後ろは頭の続きだと思っている（↓P52）。
・頭蓋骨まわりの筋肉や皮下組織を骨（頭蓋骨）だと思っている（↓P114）。
・かむための筋肉は口のまわりだけにあると思っている（↓P114）。

解決法

・首の後ろ側の筋肉をゆるめる（↓P53）。
・「かみしめのレッスン」（P114〜115）で、かみしめの筋肉（咬筋＋側頭筋）をほぐす。

Point

耳の近くにとても強い筋肉（咬筋）があり、さらにこめかみから、咀嚼筋としてはたらく側頭筋が後頭部まで続いている（↓P114）。この2つの筋肉が**手で触れて硬くなっていないか確認し、硬くなっていたらほぐす習慣をつけよう。**耳だけでなく目のトラブルも予防する。

目がすぐに疲れる・目の下にくまがある

ここを勘違い

・首の後ろは頭の続きだと思っている（↓P52）。
・頭蓋骨まわりの筋肉や皮下組織を骨（頭蓋骨）だと思っている（↓P114）。

解決法

・「かみしめのレッスン」（P114〜115）で、こめかみの筋肉（側頭筋）をほぐす。
・「眼球のストレッチ」（P108〜109）で眼球まわりの筋肉をほぐす。

Point

目が疲れてかすんでくると、よく見ようとして目を細め、眼球を上下や後ろから圧迫してしまう。すると、視力にも目のまわりの血行にも悪いことになる。目のまわりの血液やリンパの流れをよくしよう。

やってみよう!

眼球をリセットしましょう

目や目のまわりの不調に効果があります。

目と脳のつながりのことなので、うまくできると、眼の回復だけでなく、日常のさまざまな時間や空間、距離に関する認識や感覚を助けます（例えば、片付け、遅刻改善、日程管理、チーム行動、学習、対人距離など)。

効果アップのために、おおきくゆったり呼吸しながらすること。中心線の４つの骨でバランスをとることが助けになります。


１～５の手順を、読んでからやってもいいし、録音して聞きながらするのもよいでしょう。

きちんと覚える必要はなく、気に入ったところだけでも、気楽にしてみましょう。

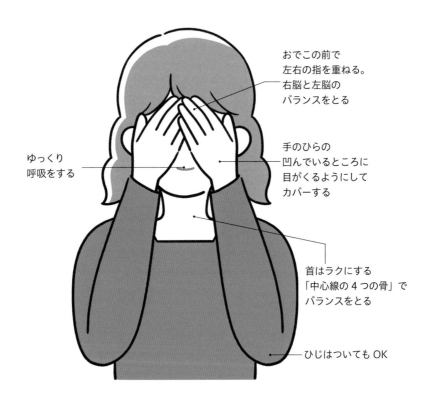

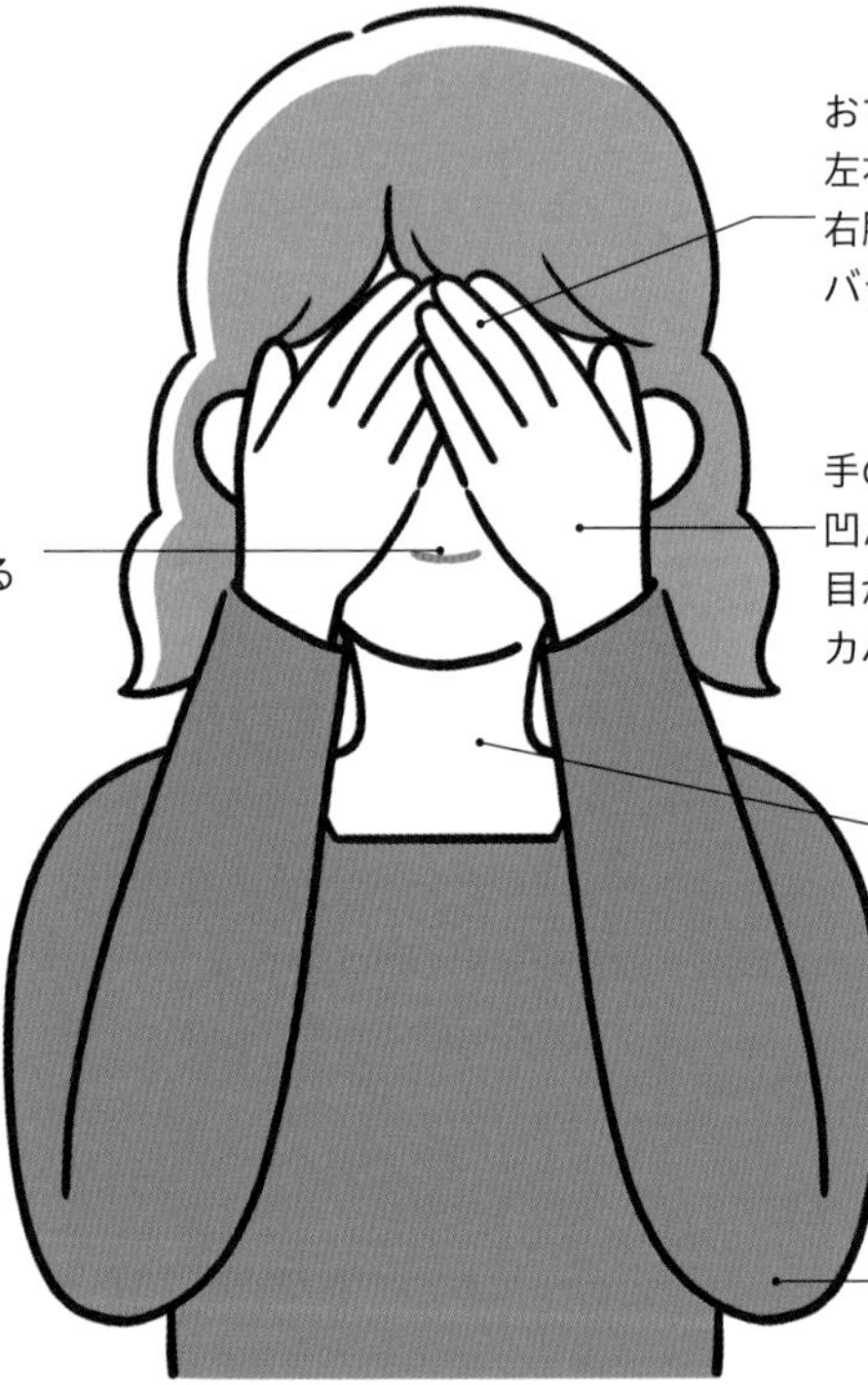
おでこの前で
左右の指を重ねる。
右脳と左脳の
バランスをとる
ゆっくり
呼吸をする
手のひらの
凹んでいるところに
目がくるようにして
カバーする
首はラクにする
「中心線の４つの骨」で
バランスをとる
ひじはついても OK

1 体勢を整える

ラクに右のイラストの体勢でいられるようにしよう。体勢が決まったら、大きくゆったり呼吸してみよう。姿勢を変えたくなったら、いつでも変えていい。

2 眼球は丸い

大きくゆったり呼吸しながら、眼の形に思いを馳せよう。普段鏡に映る顔にはアーモンド形の目が映っているが、**まぶたの奥にある眼球は、丸く、ピンポン玉ぐらいの大きさだ。**

3 眼球の中は液体で満ちている

眼球の中は水で満たされている。液体の中は粒子がいっぱい、元気に泳いでいる。疲れて粒子に元気がないときは、液体の中を元気に動いているよう考える。

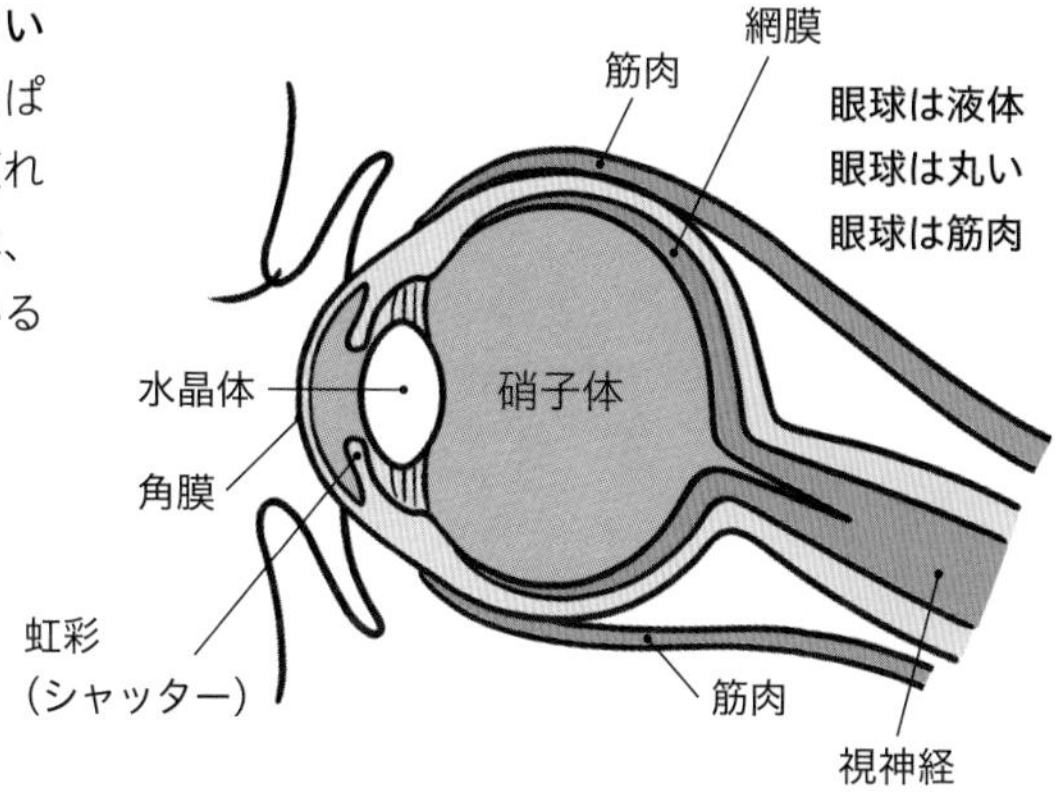
網膜
筋肉
眼球は液体
眼球は丸い
眼球は筋肉
水晶体
硝子体
角膜
虹彩
（シャッター）
筋肉
視神経

4 眼球はやわらかい場所である

眼球は、やわらかく包まれ、浮くように納まっている。眼球は、眼球を動かす筋肉と脳へつながる神経とつながり、動くのに少しの摩擦もない。脳とは、眼の後ろから神経コードでつながっている。

5 急がずに目を開ける

最後は、目を開ける準備をしよう。急がずに。まだ、まぶたを閉じたまま手を放し、明るさに慣れてから まぶたをゆっくり開けてみよう。目を開けたら、ゆっくり穏やかに周りに眼を向けてみよう。近くや遠く、上下、左右、明るい暗い。自分の眼はどんな感じがするだろう…。世界はどんな風に見えるだろう…。

抜け毛が増えた（薄毛）

ここを勘違い

・首の後ろは頭の続きだと思っている（↓P52）。
・頭蓋骨まわりの筋肉や皮下組織を骨（頭蓋骨）だと思っている（↓P114）。

解決法

・首の後ろ側の筋肉をゆるめる（↓P53）。
・「かみしめのレッスン」（↓P114～115）で、こめかみから頭まわりの皮下組織をゆるめる。

Point

頭皮から頭蓋骨の間がふわふわになると毛根も元気になって栄養がいきわたる。また、睡眠時間が短いと寝ている間に栄養が髪にまで回らないので、きちんと睡眠をとることも大切。

白髪が増えた

ここを勘違い

・首の後ろは頭の続きだと思っている（↓P52）。
・頭蓋骨まわりの筋肉や皮下組織を骨（頭蓋骨）だと思っている（↓P114）。

解決法

・首の後ろ側の筋肉をゆるめる（↓P53）。
・「かみしめのレッスン」（↓P114～115）で、こめかみから頭まわりの皮下組織をゆるめる。

Point

髪は、頭蓋骨まわりの皮下組織から生えている。ここを硬い骨だと思っていると髪の毛は育たない。やわらかく、**意外に厚みがある**ことがわかると、**髪にも栄養が回り白髪が改善する。**

顔の肌が乾燥している・ハリがない

ここを勘違い

・頭蓋骨まわりの筋肉や皮下組織を骨（頭蓋骨）だと思っている（↓P114）。

解決法

・「かみしめのレッスン」（↓P114〜115）で、こめかみから頭まわりの皮下組織をゆるめる。

Point

頭蓋骨まわりの筋肉や皮膚を硬くしていると、顔全体の血液やリンパの流れも滞る。常にやわらかくしておくことが大切。老廃物が排出されやすい状態になって、肌にうるおいがよみがえる。

ほうれい線やシワが深くなった

ここを勘違い

・頭蓋骨まわりの筋肉や皮下組織を骨（頭蓋骨）だと思っている（↓P114）。
・かみしめる筋肉は口のまわりだけにあると思っている（↓P114）。
・内くるぶしと外くるぶしが向かい合わせと思っている（↓P86）。

解決法

・「かみしめのレッスン」（↓P114〜115）で、咬筋と側頭筋の位置をはっきりさせ、側頭筋の緊張をとる。
・「肩のレッスン」（↓P37）で、肩の筋肉の力みに引っ張られる力を解除する。
・くるぶしの位置に関する勘違いを修正する（↓P87〜89）。

Point

頭、あご、肩、足が力んで縮んでいると、**まぶたや頬が下へ引き下げられ**、顔のシワを深くする。

むせる

ここを勘違い

・背中の筋肉で上半身を支えようとしている（→P42）。
・首の後ろは頭の続きだと思っている（→P52）。
・首の骨は後ろのほうにあると思っている（→P52）。

解決法

・首や背中の筋肉をゆるめる（→P43、53）

Point

背中と首の後ろの筋肉を骨化し、固めてしまっていると肩や首、口が前に出て、むせやすくなる。さらに、首がななめになっていることも原因として考えられる。首の骨、食道、気道の位置を認識し、筋肉の力みを解くとよい。

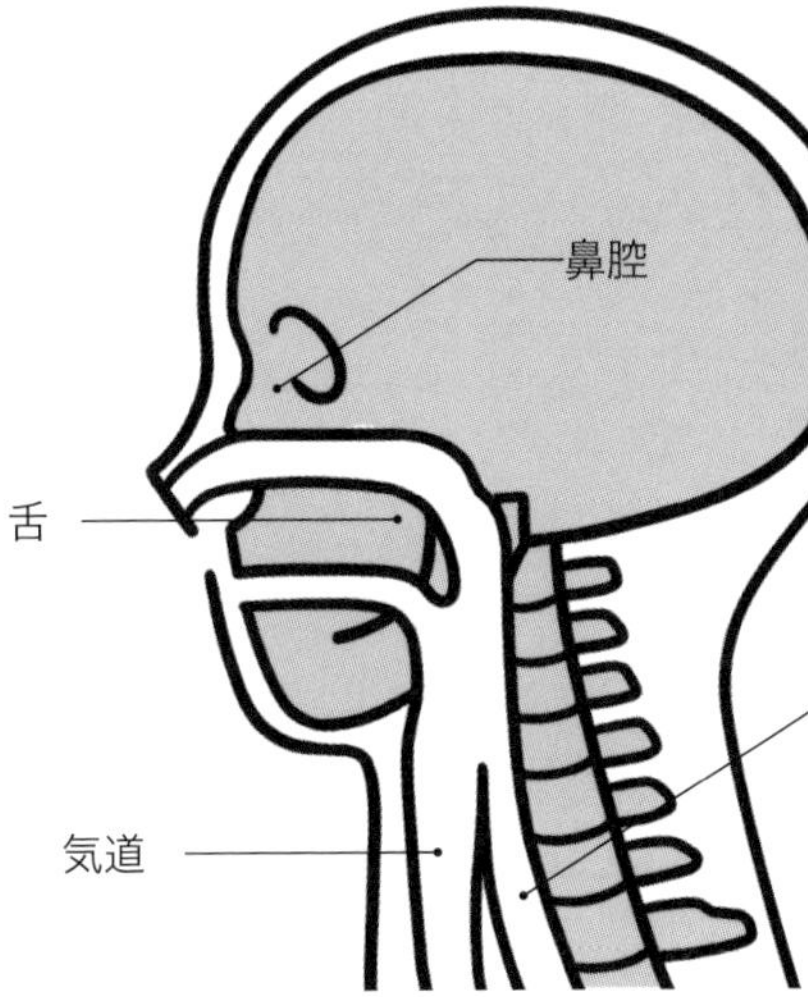

飲食物を飲み込むときは間違って気道に入らないよう、瞬間的に咽喉蓋が気道を塞いで飲食物を食道に送っているが、**首が縦になっていないとうまく送れない。**

知覚過敏になった

ここを勘違い

・かみしめの筋肉は口の近くのみにあると思っている（↓P114）。

解決法

・「かみしめのレッスン」（P114〜115）でこめかみの筋肉をゆるめる。

Point

かむ筋肉（咬筋）と、こめかみにあるかみしめる筋肉（側頭筋）は、広く大きく頭の後ろのほうにまで広がっていることを理解する。その筋肉をやわらかくすることで、知覚過敏の原因になる食いしばりグセを予防することができる。

頭痛もち・低気圧で頭痛になる

ここを勘違い

・首の後ろは頭の続きだと思っている（↓P52）。
・頭蓋骨まわりの筋肉や皮下組織を骨（頭蓋骨）だと思っている（↓P114）。

解決法

・首の筋肉をゆるめる（↓P53）。
・「かみしめのレッスン」（P114〜115）でかみしめの筋肉から頭全体の皮膚をゆるめる。

Point

低気圧が近づくことによる頭痛は、「お天気痛」や「低気圧不調」とも呼ばれ、気圧の変化によって頭蓋骨の内圧と外圧の調整がとれないために起こるといわれる。**頭蓋骨まわりの筋肉や皮膚をゆるめると調整しやすくなり、痛みがやわらぐ。**

やってみよう

かみしめグセから解放されましょう

頬骨の下には、指３～４本通る孔があり、下あごからこめかみに向かってかむための筋肉が通っています。あごから後頭部にまでつながるその筋肉群をほぐすことで、かみしめグセを直し、頭や顔のまわりのさまざまな不調を改善することができます。

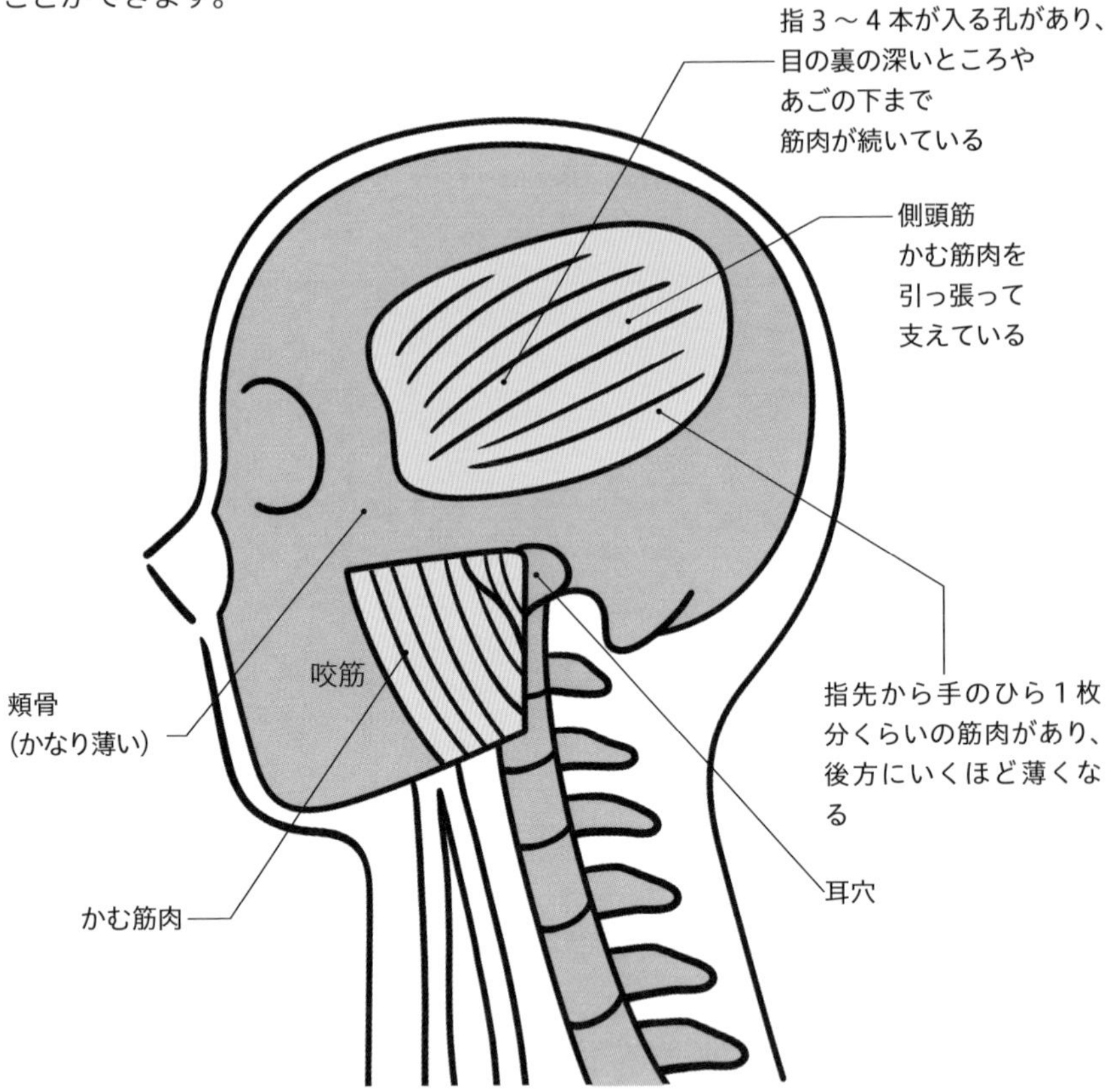

指３～４本が入る孔があり、目の裏の深いところやあごの下まで筋肉が続いている
側頭筋
かむ筋肉を引っ張って支えている
咬筋
頬骨
(かなり薄い)
指先から手のひら１枚分くらいの筋肉があり、後方にいくほど薄くなる
耳穴
かむ筋肉

かみしめがキツいと

かみしめが強い人は、口まわりだけでなく頭蓋骨まで締めつけているので頭痛が起こりやすい。顔の筋肉にも力が入り、血流が悪くなってシミやくまを招き、**ほうれい線やシワの原因にもなる（→ P.111）。また、肩こりがひどい人はかみしめがキツいことが多い。**

1 顔の側面、あごから頬、耳の前に触れ、うすい頬骨の向こう（奥）に、指３～４本分の束になった厚みの筋肉があることを理解する（P.114の図）。

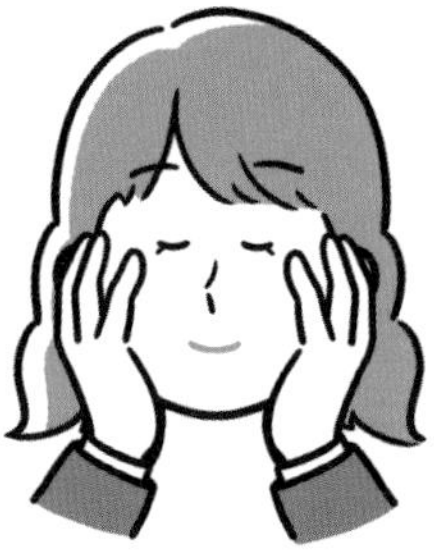

2 指先でこめかみを触る

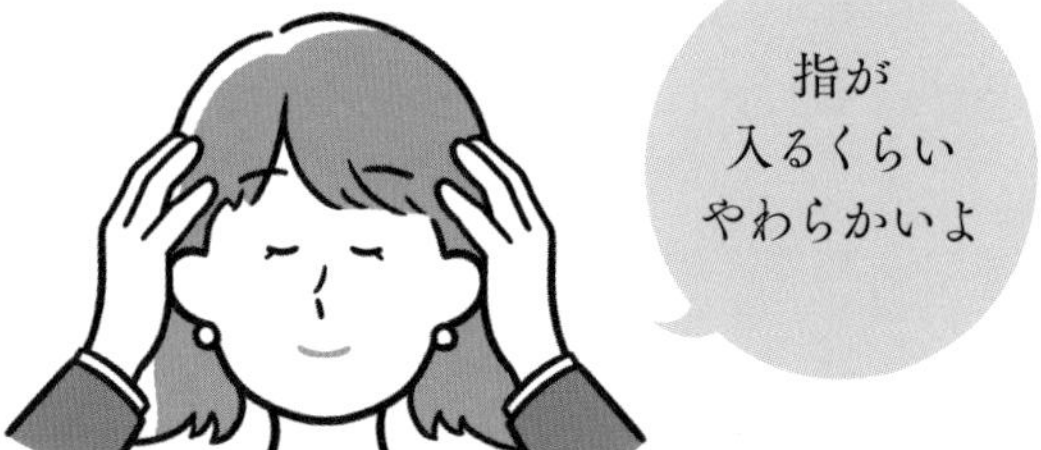
指が
入るくらい
やわらかいよ

3 少しずつ後頭部に指先をずらしていく
手のひらで、やさしくぺったり触れるのもよい

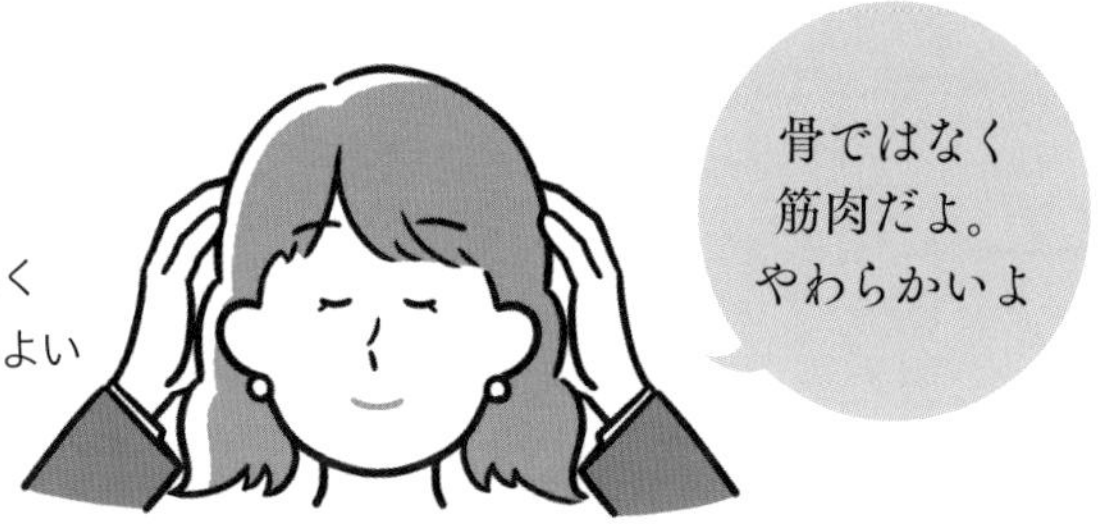
骨ではなく
筋肉だよ。
やわらかいよ

4 後頭部まで指先や手のひらをずらしていく

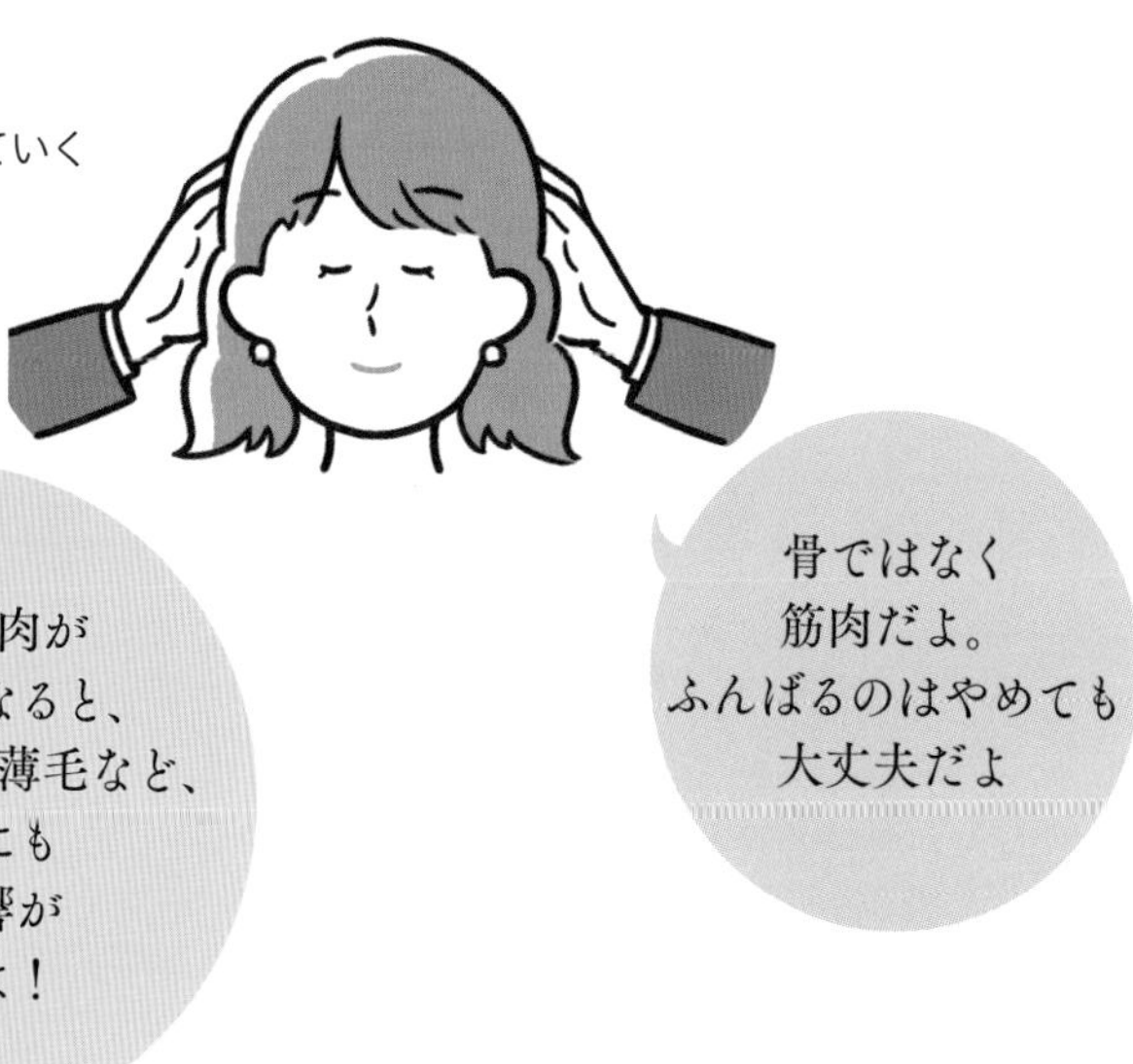
骨ではなく
筋肉だよ。
ふんばるのはやめても
大丈夫だよ

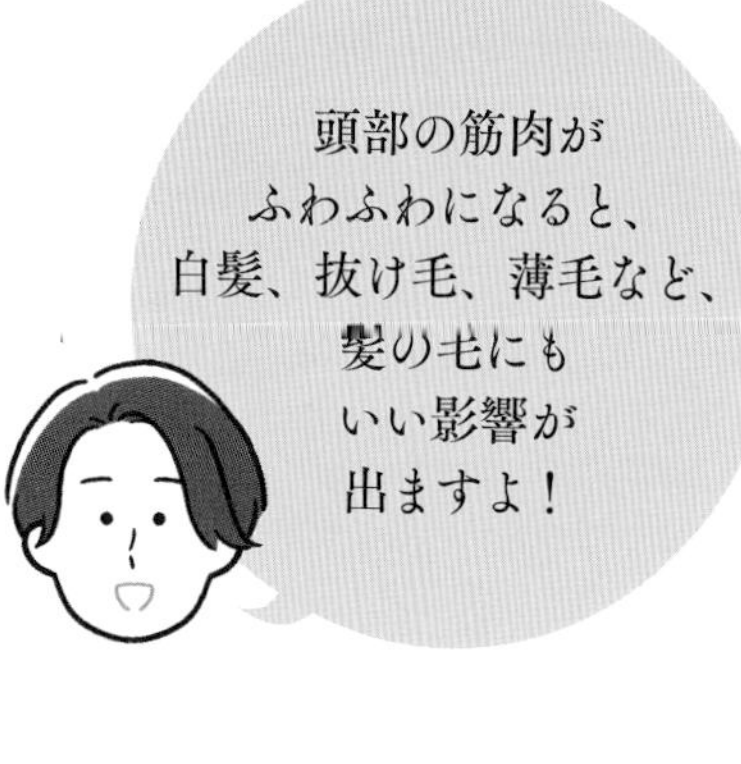
頭部の筋肉が
ふわふわになると、
白髪、抜け毛、薄毛など、
髪の毛にも
いい影響が
出ますよ！

息が切れる・動悸がする

ここを勘違い

・肺がカラダの前面にしかないと思っている（↓P54）。
・肋骨は、肺や心臓を守るための骨なので動かないと思っている

解決法

・肺は、上は鎖骨より上の高さから、下はみぞおちのあたりまであり、カラダの前面だけでなく、背中のほうにもあることを思い出す（↓P55）。
・ゆったりした呼吸で自律神経を助ける（↓P56）。

Point

誤った認識のままだと呼吸が浅くなり、カラダに十分な酸素を送ることができない。**肺の大きさを理解し、肋骨が動けるようになると肺に入る空気が増える。**ゆっくりしたペースでたくさんの酸素をとり込むことで自律神経を助け、呼吸や心拍を整えることができる。

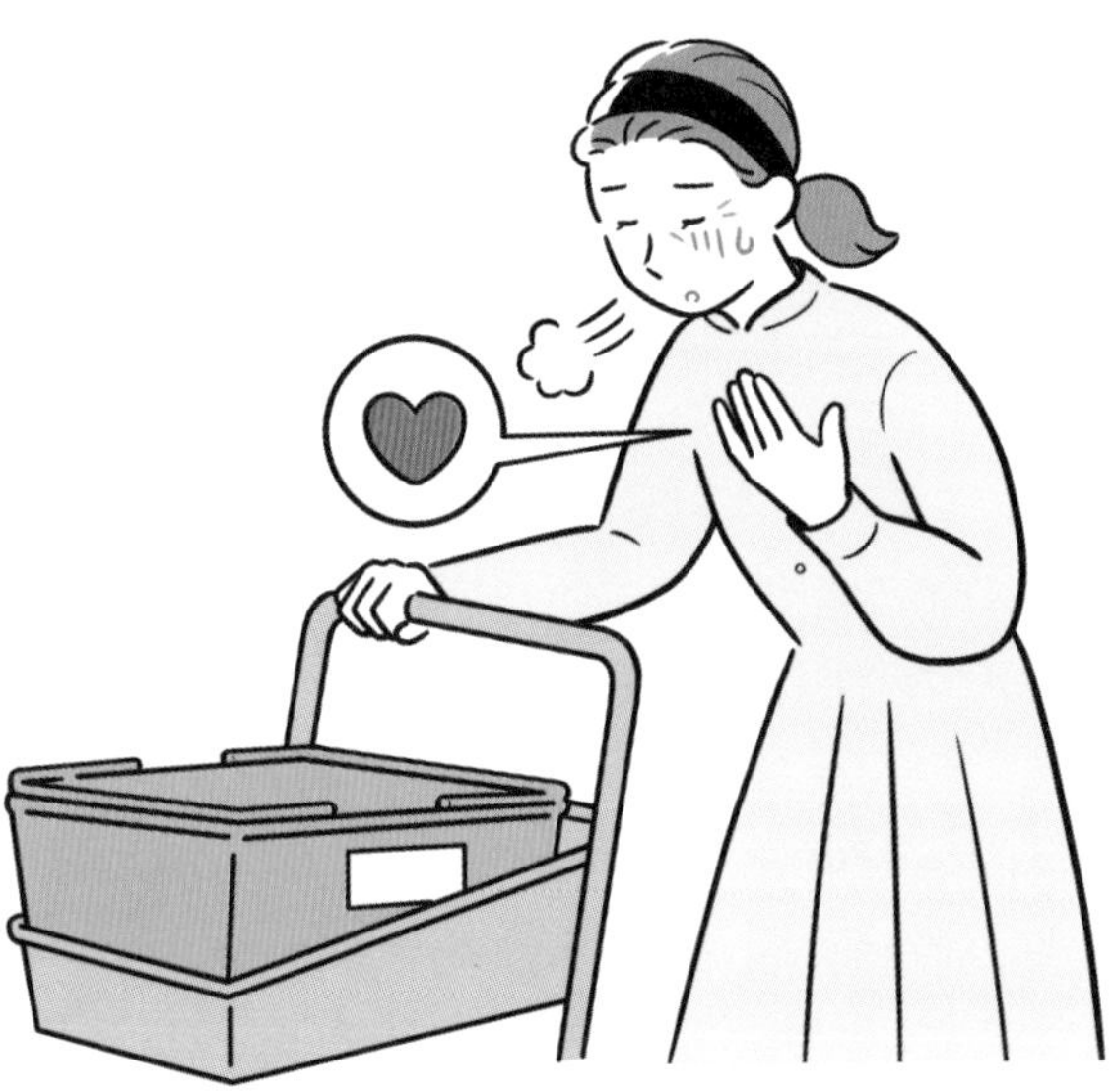

顔がほてる

ここを勘違い

・首の後ろは頭の続きだと思っている（↓P52）。
・頭蓋骨まわりの筋肉や皮下組織を骨（頭蓋骨）だと思っている（↓P114）。

解決法

・首の筋肉をゆるめる（↓P53）。
・ゆっくりした呼吸で肺にたっぷり空気をとり込み、肋骨まわりの筋肉をほぐし、血流をよくする（↓P56）。
・「かみしめのレッスン」（P114〜115）でかみしめの筋肉をゆるめる。

Point

顔がほてるのは、**首や肩、顔まわりの筋肉が硬くなっているため。**こめかみや首まわりの血流をよくすると、ほてりは少なくなる。

声が通らない

ここを勘違い

・背骨は背中のほうにあると思っている（↓P42）。
・背骨はまっすぐに連なっていると思っている（↓P44）。
・肺はカラダの前面にあると思っている（↓P54）。

解決法

・声をつくる息がうまく通るための、力みの少ない姿勢を覚える（↓P43、45）。
・肺は胸郭いっぱいに広がって、両方で2リットルのペットボトル3本分の空気を入れることができることを思い出す（↓P55）。

Point

力みのない姿勢をとると、声は自然に前に向かっていく。また、のどの筋肉が強張っていることも考えられるので、ゆっくり呼吸をして強張りをとる。

歩く速度が遅くなった

ここを勘違い

・背骨は背中にあると思っている（↓P42）。
・背骨はまっすぐに連なっていると思っている（↓P44）。
・脚のつけ根は股の位置にあると思っている（↓P74）。

解決法

・背骨はカラダの中心にあること、ゆるいS字のカーブを描いていることを意識して、自然に立てるようにする（↓P43、45）。
・脚のつけ根の勘違いを正し、股関節から動かせると認識する（↓P75）。
・「中心線の4つの骨」でカラダを整え、股関節から歩くレッスンをする（↓P76）。

Point

「中心線の4つの骨」がくずれていると、全身の筋肉が力み、歩くときに足幅が狭くなったり、脚が上げづらくなったりしやすい。気づいたときに修正するようにする。

腕が回らない・腕が上がらない

ここを勘違い

・腕のつけ根が肩だと思っている（↓P36）。

解決法

・胸骨を支点に鎖骨から腕を動かすようにする（↓P37）。

Point

腕を可動域いっぱいに動かすことができなくなっている状態を修正し、肩の力を抜く。**「中心線の4つの骨」でバランスをとり、カラダを骨格で支え力みを減らす。力を入れずに腕を前後に振ってみよう。**

肩がこる

ここを勘違い

・腕のつけ根が肩だと思っている（↓P36）。
・背骨は背中のほうにあると思って、背中の筋肉を骨化している（↓P44）。
・頭と首の接点は、あご先の下あたりと思っている（↓P52）。

解決法

・腕のつけ根の勘違いを修正し、肩や腕、肩甲骨は思っている以上に動くことを理解する（↓P37）。
・首の筋肉をゆるめ、頭の位置を修正し、首や肩の負担を軽くする（↓P53）。
・背骨の位置を修正し、その上に頭をふわりとのせるようにする（↓P45、58、59）。

Point

首、肩にのしかかる頭の重さから、肩を解放しよう。「頭ふんわり」を常に意識すると肩に無駄な力が入らない。**さらに、肋骨をゆったりたっぷり動かして呼吸ができるようになると、背、肩まわりの筋肉が深いところからほぐせる**（↓P55～56）。

手がしびれる・握りにくい

ここを勘違い

・腕のつけ根が肩だと思っている（↓P36）。
・首の後ろは頭の続きだと思っている（↓P52）。
・肺はカラダの前面にあると思っている（↓P54）。

解決法

・胸骨を支点に鎖骨から腕を動かすようにする（↓P37）。
・首の勘違いを修正し、筋肉をやわらげる（↓P53）。
・肺の勘違いを修正し、ゆっくりたっぷり呼吸する（↓P55～56）。
・「かみしめのレッスン」（P114～115）で、とくにこめかみから後頭部の筋肉をゆるめる。

Point

手のしびれは首や肩での神経の圧迫のほかに、ストレスなど心因的な要因で脳への血流が滞って起こることも。**頭をほぐし、深呼吸でストレスをとり除いてみよう。**

平らな道でもつまづく

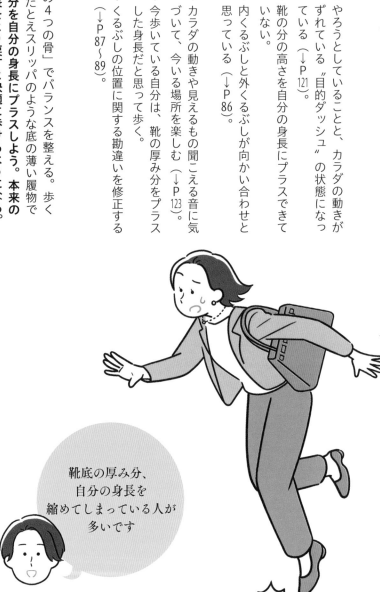

ここを勘違い

・やろうとしていることと、カラダの動きがずれている〝目的ダッシュ〟の状態になっている（↓P121）。
・靴の分の高さを自分の身長にプラスできていない。
・内くるぶしと外くるぶしが向かい合わせと思っている（↓P86）。

解決法

・カラダの動きや見えるもの聞こえる音に気づいて、今いる場所を楽しむ（↓P123）。
・今歩いている自分は、靴の厚み分をプラスした身長だと思って歩く。
・くるぶしの位置に関する勘違いを修正する（↓P87～89）。

Point

「中心線の4つの骨」でバランスを整える。歩くときは、たとえスリッパのような底の薄い履物でも、**厚み分を自分の身長にプラスしよう。本来の自分の身長をとり戻すと快適に歩けるようになる。**

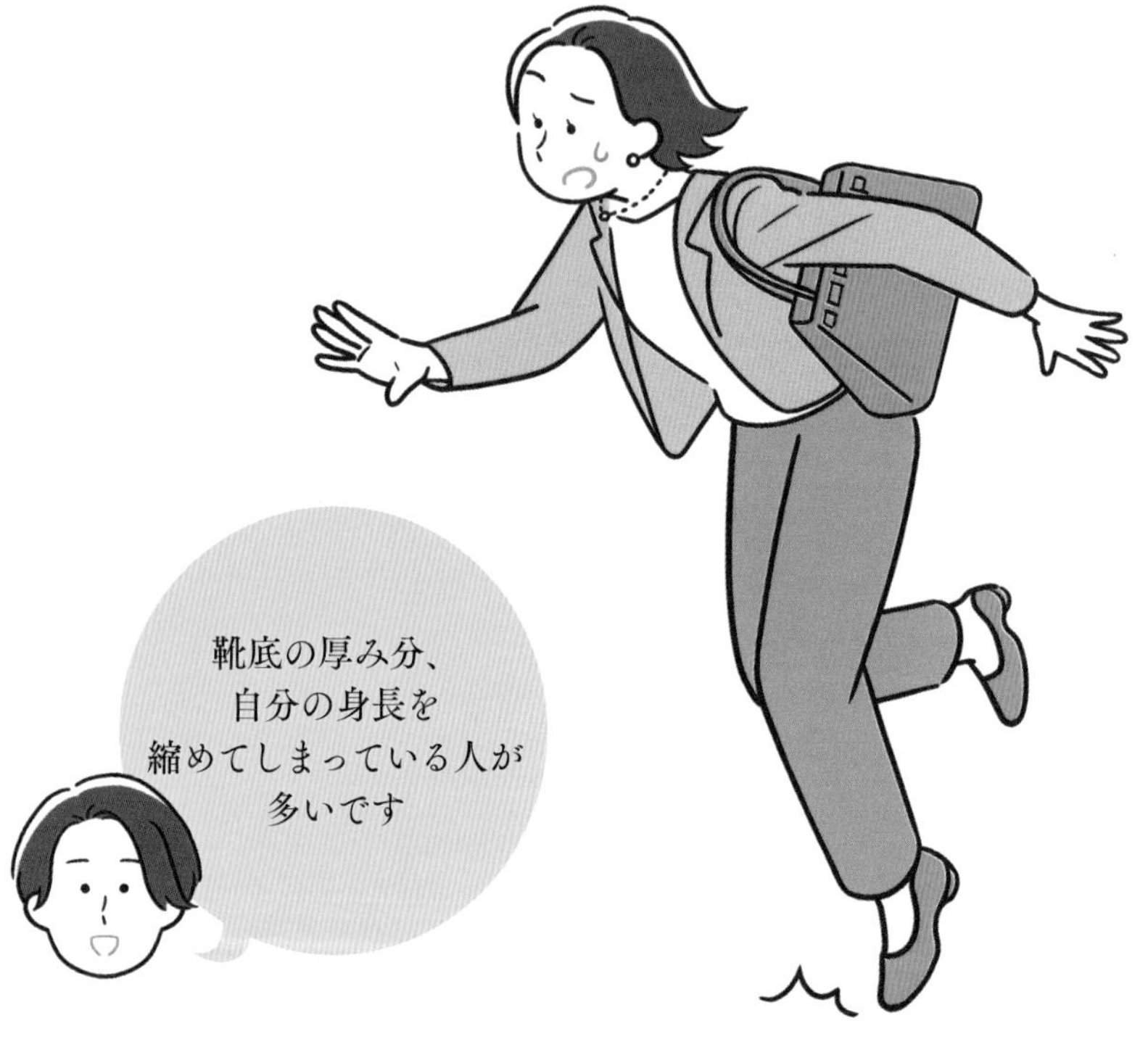
靴底の厚み分、
自分の身長を
縮めてしまっている人が
多いです

目的ダッシュの真相

行動をするときには、必ずスタート地点とゴールがあります。駅まで歩く、勉強や仕事をする、家事をする……。それぞれのスタートからゴールまで、意識とカラダが一緒に進んでいればいいのですが、**往々にして意識だけが先に行ってしまう「目的ダッシュ」になりがちです。**

子どもの運動会で、お父さんが張り切ってカラダがついていかずにこけてしまうのも、「目的ダッシュ」のよい例です。

ふだん私たちは、意識とカラダが離れていてもふつうに歩き、パソコンを打ったり、ご飯をつくったりして、カラダはオートマティックに動いています。無意識に動けるようになるにはデータが必要ですが、幼少期、基本的に5~6歳までにつくられた、ある意味未熟なデータで私たちは生活しています。**考えごとをしながら同時にいくつものことができるオートマティック機能は、とても便利なものですが、未熟なデータでカラダを使ううちに定着してクセとなり、変えたくても変えられない気質や性格となってしまうのです。**

本当にやりたいことに向かっていくには

自分の本当のゴール、目標に向かうには、まずは意識とカラダを一致させる必要があります。「目的ダッシュ」で先に行ってしまった意識を戻さないと、運動会のお父さんのように失敗して、ゴールにたどりつくことができません。左ページのレッスンをおこない、先に行ってしまった意識を現場（カラダがあるところ）に戻し、カラダと意識を一致させてゴールに向かいましょう。

そして、意識が戻ってきたら、改めて「中心線の４つの骨」でカラダを整えます。「目的ダッシュ」の状態では、必ずカラダがクセや力みをもった状態になっています。それを解除して、**カラダをニュートラルな状態に戻すのです。**

その状態になるとカラダも脳もラクで、自分を冷静かつ客観的に判断することができ、目標やゴールに対してもさまざまなアクセス法を選べるようになります。そうやって仕切り直したら、自分が本当にやりたいことへの次のステップに進むことができます。これは、肉体的なことにも精神的なことにも通用します。

やってみよう！

カラダと意識を一致させましょう

「目的ダッシュ」でカラダから離れてダッシュしてしまった意識を戻し、カラダと意識を一致させ、染みついたクセを直すための４つのステップです。

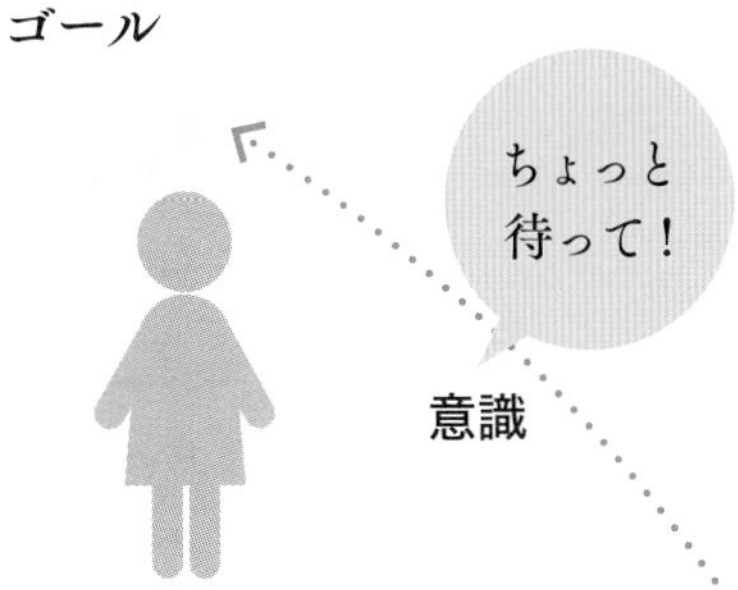

1 ダッシュしていることに気づく

ゴールに向かってしまった意識をカラダのところに戻すには、まず**「意識する」こと。**たとえば、勉強や仕事をするために机に向かったのにほかのことをやり出してしまった後でも、〝気づく〟ことが大切。

2 「ちょっと待って、私」と、とにかくストップをかける

わかっているのにやめられない、気づいたらほかのことをしていたという場合は、途中であっても**「ちょっと待って、私」とストップする。**

3 意識を現地に戻す

身体感覚を使って、意識を現地・現場に戻す。実際にカラダを動かすだけでなく、カラダが右に傾いている、手にペンを持っているなど何でもいいので、**カラダを感じる。**

4 「中心線の４つの骨」でバランスをとる

カラダをニュートラルな状態にする。

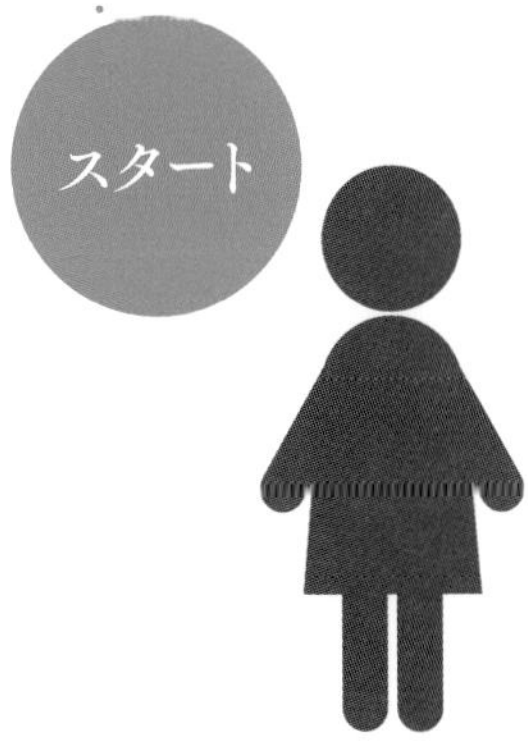

5 仕切り直す

目的を再確認する。そのためにどう具体的な行動をしたらいいかをもう一度考えて、**仕切り直しをする。**

朝方、ふくらはぎがつる

ここを勘違い

・脚の関節と坐骨のラインがくずれている（↓P78）。
・脚の骨は「L字」というイメージがあり、ふくらはぎの筋肉が、硬くなっている（↓P84）。

解決法

・脚の関節の在り方を理解して、「中心線の4つの骨」＋足が1本のライン上にあるようにイメージする（↓P79、85、104）。
・ゆったりたっぷり呼吸することで、カラダの力みと血流を助ける（↓P56）。

Point

ふくらはぎの筋肉が硬くなると、**脚に下りてきた血液の戻りが滞り、カラダが酸素不足になり老廃物がたまっていく。**足首の場所とすねの位置を理解して、ふくらはぎの緊張をやわらげる。

夕方、ふくらはぎが張る

ここを勘違い

・ひざ下の骨はふくらはぎの真ん中を通っていると思っている（↓P84）。
・脚の骨はかかとのところでL字になっていると思っている（↓P84）。
・内くるぶしと外くるぶしは向かい合わせと思っている（↓P86）。

解決法

・ひざ下の骨の位置の勘違いを修正し、ふくらはぎはやわらかい筋肉なのだと修正する（↓P85）。
・くるぶしの位置に関する勘違いを修正する（↓P87～89）。

Point

つま先立ちをしたり、かかとの上げ下げをしてふくらはぎを動かそう。立ち仕事の人は、すね側に体重をかけるような姿勢で立つとよい。

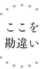

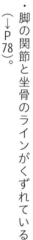

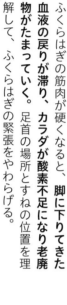

脚が冷える

ここを勘違い

・ひざ下の骨はふくらはぎの真ん中を通っていると思っている（→P84）。
・脚の骨はかかとのところでL字になって足先までつながっていると思っている（→P84）。
・内くるぶしと外くるぶしは向かい合わせと思っている（→P86）。

解決法

・ひざ下の骨の位置の勘違いを修正し、ふくらはぎはやわらかい筋肉なのだと修正する（→P85）。
・くるぶしの位置に関する勘違いを修正し、「やってみよう！」もおこなう（→P87〜88）

Point

筋肉の慢性的な緊張によって血流が滞ることによって起こる。かかとを上げ下げして、ふくらはぎを動かすとよい。

扁平足

ここを勘違い

・脚の骨はかかとのところでL字になっていると思っている（→P84）。
・内くるぶしと外くるぶしは向かい合わせと思っている（→P86）。
・かかとの底が広がっていると思っている（→P86）。

解決法

・くるぶしの位置に関する勘違いを修正する（→P87）。
・土踏まずの骨はアーチの形をしていることを理解し、重心を意識する（→P85）。
・縮んでいる外くるぶしから足底までを広げる（→P88）。

Point

脚の骨や関節、筋肉について勘違いをしていると、足裏の内側に体重をかけてしまい、土踏まずのアーチをつぶしてしまう。足の親指や足の内側でしっかり立とうとする必要はまったくない。

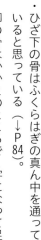

坐骨神経痛になった

ここを勘違い

・脚のつけ根は股の位置にあると思っている（↓P74、78）。
・腰はウエストで曲がると思っている（↓P70）。

解決法

・足首、ひざ、股関節、3カ所の骨と関節、筋肉のつき方を正しく理解することで、おしりから脚にかけての筋肉をほぐし、血液やリンパの流れをよくする（↓P75、79、85）。
・ビッグマウス周辺からおしり、太ももの筋肉の力みを解除し、神経の圧迫をなくす（↓P71、79）。
・「しゃがむレッスン」（↓P94〜95）で、足の裏をつけてしゃがめるようにする。

Point

おしりや腰の幅を狭く思ってしまうのも大きな一因。右と左の骨盤の間には大きな仙骨があることを理解しながら、横幅を取り戻す。おしりの形もきれいになる。

腰痛が治らない

ここを勘違い

・脚のつけ根は股の位置にあると思っている（↓P74）。
・腰はウエストで曲がると思っている（↓P70）。
・おしりや骨盤の大きさを勘違いしている。

解決法

・脚のつけ根は股関節にあることを意識する（↓P75）。
・腰を曲げるときは、ビッグマウスで曲げるようにする（↓P71）。
・おしりや骨盤の大きさを理解する（P136〜137）。

Point

「要」といわれる腰は、頭、首、背中へ、上からリレーして連なる筋肉群と、足、脚、太もも、おしりと、下からリレーして連なる筋肉群が出合う場所。**どの筋肉からの力みでも影響を受ける。**どの解決法も助けになるのであきらめずに。

ひざが痛い

ここを勘違い

・太ももの骨はまっすぐだと思っている（→P78）。
・ひざ頭でひざが曲がると思っている（→P93）。
・膝関節にはあまり体重をかけられないと思っている（→P93）。

解決法

・太ももの骨は、腰幅から内側に斜めにあることを理解する（→P79）。
・ひざ頭は浮いていて、ひざ関節の上で大腿骨がすべるように曲がることを理解する（→P93）。
・膝関節は500kgの馬の前脚と同じ面積があり、体重を支えられるようになっていることを理解する（→P93）。

Point

肩幅に足を開いて立っていたり、足の親指に体重をかけていると、膝関節に負担がかかるので注意する。ひざの関節はかなり大きい面なので、安心してほしい。

肩が痛い

ここを勘違い

・腕のつけ根は肩にあると思っている（→P36）。
・背骨は背中のほうにあると思っている（→P42）。
・頭と首の接点は、あご先の下あたりと思っている（→P52）。

解決法

・腕のつけ根はカラダの前側の中心にあることを理解し、肩に入っている力を抜く（→P37）。
・背骨の位置を理解し、固まっていた首、肩、背中の筋肉を休ませる（→P43、45）。
・頭の位置を修正する（→P53）。
・呼吸によって肋骨をたっぷり動かし、まわりの筋肉を深いところからほぐす（→P55～56）。

Point

「中心線の4つの骨」が坐骨の上でバランスがとれていると、首や肩に入った不要な力が抜け、筋肉の緊張がやわらぐ。また肋骨がより動くようになると、深いところからほぐれるのを助ける。

痛みの結果と原因は別の場所

カラダに痛みがあるとき、そこに痛みの原因があるように感じてしまいます。**痛みは、筋肉や骨の圧迫・圧縮がある場所の中心で起こりますが、ほとんどの場合、そこが痛みの原因ではありません。**別のところにある原因によって、圧迫・圧縮が起こり、その結果が痛みとなっているのです。

このような場合も勘違いを修正することで、圧迫・圧縮がゆるんでいきます。以前、高校時代から腰痛に悩んでいた40代の男性が、本当の坐骨の位置や骨盤の大きさを理解しただけで、痛みが改善したことがありました。この男性は、ずっとおしりを四角いボックスのようなものだと思っていたため、やわらかい筋肉である部位を骨だと思っていました。するとその部位の筋肉たちは、骨のようにふるまうために硬直して男性を苦しめていたのです。

こういうことに加え、**曲がったりしなったりする動きで痛む場合は、縮む筋肉、つまり内側の筋肉ばかりを過度に使おうとするため、外側の筋肉が失念されて痛みが出ます。内側ではなく、外側の筋肉が伸びると考えるだけで、多くの痛みが解消します。**

何を勘違いしているかは人によっていろいろ

多くの不調の原因は、さまざまな勘違いにあります。たとえば、**一般的な頭痛はほとんどの場合、こめかみの筋肉を骨だと思い込み、頭蓋骨が締めつけられたことが原因です。**

始まりは、筋肉がある場所を骨だと思ったただの勘違いでも、それを受けて筋肉は、骨の代役をするために硬くなり、ガチガチに固まってしまいます。すると神経が圧迫され、圧迫された神経からの情報を拾って、脳に届いた情報を私たちが「痛い」と感じます。**私たちの勘違いが、起こらなくてもいい場所に圧迫・圧縮を起こし、筋肉が悲鳴を上げているのです。**

どんな勘違いをしているかは人により、原因となる場所もさまざまです。症状も痛みだけでなく、張りやこり、むくみや冷えなど人それぞれですが、私たちは無意識のうちに骨を忘れ筋肉につらい役目を負わせ、その結果、自身のカラダを痛めつけてしまっています。

不調の原因を知るためにも、自分のカラダの本当の構造やしくみを理解して、カラダをラクにしてあげましょう。

小食なのに太りやすくなった

ここを勘違い

・内臓は、背骨の前だけにあると勘違いしている（↓Ｐ136）。
・骨盤の中には子宮だけがあると思っている（↓Ｐ136）。

解決法

・背骨の下や横にも、骨盤内にも内臓があることを理解する（↓Ｐ137）。
・「中心線の4つの骨」のバランスをとることができると横隔膜や肋骨が動きやすくなり、細胞の代謝がよくなる（↓Ｐ103）。
・骨盤の中にもたくさんの内臓が入っていることを理解する（↓Ｐ136～137）。

Point

骨盤の中をブラックスボックスにしてしまうと、内臓のはたらきが悪くなって代謝が衰える。特に女性は閉経後から内臓に脂肪がつくため、認識を修正して代謝アップを。

ダイエットしてもやせない

ここを勘違い

・首の後ろは頭の続きだと思っている（↓Ｐ52）。
・骨盤の中には子宮だけがあると思っている（↓Ｐ136）。

解決法

・頭蓋骨の位置と大きさを把握し、「4つの骨による中心線」でカラダを整えるとメンタルが安定し、過食や間食が防げる（↓Ｐ53、59、103）。
・骨盤の中にもたくさんの内臓が入っていることを理解する（↓Ｐ136～137）。
・ダイエットの最終目標は変えずに、手前に「できそう！」と思える小さなゴールをつくる（↓Ｐ123）。

Point

メンタルと、内臓の両面からアプローチするとよい。「中心線の４つの骨」のバランスをとってカラダを常に整えると脳がカラダの状態を把握しやすくなり飲食量が最適になってくる。さらに、内臓が活性化し基礎代謝量も増える。

すぐに間食をしてしまう

ここを勘違い

・首の後ろは頭の続きだと思っている（↓P52）。

解決法

・頭蓋骨の位置と大きさを把握し、「中心線の4つの骨」でカラダを整えるとメンタルが安定し、過食や間食が防げる（↓P53、59、103）。

・酸素を十分にとり込めるようになると、各細胞が代謝できるようになる（↓P55〜56）。

・ダイエットの最終目標は変えずに、手前に「できそう！」と思える小さなゴールをつくる（↓P123）。

Point

「中心線の4つの骨」のバランスがとれるようになると、筋肉からのSOSがなくなり、頭がスッキリする。すると、自分の適量がわかるようになり、必要以上のものはほしくなくなる。

下腹がぽっこりしている

ここを勘違い

・背骨をまっすぐにしなければと思っている（↓P44）。

・坐骨はおしりの位置にあると思っている（↓P48）。

解決法

・背骨の位置の勘違いを修正し、「中心線の4つの骨」で姿勢を整えられるようにする（↓P45、49、59、103）。

Point

重心が後ろにくると、バランスをとるために、おなかを突き出し猫背になる。結果、おなかまわりの張りがなくなる。**背骨の位置を理解することで、前に出すぎていたおなかが後ろに移動し、ぽっこりが解消する。**

昼ご飯の後に眠気がくる

ここを勘違い

・内臓は、背骨の前だけにあると思って、背骨の下やまわりにも内臓があることを忘れている。
・骨盤の中には子宮だけがあると思っている（→P136）。

解決法

・内臓の位置をきちんと理解することで、胃や腸があるべき場所に落ちつき、内臓がきちんとはたらくようになる（→P137）。
・「中心線の4つの骨」でバランスをとると、内臓への負担がやわらぐ（→P59、103）。
・呼吸の動きが内臓を助け、十分な酸素が脳を目覚めさせる（→P55〜56）。

Point

食後は消化吸収を助けるために血液が胃腸や肝臓に集中し、一時的に脳への血流量が不足してしまうことは仕方なし。内臓のはたらきの活性化を助け、スムーズにやりすごそう。

すぐに疲れる

ここを勘違い

・背骨は背中のほうをまっすぐに通っていると思っている（→P42、44）。
・坐骨はおしりの位置にあると思っている（→P48）。
・肺はカラダの前のほうにあると思っている（→P54）。

解決法

・「中心線の4つの骨」でバランスをとり、筋肉に頼らず「骨で立つ」ようにする（→P43、45、49〜51、59、103）。
・各細胞が貯めているエネルギーは、酸素が供給されないと使うことができない。たっぷりの呼吸で使えるようにする（→P55〜56）。

Point

力を抜いてラクな姿勢をしているつもりでも、反動でどこかによけいな力がかかっていることが多い。**自分が「ラクな姿勢」と思っている姿勢が実はカラダを疲れさせ、ストレスをためる原因かもしれない。**練習をしていこう。

動作が鈍くなった

ここを勘違い

・首の後ろは頭の続きだと思っている（→P52）。

解決法

・「中心線の4つの骨」でバランスをとり、首まわりの筋肉の緊張と圧迫・圧縮を改善する（→P53、59、103）。

Point

首がすくんだ状態だと、脳からの指示でブレーキがかかり、全身が停止モードになる。脳の判断も遅くなり、動作が鈍くなる。

体温調節ができなくなった

ここを勘違い

・肺はカラダの前のほうにあると思っている（→P54）。
・首の後ろは頭の続きだと思っている（→P52）。

解決法

・「中心線の4つの骨」でバランスをとると、自律神経のバランスを整える（→P53、59、103）。
・ゆったりたっぷり呼吸することで自律神経のバランスを助け、カラダの代謝がよくなる（→P55～56）。

Point

交感神経が優位になるとカラダも気持ちもやる気モードになる。活動的になり体温を上昇させる反面、筋肉に力が入り続け、呼吸も速くなるため血流が滞り、熱がこもりやすくなる。**ゆったりたっぷり呼吸して自律神経のバランスをとるとよい。**

胃がもたれやすい

ここを勘違い

・内臓は、背骨の前だけにあると思って、背骨の下やまわりにも内臓があることを忘れている。
・骨盤の中には子宮しかないと思っている（→P136）。

解決法

・「中心線の4つの骨」で姿勢を整え、内臓のはたらきを活性化させる（→P59、103、137）。
・ゆったりたっぷりの呼吸で自律神経のバランスと内臓のはたらきを助け、消化を促進する（→P55～56）。

Point

背骨のバランスがうまくとれていると、脳と全身の神経、自律神経の調節がうまくできるようになる。また、胃腸への不要な圧迫がなくなり、筋肉、内臓、自律神経のつながりがよくなり好循環の関係になる。

生理痛がつらい

ここを勘違い

・骨盤の位置と大きさを勘違いしている（→P136）。

解決法

・骨盤は、座って座面に手をついたときにひじの高さまであり、肋骨のいちばん下の骨とは指3本くらいしか離れていないことを理解する（→P136～137）。

Point

骨盤の位置と大きさ、内臓がたっぷり収まっていることを理解すると、子宮が本来の位置に収まり、卵管のねじれが解かれ、生理痛がやわらぐ。同じように、つわりの場合も子宮の本当の位置を理解して自分から見えるおなかの部位に赤ちゃんはいないことを理解することでやわらぐ人が多い。

便秘がちになった

ここを勘違い

・内臓は、背骨の前だけにあると思って、背骨の下やまわりにも内臓があることを忘れている。
・肛門はおしりの後ろにあると思っている。

解決法

・内臓と肛門が収まる空間を理解することで、胃や腸が正しい場所に収まり、変なひねりや圧迫がなくなるため、腸がラクにはたらけるようになる（→P137）。

Point

内臓は収まるところに落ちつくと、消化活動を活発にする。**肛門は仙骨、尾骨の少し前のほぼ真下にあることを理解する。**

頻尿になった

ここを勘違い

・背骨は背中のほうを通っていると思っている（→P42）。
・内臓は、背骨の前だけにあると思って、背骨の下やまわりにも内臓があることを忘れている。

解決法

・「中心線の4つの骨」でバランスをとり、筋肉への緊張や圧迫・圧縮を改善する（→P43、59、103）。
・内臓の位置をきちんと理解することで、腸や膀胱を正しい位置に導く（→P137）。

Point

姿勢が前かがみになるとおなかも圧迫され、膀胱がいっぱいになる前に満タンになったと感じ、頻尿になる。また、自律神経も影響するので、「中心線の4つの骨」でカラダと心のバランスを整える。

骨盤の中はブラックボックスではない

上半身と下半身をつなぎカラダの要となる**骨盤は、イスに座って座面に手をついたとき、ひじの高さくらいまである大きな骨です。**

なぜか「骨盤は子宮だけが入る場所」と思っている人が多いです。セクシャルなエリアでもあるので、広い空間であるにもかかわらず、男女ともに骨盤はブラックボックスのようです。しかし、**骨盤内には膀胱や直腸・肛門などの排泄に関わるものや、小腸や大腸の一部もあります。さらに上にある臓器を受けとめています。**

こんな例がありました。胃下垂の方が、骨盤の中に内臓があるように思えなくて、イメージとして内臓を骨盤の上にしていました。すると、骨盤の中に入っている腸が実際にわずかに持ち上がって、そのぶん胃が下がっていたのです。カラダの中の容積は限られているので、何かを持ち上げると一方で何かが下がります。妊娠中の女性が赤ちゃんがいると思い話しかける場所が、実際に子宮がある位置と違うことを理解するとつわりが治ることが多い（↓P134）のも、同じ理屈です。

骨盤の中には内臓がたっぷり収まっている

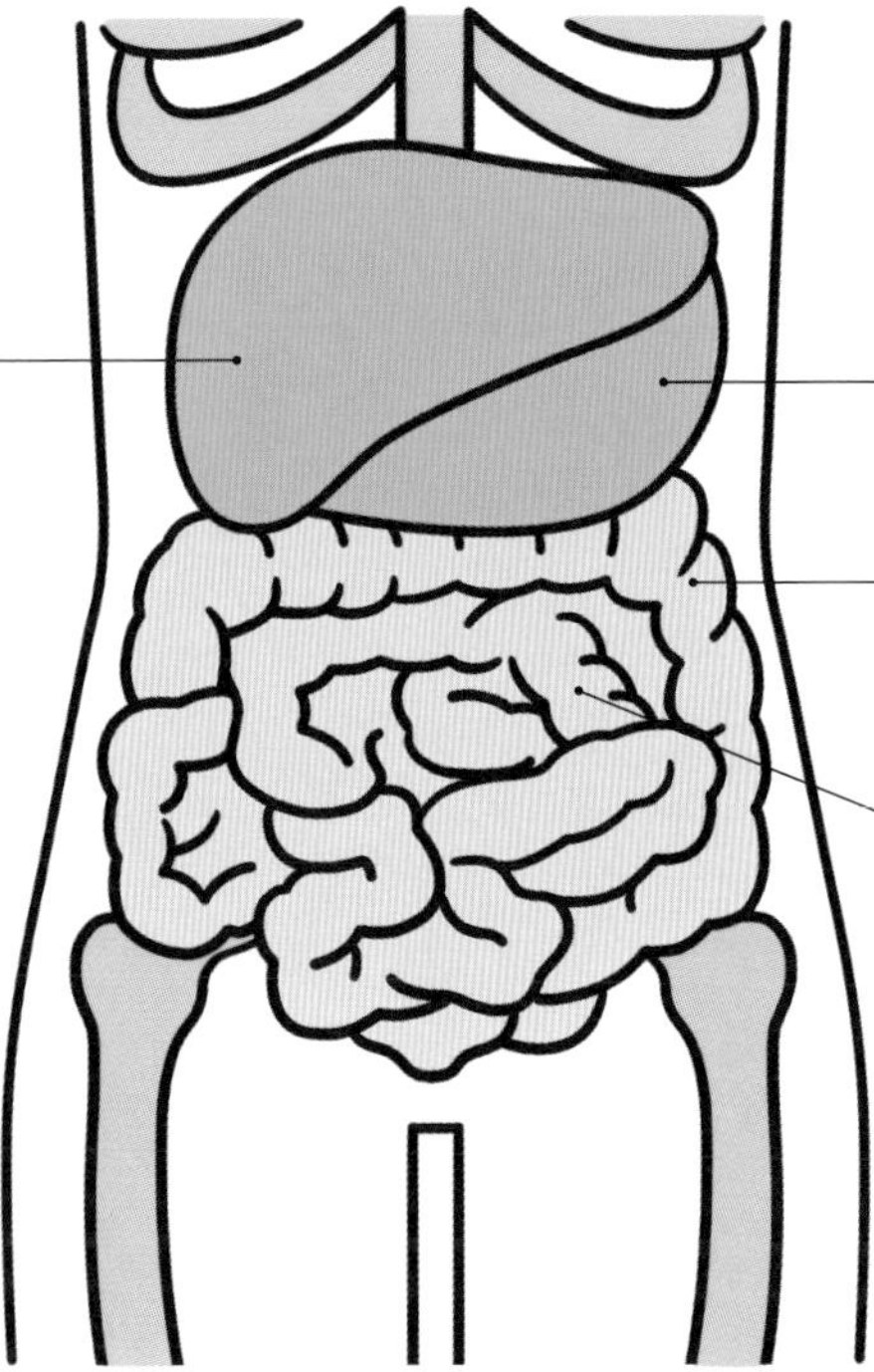

骨盤内には生殖や排泄に関する臓器をはじめ、小腸や大腸など、さまざまな臓器が背骨の下を含め、**骨盤いっぱいに詰まっています。**

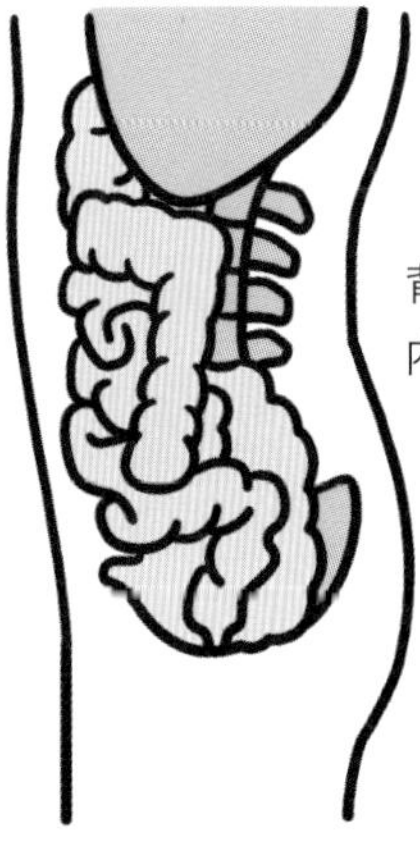

骨盤に対する位置や大きさ、役割を正しいものに修正するだけで、胃もたれ、生理痛、便秘、頻尿、つわりなど内臓に関する多くの問題が解決していきます

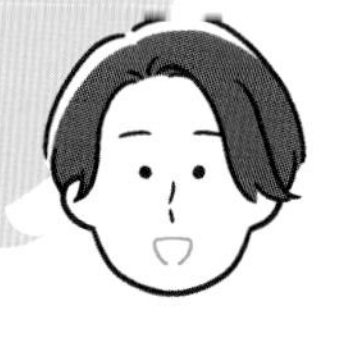

無気力・やる気が出ない

ここを勘違い

・うまくいかないのは自分のがんばりが足りないせいだと思っている。
・肺はカラダの前のほうにあると思っている（→P54）。
・首の後ろは頭の続きだと思っている（→P52）。

解決法

・「中心線の4つの骨」でバランスをとり、頭をスッキリさせる（→P53、55、59、103）。
・鼻呼吸で自律神経を整え、酸素を十分得て、細胞内のエネルギーを使えるようにする（→P56〜57）。
・つくり笑いでもいいので、口角を上げて笑ってみる。

Point

「笑いは免疫をアップする」といわれるように、笑うことは自律神経のバランスを促し、くつろぎと明るい気持ちを起こす。さらに、酸素の供給と消費量も増えて内臓のはたらきも活発になる。

すぐに落ち込む

ここを勘違い

・うまくいかないのは自分のせいだと思っている。
・肺はカラダの前のほうにあると思っている（→P54）。
・首の後ろは頭の続きだと思っている（→P52）。

解決法

・「中心線の4つの骨」でバランスをとることで、モヤモヤする気持ちから抜け出す（→P53、55、59、103）。
・鼻呼吸で自律神経を整える（→P56〜57）。
・つくり笑いでもいいので、口角を上げて笑ってみる。

Point

上の「無気力・やる気がない」と同じく、**カラダを整えると心がついてくる。**好きな色を見つけたり、風に動く雲や草木を眺め、口角を上げて笑顔をつくってみよう。泣いてもいい。

眠りが浅い・寝つきが悪い

ここを勘違い

・不安や心配事は終わらないと思っている。
・「ちゃんと寝なければいけない」と思っている。

解決法

・鼻呼吸で肺いっぱいに空気を入れる（→P56～57）。
・「眠りのためのレッスン」で自律神経を整える（→P143）。

Point

忙しかったり、疲れていたり、心配や考えごとをしていると、**カラダは横になっても、脳やカラダは作業の継続中のつもりだったりする。寝る前に今から寝ることを脳とカラダに語りかけると、脳とカラダは眠る態勢になる。**さらに、鼻呼吸で自律神経を整え、眠りやすい環境を整える。

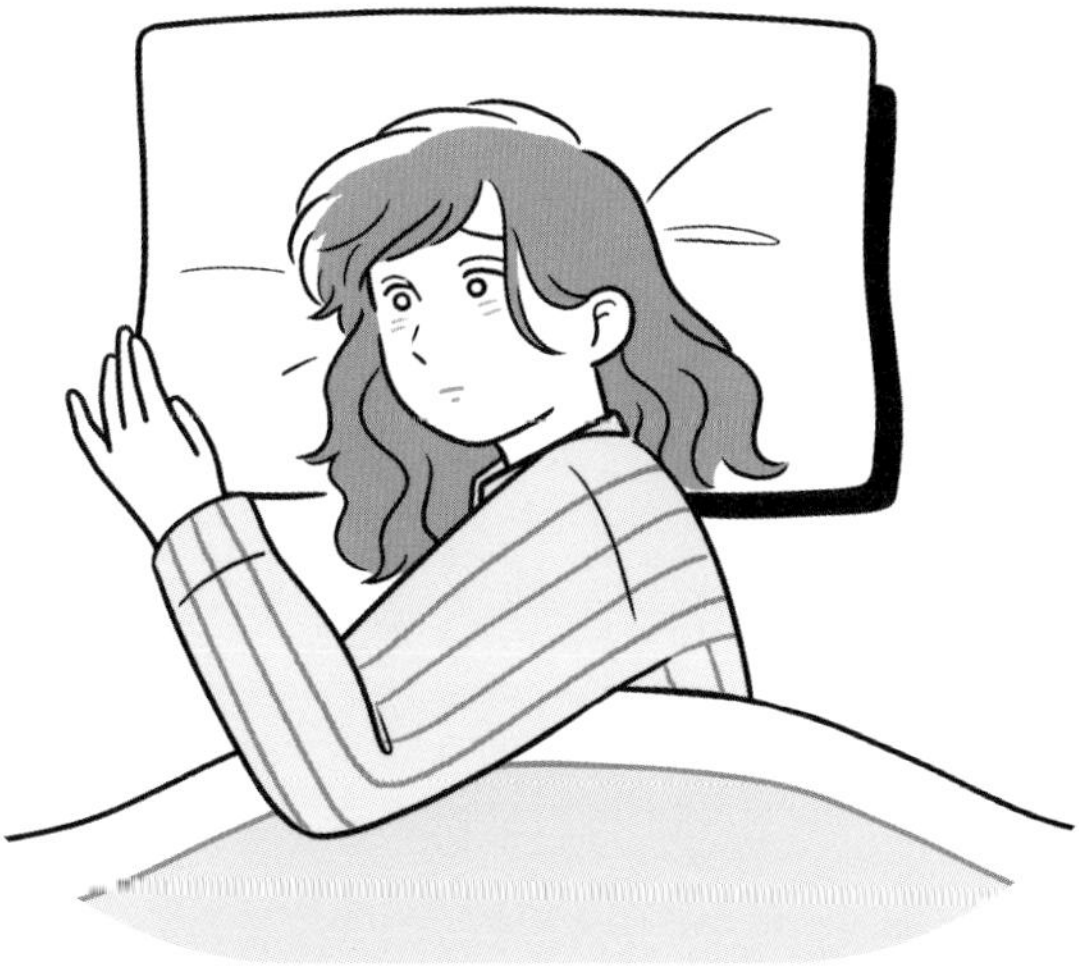

生きものとして眠れないのは普通

睡眠には、脳やカラダの疲労回復だけでなく、記憶の整理や固定、免疫の向上、精神の安定、血圧の調整や肥満防止など、さまざまな効果があります。これらの効果を十分に得るためには、質のよい睡眠をとることが大切です。

人間の睡眠時間は、おおよそ6～8時間といわれます。実は、哺乳類の中で1回の睡眠でこれだけ長時間睡眠をとれるのはヒトだけで、多くは1日のうちに短い睡眠をくり返す分割睡眠です。遺伝子的にヒトに近く、動物園で安心安全な生活を何世代も過ごしているチンパンジーでも、1回の睡眠は平均15分、長くて30分だそうです。**ヒトも狩猟採集生活だった頃は、夜に3～4時間程度の睡眠を2回とる多層睡眠が基本だったといわれています。**

現在も、心配や気がかりのために長時間の睡眠がとれず、**分割睡眠になることが気になるなら、まずは生きものとしては普通のことと安心してください。**長時間起きていられた今日の自分をほめて、脳とカラダに「おやすみ」の言葉がけをしましょう。練習すれば、だんだん眠れるようになります。

寝る前に心配事を終わらせる

質のよい睡眠のためには、そのための手伝いをしてあげることが大切です。交感神経が優位なままだと、なかなか寝つけないうえに眠りが浅くなってしまうので、就寝の2時間くらい前からは活動的になるのを控えましょう。

眠れないときは、P143の「眠りのためのレッスン」を参考に、カラダを触りながら「これから寝るよ」と言い聞かせましょう。赤ちゃんが眠るとき、優しく語りかけボディタッチをされると安心して眠るのと同じです。触りながら、「今は何時何分で、明日の起床は○時」と脳とカラダに伝えます。

この言い聞かせが大切です。そうしないと脳とカラダはいつまでもはたらき続けたままになってしまいます。**悩みや心配事は、「これから寝るので、考えるのはまた明日」といったん終了させ、休みましょう。**

寝つきが悪かったり、眠りが浅くて夜中に目が覚めたりしても心配しないでください。前述のように、ヒトももともとは分割睡眠でしたし、**いまあなたの睡眠を妨げているのは外的な危険ではなく、頭の中にある悩みや心配事だけです。**安心して脳の危険アラームを解除しましょう。

自分の軸をつくる

無意識のうちに起こる無駄な力みから、カラダを解放するためのポイントとなる「中心線の４つの骨」。

その中でももっとも重要なのが、カラダのてっぺんにある頭（頭蓋骨）です。頭が首の骨の上に〝ふんわり〟とのっていれば、首の骨の頚椎《けいつい》は圧迫を受けることなく頭は自由に動くことができますが、上にのる頭が〝重し〟となって上から頚椎を押さえつけてしまうと頭の動きが悪くなるだけでなく、カラダの中心軸全体に力みや圧迫を生んでしまいます。

カラダの中心線を整えるのも、頭ふんわりも、はじめはわかりにくいと思います。なので、慣れないうちは「頭を軽く感じられたかも」という小さな変化を大切にしてください。数秒でもいいので、ゆっくりとおこなうことが大切です。一度感じることができたら、またゆっくりおこなう回数を重ねていくことで、どんどんセンサーが育って簡単にできるようになり、自分の中心軸ができてきます。

頭の〝重し〟から解放されると、カラダも心もぐっとラクになります。

やってみよう！

眠りのためのレッスンをしましょう

1 頭に手をあてて「今から寝るからね」とインプットする

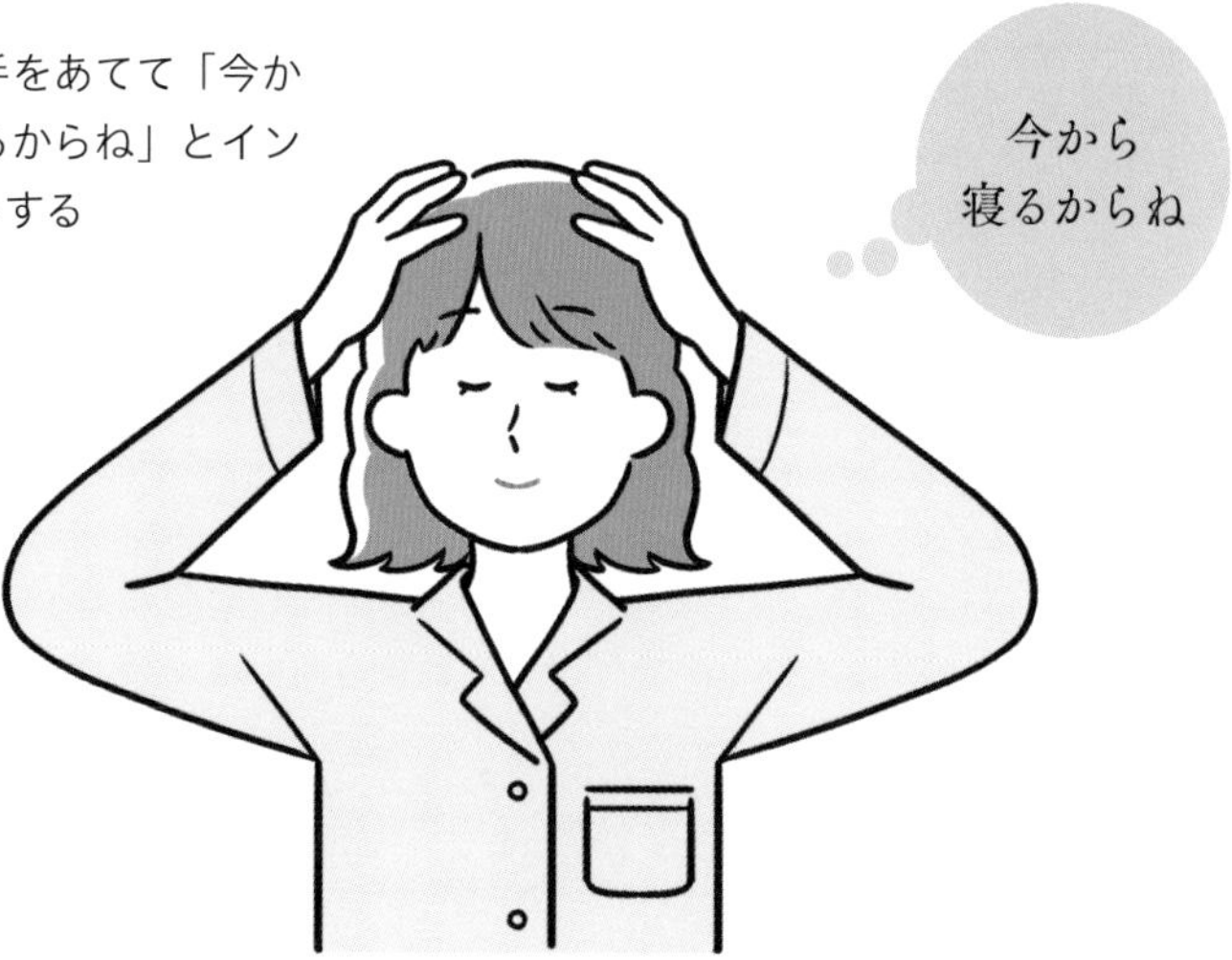
今から
寝るからね

2 活動していると思われるカラダの部位にも手をあてて「今から寝るからね」とインプットする

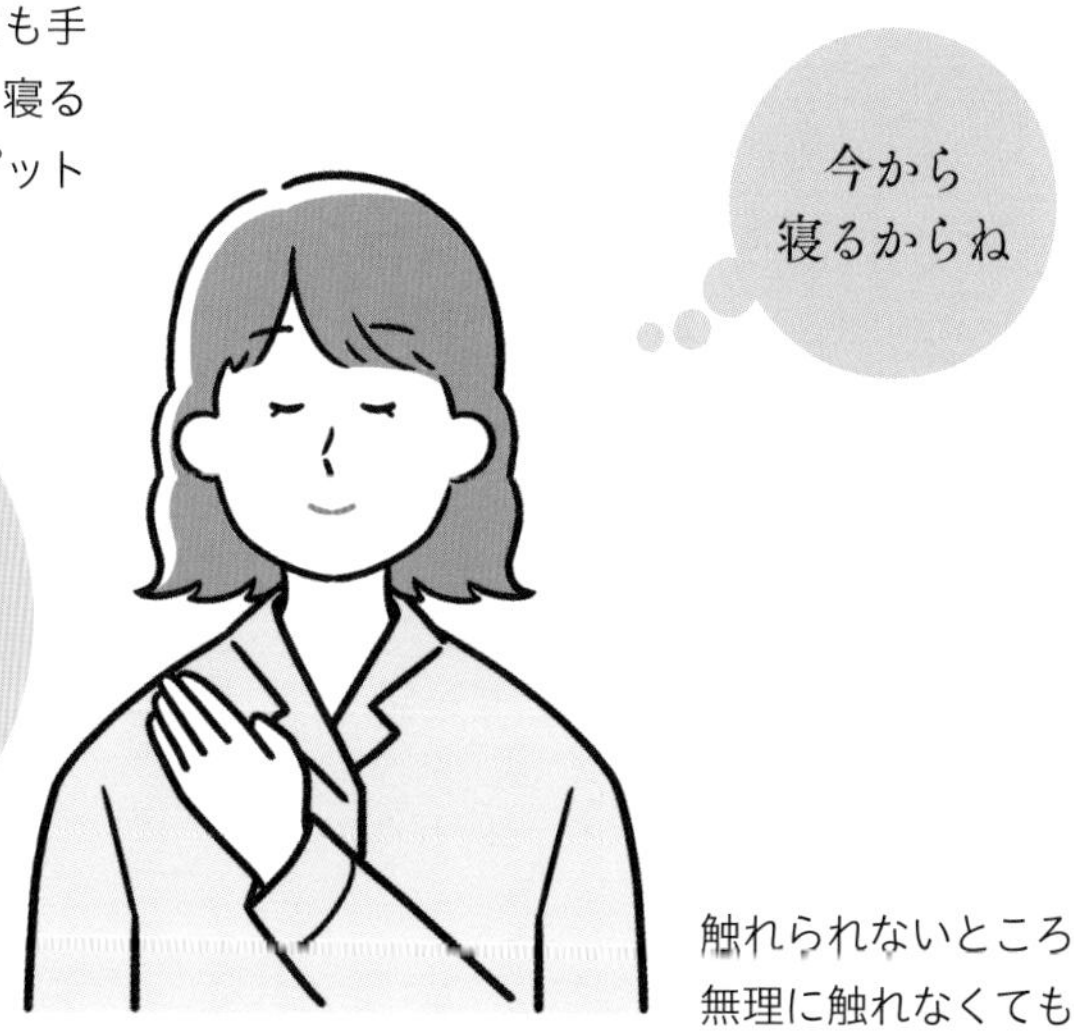
今から
寝るからね

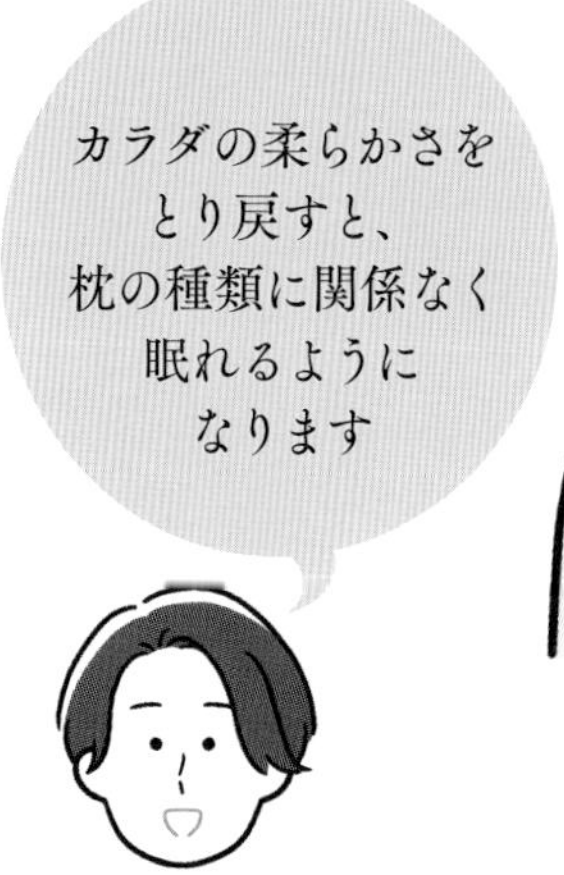
カラダの柔らかさをとり戻すと、枕の種類に関係なく眠れるようになります

触れられないところは、無理に触れなくてもよい

怒りっぽくなった・いつもイライラしている

ここを勘違い

・首の後ろは頭の続きだと思っている（→P52）。
・肺はカラダの前のほうにちょこっとあると思っている（→P54）。

解決法

・首の勘違いを修正し、筋肉をやわらげる（→P53）。
・鼻呼吸で気持ちを落ち着かせる（→P55〜56）。

Point

頭が背骨の上で快適にバランスがとれていると、脳と意識に安心、安定が生まれる。さらに**鼻から新しい空気がたっぷり届けられるとアンガーコントロールになり、条件反射のように怒りに身を任せることはなくなる。**

スケジュールを組み立てるのが苦手になった

ここを勘違い

・頭の前後の奥行きは短い、または狭い、と思っている。

解決法

・頭の幅や奥行きを認識する（→P53、145）。
・鼻呼吸で気持ちを落ち着かせる（→P55〜56）。

Point

頭の前後の距離が意外にあることを理解すると、目先の見えているもの、考えていることとの距離感、大きさ感が明確になる。すると過大過小な評価や判断が減って落ち着き、時間の管理もできるようになる。特に眼が前にあり、視るための脳が後頭部の一番後ろにあることをイメージできるとよい。

やってみよう！

頭の緊張を和らげましょう

頭痛などの肉体的トラブルだけでなく、緊張しすぎや不安、焦りなどの精神面も、頭蓋骨の形や大きさに関する勘違いや頭の筋肉の力みが原因となっています。**頭の前後幅は思っているよりずっとあることを意識して感じてみましょう。**

1 「中心線の４つの骨」で姿勢のバランスをとる

2 目を閉じて、頭のサイズ、形を手で計ってみよう
①両手を水をすくうような形にし、手の幅で顔の前の幅を計ってみる
②それぞれの手の親指があったところに小指を置いて、手の幅分隣りに移す。顔側面から頭部側面、後頭部を手の幅で計ってみる

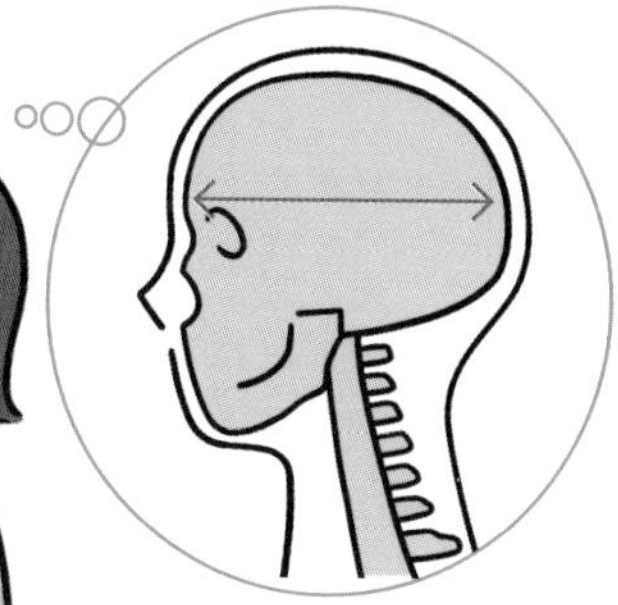

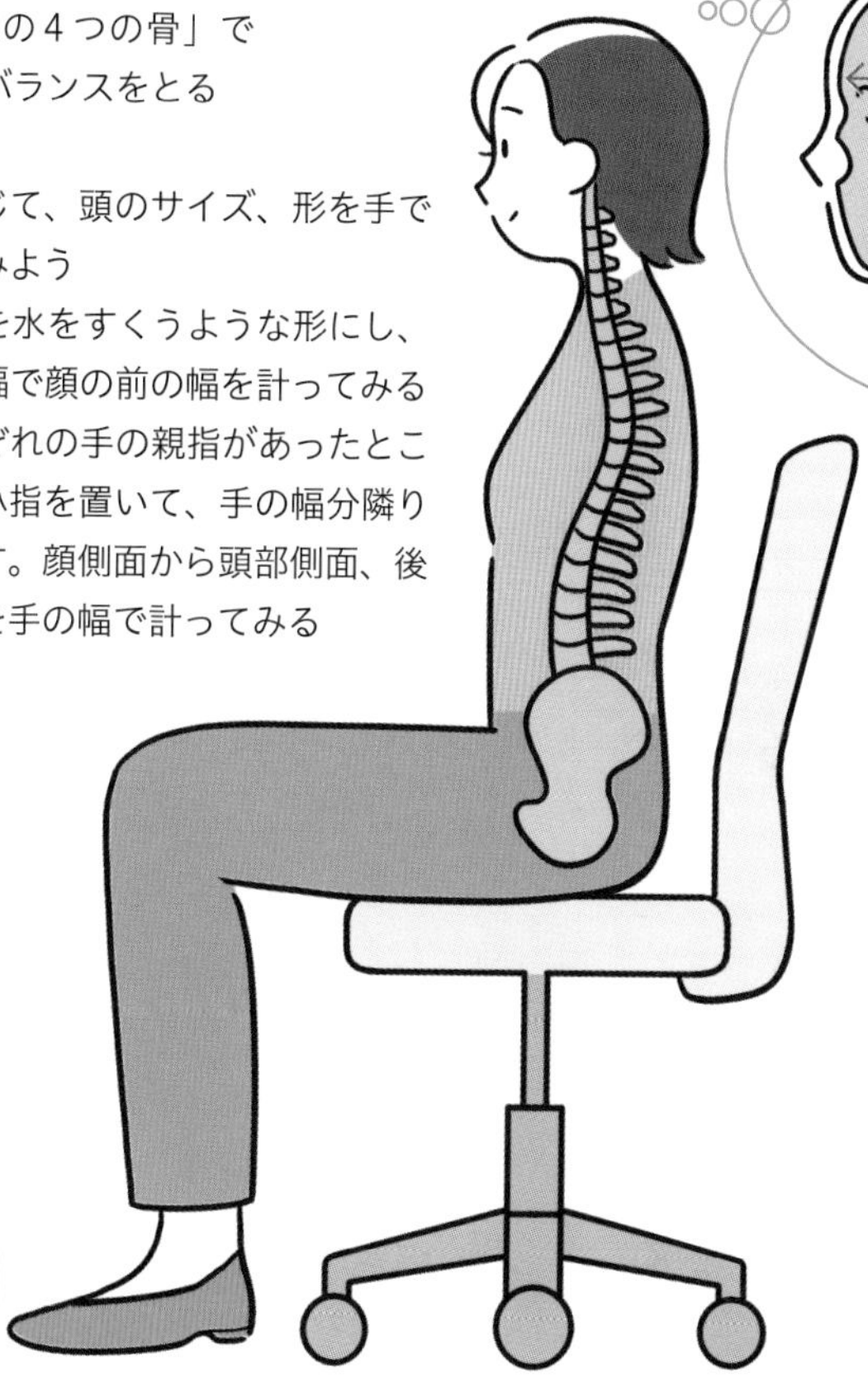

触れる前と後で、
何か違う感じはありましたか？

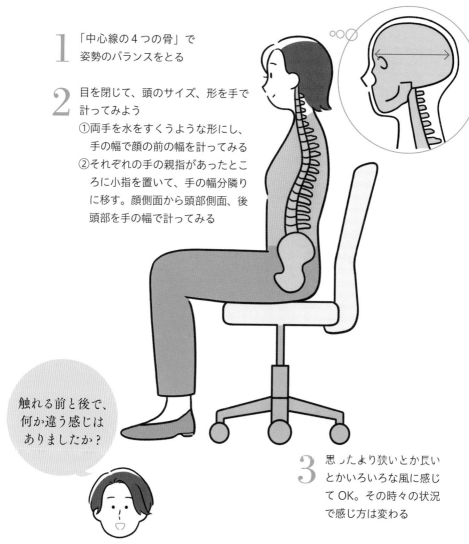

3 思ったより狭いとか長いとかいろいろな風に感じて OK。その時々の状況で感じ方は変わる

人前でうまく話せない

ここを勘違い

・肺はカラダの前のほうにあると思っている（→P54）。
・上手に話さなければいけないと思っている。
・沈黙があってはいけないと思っている。

解決法

・「中心線の4つの骨」で姿勢のバランスをとり、背中や腰の緊張や圧迫・圧縮をやわらげる（→P59、103）。
・鼻呼吸で気持ちを落ち着かせる（→P55～56）。

Point

話し手は考えてから話し、聞き手は聞いてから理解する。**考える速さで話す必要はない。**そのことを理解して、**人前で話すときはゆっくり話して大丈夫。**同時にそれが相手にも話を理解する時間となる。鼻呼吸で一呼吸置いて、適度な「間」をつくるとさらによい。

あがり症

ここを勘違い

・首の後ろは頭の続きだと思っている（→P52）。
・肺はカラダの前のほうにあると思っている（→P54）。

解決法

・首を解放し、鼻から深呼吸をすることで、脳とカラダに安心と活力を与える。（→P53、55～56）。
・左右の耳を頭にそわせながら、放射状に広げるように引っ張る。頭や口や首まわりの筋肉もゆるんで声が出やすくなる。

Point

「緊張」とは、脳とカラダはがんばろうとしている状態。悪いことは何も起こっていない。その状態に慣れていないだけである。「中心線の4つの骨」が自分を支えていることを信頼していい。鼻呼吸を行い、まず自分自身があわてずにいよう。**脳とカラダは、自分がしようとすることを必ず全力でやってくれる。**

パフォーマンス力をアップするコツ

アレクサンダー・テクニークの技法は、演劇や音楽、スポーツをはじめ、**最近では人前でプレゼンをおこなうビジネスパーソンなど、さまざまな分野のパフォーマンスを向上するものとして注目されています。**

パフォーマンスの向上を図るには、余分な力を解放するだけでなく、呼吸を整えて脳の興奮や過剰な緊張を落ち着かせ、脳とカラダと意識をちょうどよい状態にしたいものです。そのためには**「中心線の4つの骨」で姿勢のバランスをとることと、「鼻呼吸」が速効性もあり、効果的です。**

呼吸は、ゆっくりとするだけでも自律神経のバランスをよくするはたらきがあります。交感神経と副交感神経は、常にどちらか一方が優位になっていているイメージがありますが、バランスがとれていると2つを同時にはたらかせることができます。

たとえば、スポーツ選手が「ゾーンに入った」という状態がそれです。**「中心線の4つの骨＋鼻呼吸」をすると、複数の自律神経群がオンに。**自律神経をコントロールしてパフォーマンス力をアップしましょう。

人の名前を覚えられなくなった

ここを勘違い

・「自分にはできない」「覚えられない」と思っている。
・新しいことや人に興味がなくてもよいと思っている。

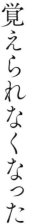

解決法

・「自分はできる」「覚えられるかも」という前提を置く（↓P66）。
・その人や物に興味を持つ。
・自分が知っている何らかの情報とつなげて考えてみる（↓P149）。

Point

大人になると処理する情報が多いため、興味のあるものしか覚えない脳になる。脳に大事なことだと思わせるためには、まず興味をもつことが大切。

簡単な漢字を書けなくなった

ここを勘違い

・首の後ろは頭の続きだと思っている（↓P52）。
・頭蓋骨の外側は頭皮だと思っている（↓P114）。

解決法

・中心線の4つの骨で〝頭ふんわり〟を確認し、首の力みをゆるめる（↓P53、59、103）。
・「かみしめレッスン」でこめかみや頭部をゆるめる（↓P114〜115）。

Point

脳は、たまにしかしないことは忘れてしまうため、パソコンやスマホの普及も忘れてしまう一因。さらに、**首がすくんでいると記憶に対してもブロックがかかるため、首の力みをゆるめるとよい。**

脳は興味のあることしか覚えない

最新の研究では、脳には94歳にならないと始まらない発達があるそうです。あきらめるのは早いです。

赤ちゃんの脳には、まだ何のデータもないので、生きていくのに必要な生命機能や感情をつかさどる部分が発達し、その後はあらゆる情報を集め、運動や言語、思考、芸術など、ヒトならではの認知や記憶に関わる部分が発達します。

ある程度情報に満たされた脳は、次には興味のないことはスルーして、興味のあることだけを記憶するようになります。

さらに、脳には、**似たような情報だと記憶しやすくなる傾向や、せっかく記憶しても思い出す機会がないと忘れる機能もあります。**

歳をとって記憶力がなくなったと思うのは、脳の機能が衰えたわけではなく、いろいろなことに興味がなくなっていたり、新しいことを覚えるのがめんどうになっていたりすることが原因として考えられます。

何にでも興味を持ち、新しいことに挑戦していくことが、何よりの脳活といえるのかもしれません。

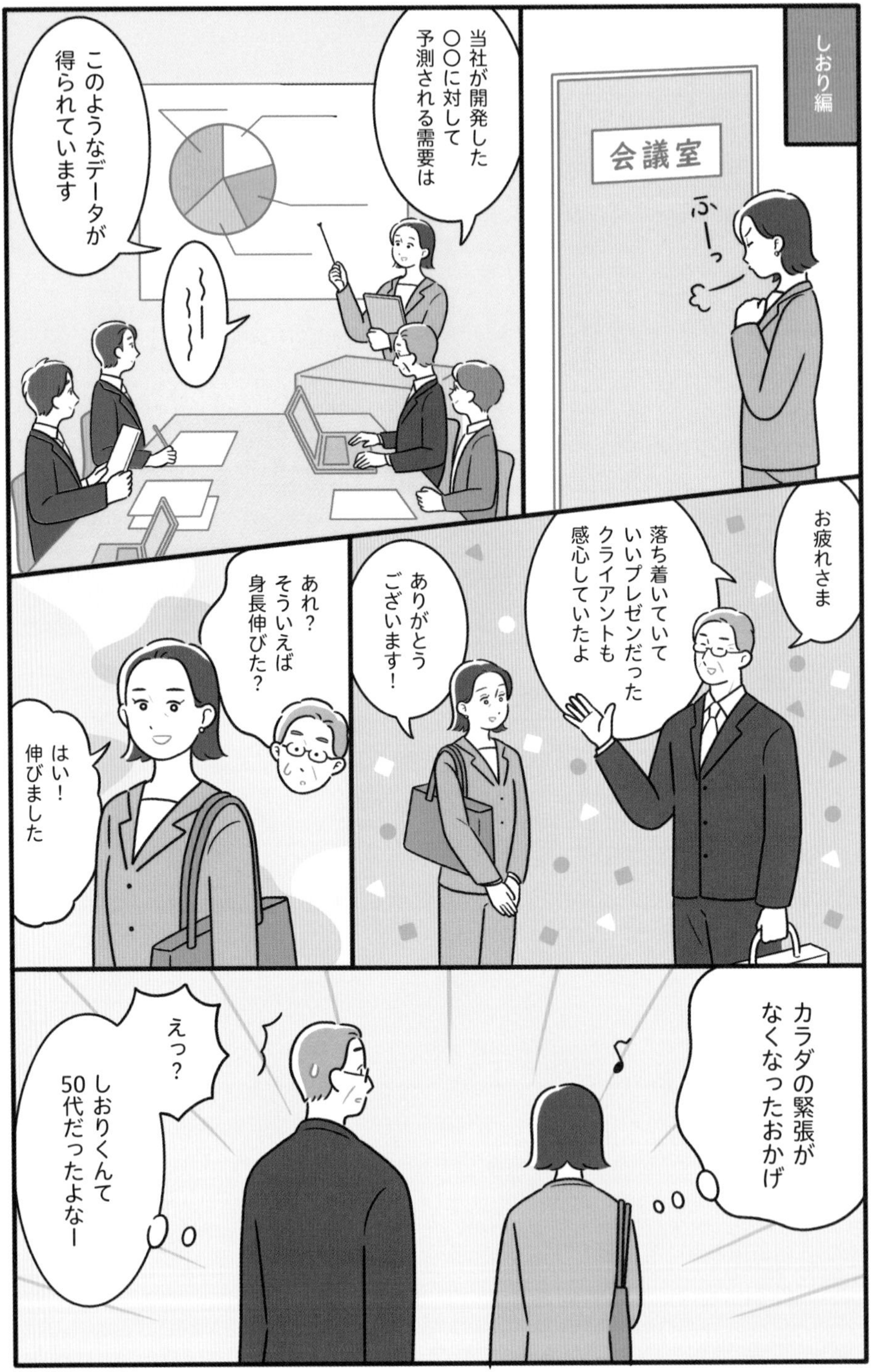
しおり編
会議室
ふーっ
当社が開発した〇〇に対して予測される需要は
このようなデータが得られています
お疲れさま
落ち着いていていいプレゼンだったクライアントも感心していたよ
ありがとうございます!
あれ?そういえば身長伸びた?
はい!伸びました
カラダの緊張がなくなったおかげ
えっ?
しおりくんて50代だったよなー

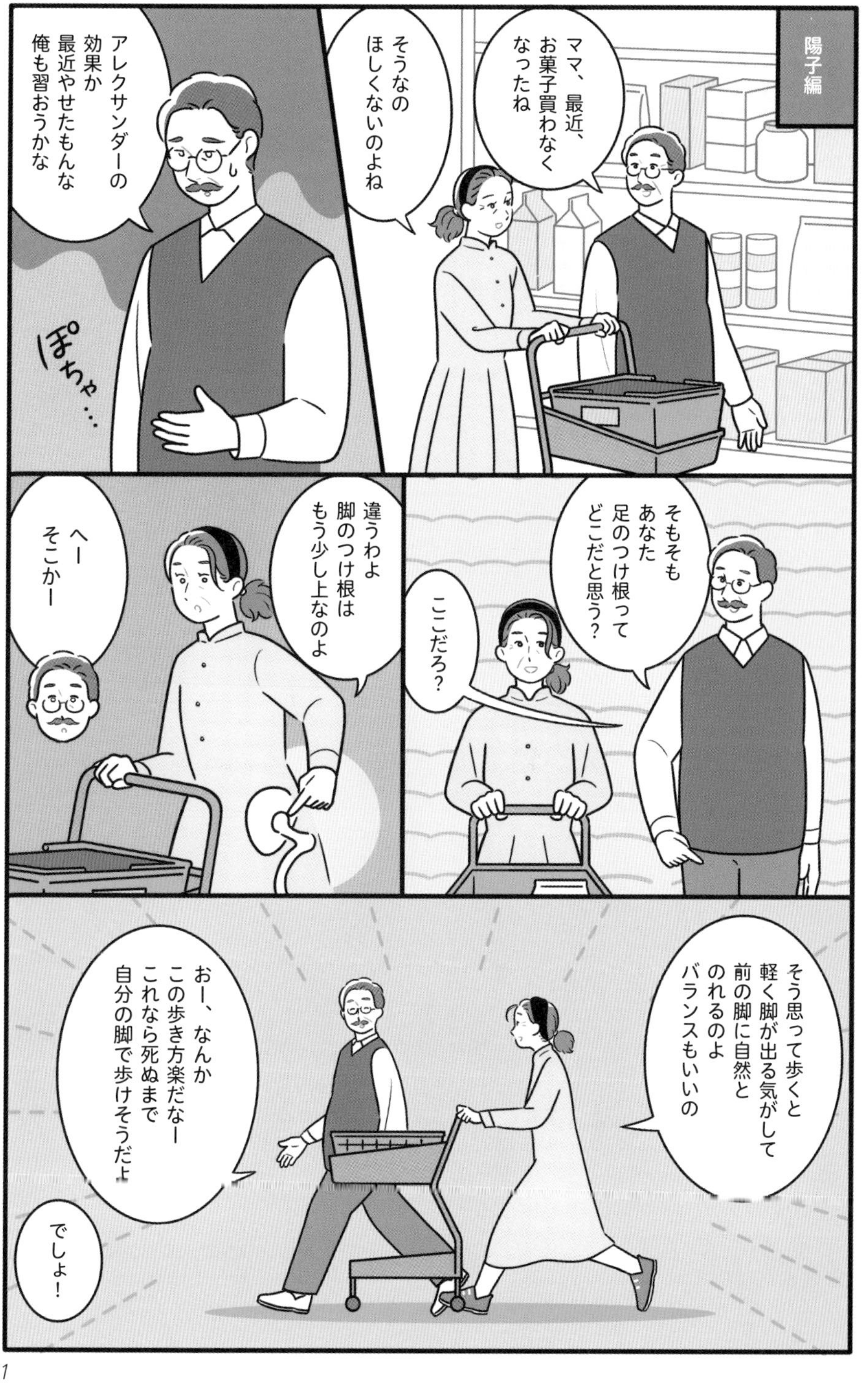
陽子編
ママ、最近、お菓子買わなくなったね
そうなの ほしくないのよね
アレクサンダーの効果か 最近やせたもんな 俺も習おうかな
ぽちゃ…
そもそも あなた 足のつけ根って どこだと思う？
ここだろ？
違うわよ 脚のつけ根は もう少し上なのよ
へー そこかー
そう思って歩くと 軽く脚が出る気がして 前の脚に自然と のれるのよ バランスもいいの
おー、なんか この歩き方楽だなー これなら死ぬまで 自分の脚で歩けそうだよ
でしょ！

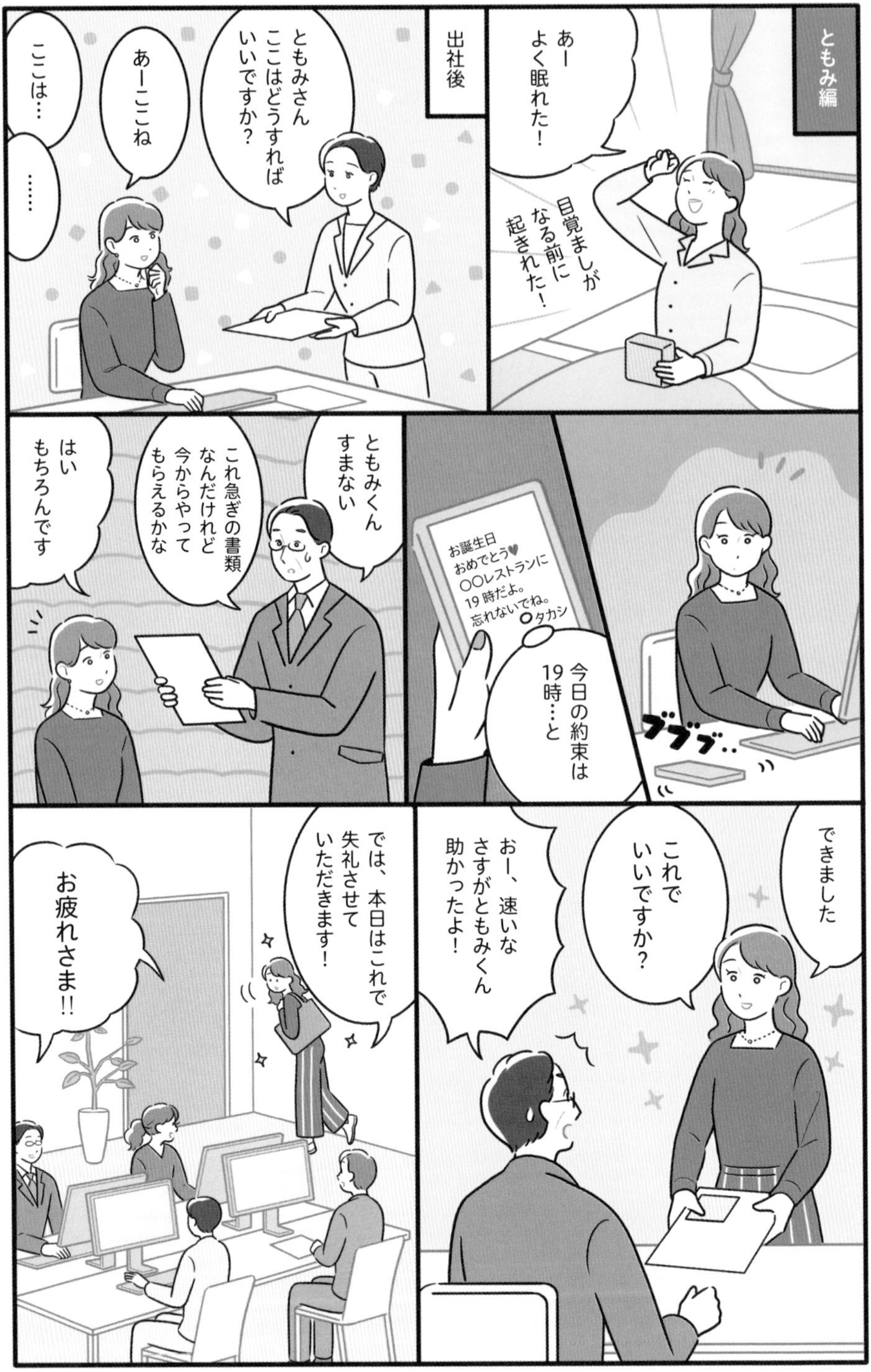
ともみ編
あー
よく眠れた！
目覚ましが
なる前に
起きれた！
出社後
ともみさん
ここはどうすれば
いいですか？
あーここね
ここは…
……
お誕生日
おめでとう♥
○○レストランに
19時だよ。
忘れないでね。
タカシ
今日の約束は
19時…と
ブブブ…
ともみくん
すまない
これ急ぎの書類
なんだけれど
今からやって
もらえるかな
はい
もちろんです
できました
これで
いいですか？
おー、速いな
さすがともみくん
助かったよ！
では、本日はこれで
失礼させて
いただきます！
お疲れさま!!

私たちはもうがんばらない。
だから変われた

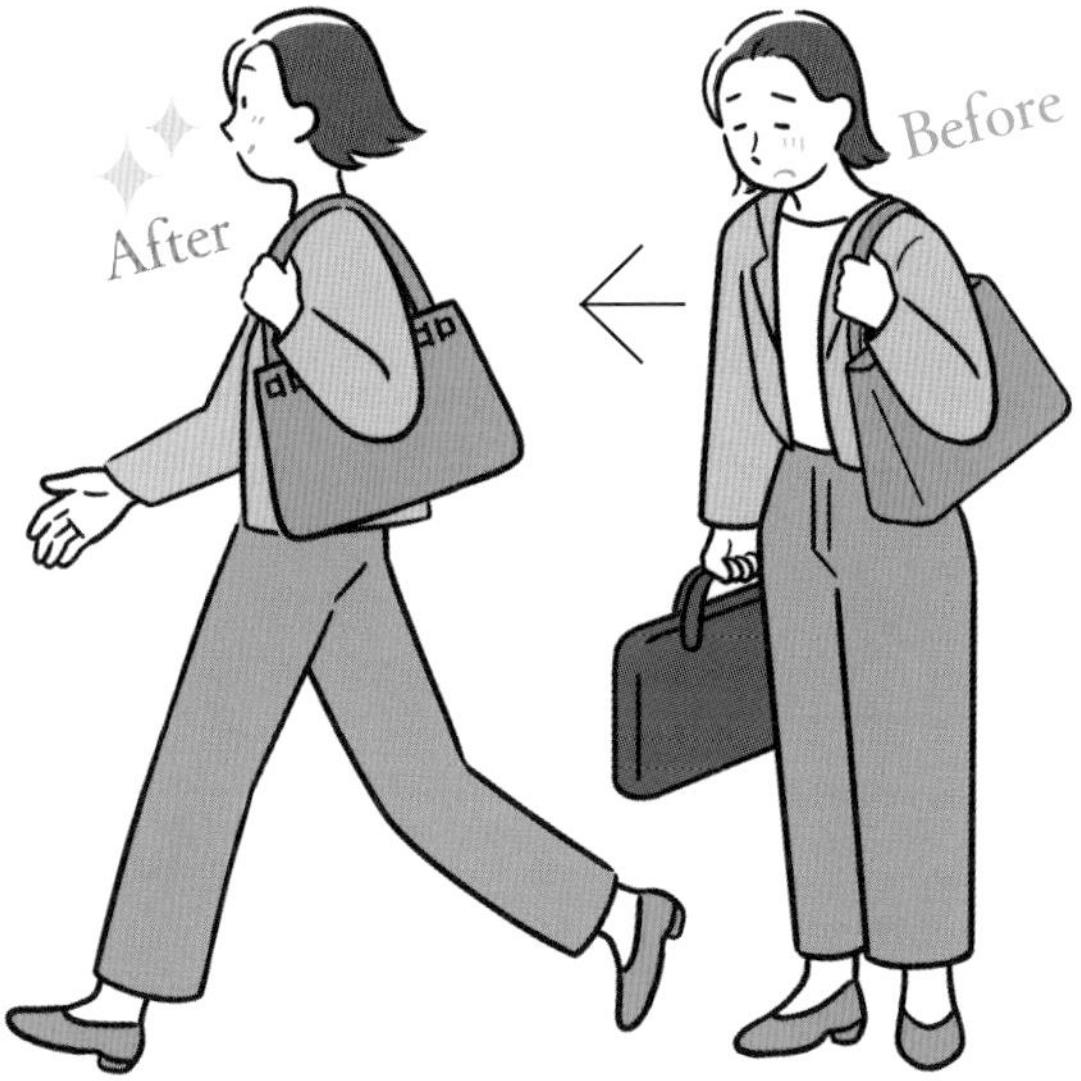

しおり

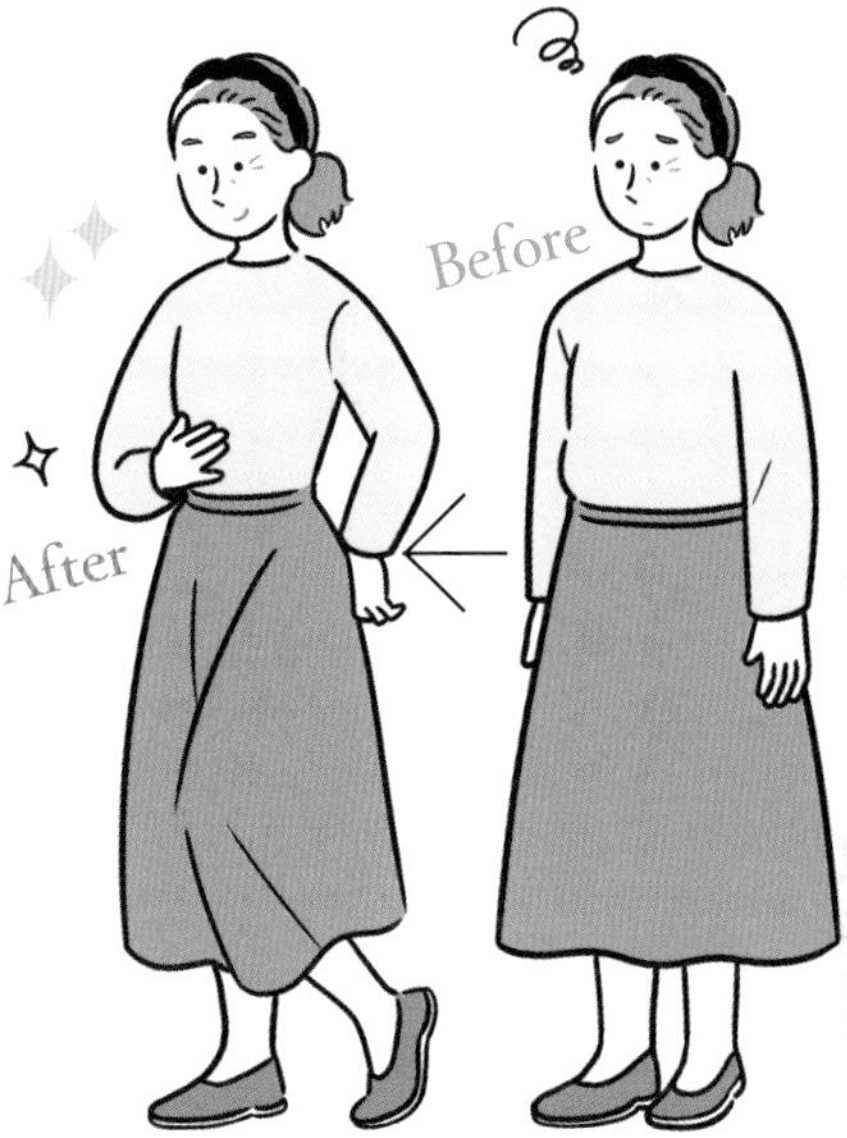

陽子

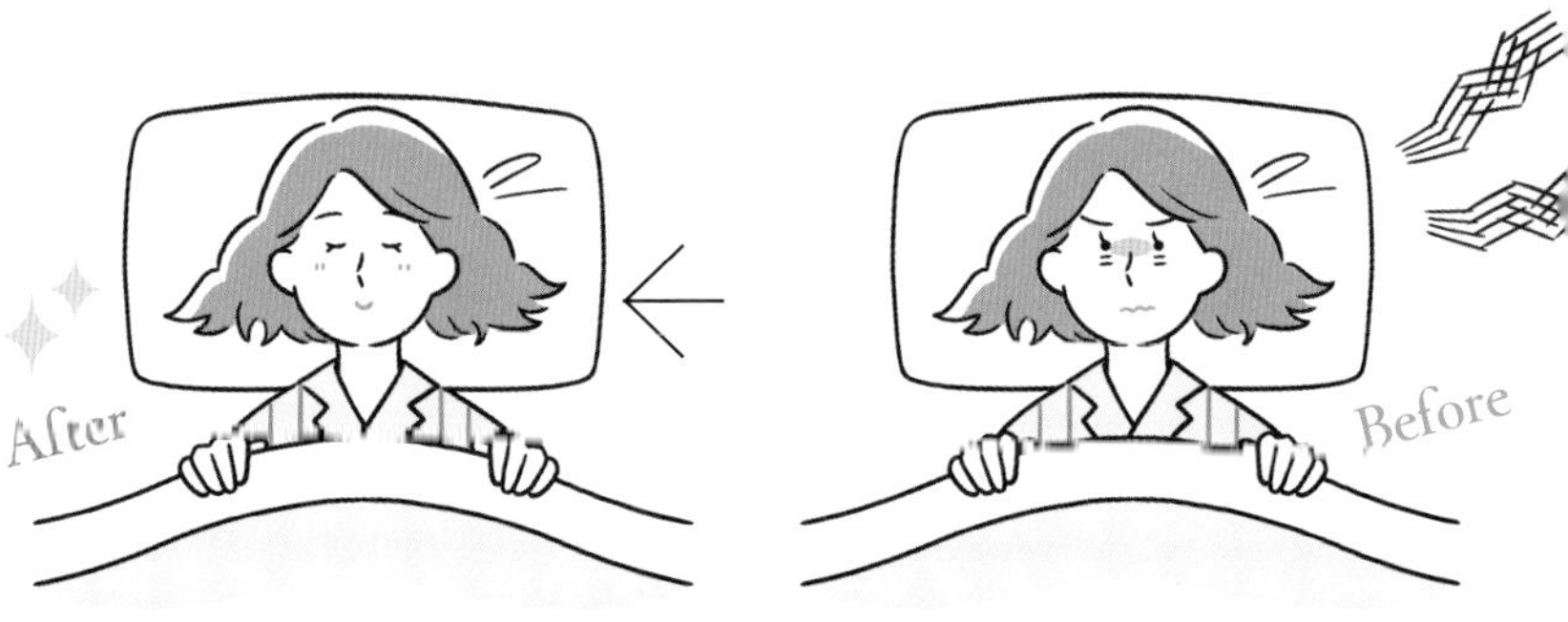

ともみ

おわりに

25年間1万人以上のカラダに触れて

「カラダと心の不調を改善」というと、どのようなイメージをもちますか？

マッサージやヨガ、カウンセリングやヒーリングを想像される方が多いかも知れませんが、わたしが専門としているのは「アレクサンダー・テクニーク」（以下、アレクサンダー）です。

アレクサンダーとは、無意識に起こるカラダの緊張をとって、本来もっている能力を最大限に引き出す技術。日本ではまだ馴染みがありませんが、１３０年の歴史があり、世界的に見ると、著名な俳優、スポーツ選手、ダンサーなどが取り入れています。

たとえば「原因はわからないけどカラダの疲れがとれない」「練習ではうまくいくのに本番では力がでない」「人前に出ると緊張してうまく話せない」、こん

な経験はありませんか？

そのような緊張下に無意識に起こるカラダのクセをとることで、あらゆる課題を解決するのが、アレクサンダーです。

過去には、医師から手術しか治療法がなく再び舞台に立てるようになるには長期のリハビリが必要と言われたひざの痛みが、アレクサンダーのレッスンによってとれただけでなく、ダンスのステップを踏めるようにまでになった方もいます。これはほんの一例で、わたしは25年間、京都・大阪を拠点に、のべ1万人以上の身体に触れてきました。

原因不明の病になって、とにかく変わりたい！ と決意

わたしの初めての職は中学校の美術教員でした。ひょんなことから、「先生」になったわけですが、先生といっても、ごく普通の22歳、新卒社会人です。そんな自分が、「先生」と呼ばれること、そして、自分を含めた大人のひと言が子どもたちに大きな影響を与える場面を目の当たりにし、子どもの教育より、大人への教育、なによりまずは自分への教育が必要ではと、悶々と考える日々を送っていました。

そして、ある日突然、頭から足先まで湿疹が。それも左半身だけ。かゆくて眠

れない日々が2週間続き、病院に行っても原因不明と言われてしまいました。それがきっかけで退職を決意。方法はわからないけれど、「とにかくまずは自分が変わりたい」、そんな思いで大学に戻ることを決めました。

大学に戻って間もなく、ある教授の研究室の壁を埋め尽くす本棚いっぱい、見たこともない種類の書物にわたしは釘づけになりました。

その中のひとつが、アレクサンダー・テクニークでした。

アレクサンダーは宗教でもマインドコントロールでもない

4年間の訓練を受け、1999年にようやく資格を取得。ですが、日本で最初にアレクサンダー教師になったのが自分たちですから、当然、誰も「アレクサンダー・テクニーク」を知りません。それゆえ、仕事にしていくのは簡単なことではありませんでした。

さらに、地下鉄サリン事件の影響が色濃く残る時代背景もあり、創始者のアレクサンダー氏の体験を引用するだけで「宗教」と言われ、クセを修正するための違う考え方を提案すると「マインドコントロール」と言われてしまうのです。

きちんとした「技術」としてアレクサンダーを伝えるために、「何のために」「何をしているか」「身体に何が起こっているか」を体系立てて説明することを心がけましたが、口下手なので、たいへん苦労もしました。

経験と知識をSOSを発信しているすべての人に

できることは一つひとつと増えていきましたが、アレクサンダーへの「なんだかよく分からない」「とっつきにくい」というイメージは拭いきれず、1万人にレッスンをしてもなお、その葛藤を感じ続けていました。

そんな中迎えた、2020年。新型コロナウイルスの感染拡大により、前例のない変化がはじまりました。

そして、生徒さんから届いた大量のSOSのメッセージ。いまだかつてだれも体験したことのないような変化への焦りや不安から、心身の不調を感じる方が予想を超えて増えていました。

いてもたってもいられずに開催したのがオンラインレッスンやライブ配信です。「リアルに言葉を交わし触れてこそのレッスン！」と思っていたこだわりを捨て、わたしが持っているあらゆる知識や経験を、画面を通してお伝えするようにしました。

すると、画面の向こうで心身ともにみるみる変化し、生きやすくなっていく生徒さんたちを目の当たりにしたのです。教師がそばにいないことで、「先生にしてもらった」のではなく、「自分でやって変わることができた」ことが大きかったのです。

わたし自身も、手で触れることで多くのことを曖昧にしていたことに気づきました。「かたちにこだわって伝える必要もないのかも。体裁も形も、もういいか！」と、ようやく吹っ切ることができました。

画面の向こうで変わっていかれる生徒さんと経験を重ね、結果、この数年で、わたしの理解や説明の仕方が変わってきました。

すべてのがんばる女性たちにこの本を

「まだがんばれる、もう一歩」と考え出したタイミングでいただいたのが、この本のお話でした。

「多くの女性が疲れきっている、その原因はがんばりすぎなんです」「そんな女性たちのための本をつくりたくて、2年間著者を探し続けて、先生にたどりつきました」。お話をうかがった時は、胸がいっぱいになりました。

しかし、そんなご担当の編集者には本当になんと申しあげればよいか、原稿の確認が遅々として進まず、どれほどご心配をおかけしご迷惑おかけしたことでしょう。

オンラインで何日間にもわたって実際に私のレッスンを受けながら執筆してく

ださったライターの石森康子さん、解剖学の専門的なイラストに対応してくれたイラストレーターの梶浦ゆみこさん、私のイメージ通りの素敵な装丁に仕上げてくれた鷹鶿麻衣子さん、みなさま最後の最後のギリギリまで、本当に根気強くお付き合いくださったおかげで、体系化・視覚化することが難しいといわれてきたアレクサンダーの技術を、親しみやすいイラストと平易な文章で紹介した一冊が誕生しました。

感謝しかありません。

そして無事に発刊し、あなたの手に渡った今この瞬間から、本の命が始まります。本は読まれることで成長するように思います。読むたびに新しい気づきがあるでしょう。もし、少しでも興味をもっていただいたら、くり返し読んでみることをおすすめします。

どうぞこの本と一緒に、がんばらなくてもいいラクなカラダになって、「調子いい！」がずーっと続く日々をお過ごしください。

木野村朱美

木野村朱美　きのむらあけみ
1999年日本初アレクサンダー教師養成学校KAPPA2期生として4年間にわたるトレーニングを終了し、アレクサンダー教師としての活動をスタート。美術、茶道、太極拳、弓道、その他の学びから得た理解を取り入れながら個人レッスン、グループレッスンを展開。アレクサンダー・テクニークの国際的資格認定団体の一つATIの 認定審査を行う教師に（世界43名の内の一人※2024年1月現在）。2010年アレクサンダー・テクニーク教師養成コース開講。この知識と技術を「わかりやすく、使いやすく、伝えやすく」と2019年身体認識感覚ラボを発足し、「身体認識感覚理論」の有資格者の育成もスタート。著書に『イラストでわかる疲れないカラダの使い方図鑑』『頭、あご、首、全身の不調に！　解放！頭の無駄力』池田書店がある。
HP https://at-aqp.com/

STAFF
装丁・本文デザイン／鷹觜麻衣子
まんが・イラスト／梶浦ゆみこ
原稿／石森康子、今村ゆり（P154~158)
校正／鷗来堂
企画編集／望月久美子(日東書院本社)

参考文献

『Albinus on Anatomy』Dover Anatomy for Artists)（ペーパーバック）
『The Body Moveable』　Learningmethods Publications
『音楽家ならだれでも知っておきたい「からだ」のこと　アレクサンダー・テクニークとボディ・マッピング』誠信書房
『ソッカの美術解剖学ノート』オーム社
『プロメテウス解剖学アトラス　解剖学総論／運動器系　第2版』医学書院
『プロメテウス解剖学アトラス　頭部／神経解剖』医学書院
『プロメテウス解剖学アトラス　頸部／胸部／腹部・骨盤部』医学書院
『イラストでわかる疲れないカラダの使い方図鑑』池田書店

「調子いい！」がずーっと続くカラダの使い方帖
脳を変えればつらいが消えるアレクサンダー・テクニーク

2024年2月 5 日　初版第1刷発行
2024年8月20日　初版第3刷発行

著者　木野村朱美
発行者　廣瀬和二
発行所　株式会社日東書院本社
〒113-0033　東京都文京区本郷1丁目33番13号 春日町ビル5F
TEL:03-5931-5930（代表）　FAX:03-6386-3087（販売部）
URL: http://www.TG-NET.co.jp
印刷　三共グラフィック株式会社
製本　株式会社セイコーバインダリー

ISBN 978-4-528-02418-2　C2077